Das Praxisbuch der

SPORTLER
ERNÄHRUNG

2. Auflage 2017
© 2015 by riva Verlag, ein Imprint der
Münchner Verlagsgruppe GmbH,
Nymphenburger Straße 86,
D-80636 München
Tel.: 089 6512850, Fax: 089 652096

Umschlaggestaltung: Kristin Hoffmann
Realisation: Medienprojekte München
Fotoproduktion: ProGenuss.de, Tittmoning
Rezeptredaktion: ProGenuss.de, Tittmoning
Layout und Satz: Dr. Alex Klubertanz,
Garmisch-Partenkirchen

Druck: Florjancic Tisk d.o.o., Slowenien
Printed in the EU

ISBN Print 978-3-86883-442-0
ISBN E-Book (PDF) 978-3-86413-545-3
ISBN E-Book (EPUB, Mobi) 978-3-86413-546-0

**Weitere Informationen zum Verlag
finden Sie unter:**
www.rivaverlag.de

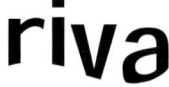

Prof. Dr. Michael Hamm
B. Sc. Oecotroph. Jakob Ogielda

Das Praxisbuch der

SPORTLER ERNÄHRUNG

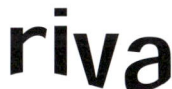

Inhalt

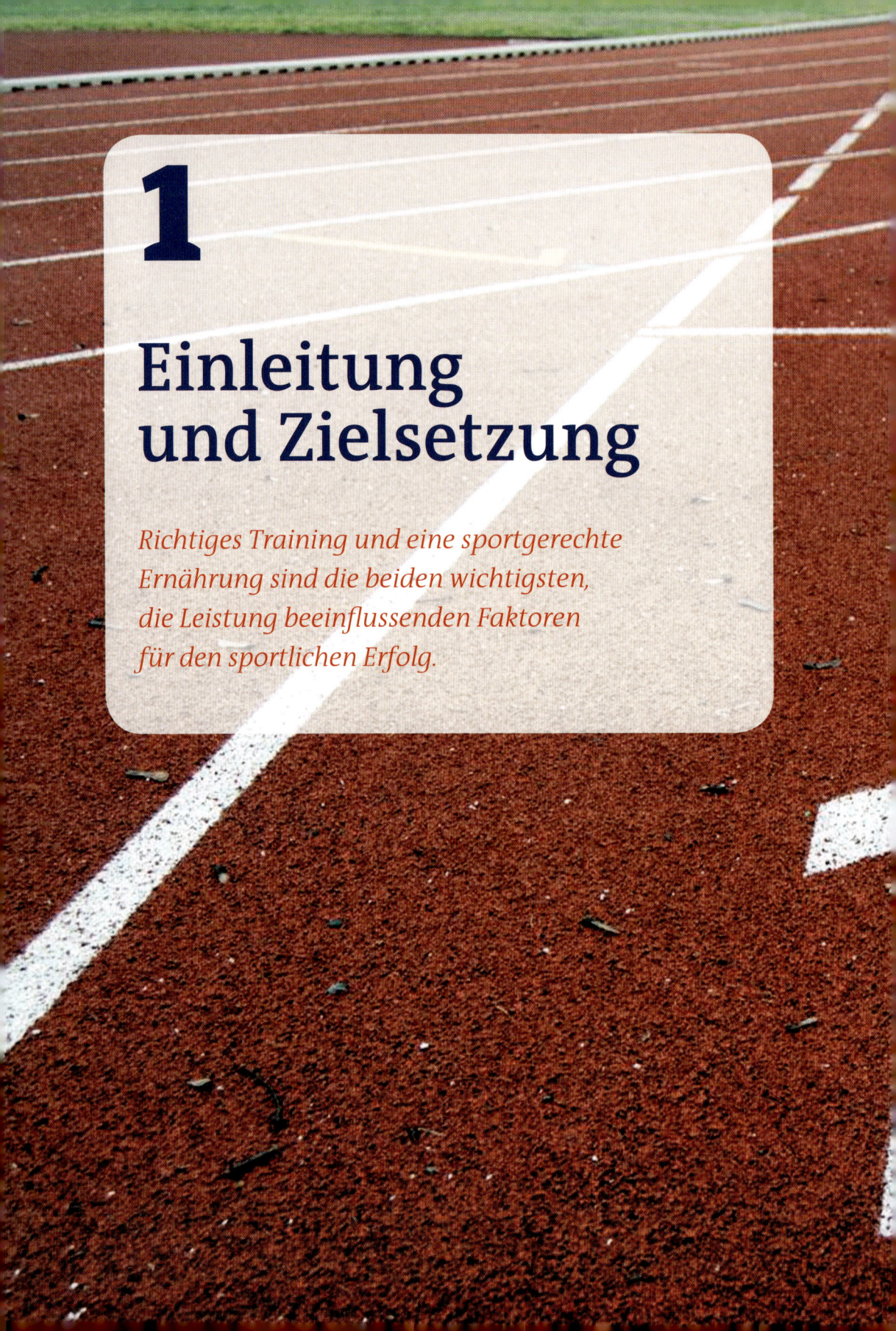

1

Einleitung und Zielsetzung

Richtiges Training und eine sportgerechte Ernährung sind die beiden wichtigsten, die Leistung beeinflussenden Faktoren für den sportlichen Erfolg.

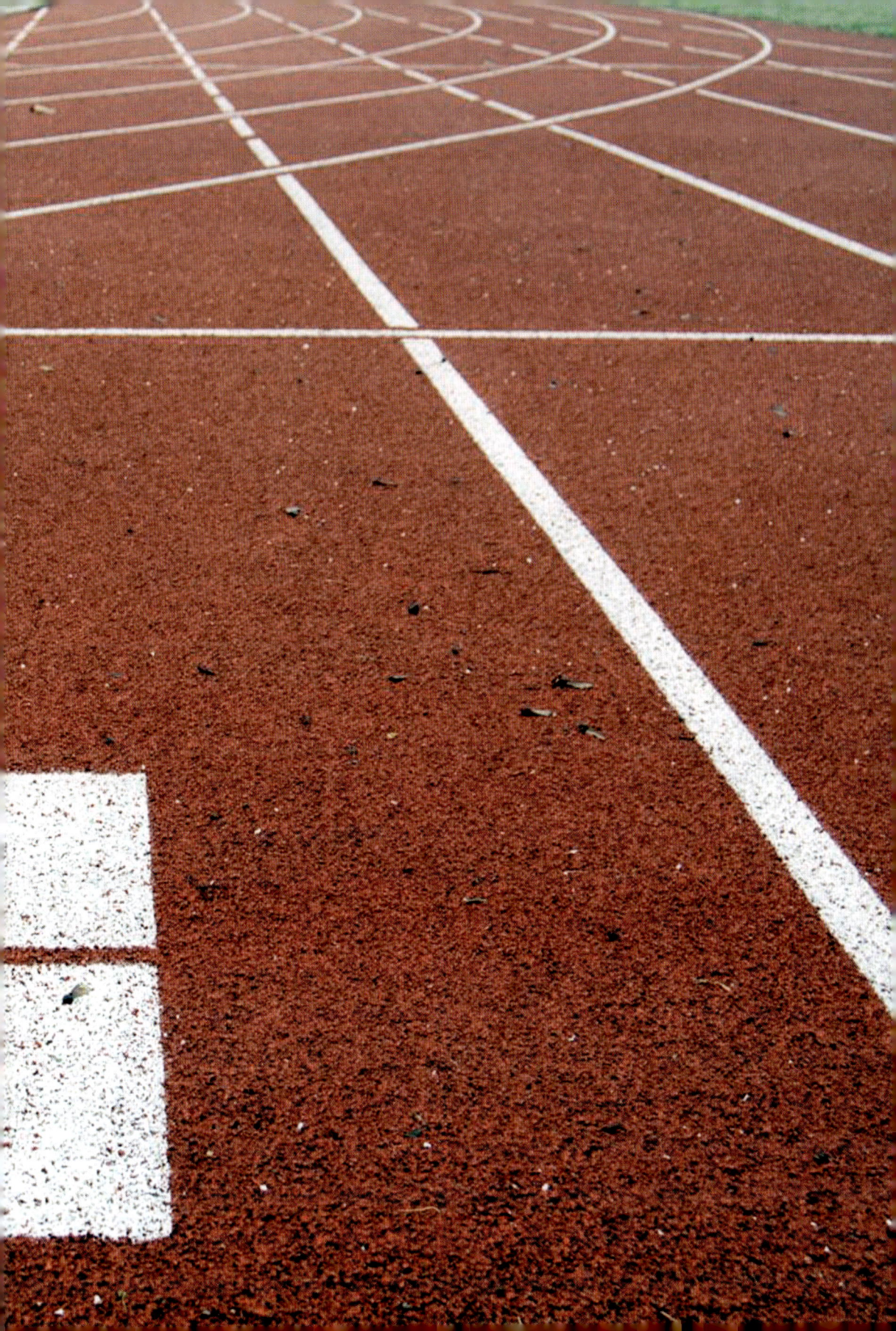

Einleitung und Zielsetzung

Ernährung und Training sind Partner im Sport und sowohl im Fitness- als auch Leistungssport eine unverzichtbare Voraussetzung für die Erhaltung und Optimierung der persönlichen Leistung. Die jeweils richtige Ernährung ermöglicht und unterstützt wirkungsvoll das zugrunde liegende Training und gibt so dem Erfolg Nahrung.

In Zeiten harter und durchgreifender Dopingbestimmungen gewinnt die leistungsadäquat optimierte Ernährung des Sportlers sowohl beim Aktiven als auch bei den Betreuern zunehmend an Beachtung, zumal es sich hierbei um physiologische Maßnahmen zur Gesunderhaltung und Leistungssteigerung handelt. Neben dem richtigen Training ist die sportgerechte Ernährung der zweitwichtigste im persönlichen Verantwortungsbereich befindliche leistungsbeeinflussende – ja in manchen Fällen sogar trainingslimitierender – Faktor.

>> *Die Lebensmittel, die gegessen werden, bestimmen ganz wesentlich, wie gut trainiert und wie erfolgreich ein Wettkampf absolviert werden kann und schließlich auch eine Regeneration gelingt.*

Das gilt vom reinen Kraftsport (zum Beispiel Bodybuilding und Gewichtheben) über kombinierte Sportarten, die Schnelligkeit, Kraft und Ausdauer gleichermaßen erfordern wie die meisten Kampfsportarten (zum Beispiel Judo und Boxen), bis zu reinen oder überwiegenden Ausdauersportarten (Langlauf und Radfahren) mit der Anlage von Energiereserven, die jederzeit abrufbereit sein müssen.

Gewichtsmanagement

Aber auch beim Gewichtsmanagement sind bewusste Ernährung und Bewegung ein untrennbares Erfolgsteam. Das gilt sowohl im Bereich Leistungssport, um in bestimmten Sportdisziplinen ein optimales Wettkampfgewicht zu erreichen, als auch im Fitnessbereich, wenn durch gezieltes Training und entsprechende Ernährung nicht nur das Gewicht gesenkt, sondern auch die Körperkomposition verbessert werden soll.

Die theoretischen Grundlagen dazu sind ausführlich im Buch »Die richtige Ernährung für Sportler« beschrieben worden. Aufgrund der vielen Anregungen und Fragen aus den unterschiedlichsten Bereichen der Sportpraxis wurde deutlich, dass zusätzlicher Wissensbedarf vor allem in der Umsetzung einer sportgerechten Mahlzeitengestaltung im Ernährungsalltag besteht. Fragen zur Eignung und Wertigkeit von Lebensmitteln, von Speiseangeboten in der Gemeinschaftsverpflegung, in Restaurants und Schnellimbisseinrichtungen sowie zum Angebot von Getränken und sinnvollem Einsatz ausgewählter Nahrungsergänzungsmittel für Sportler werden immer wieder gestellt. Aber auch aktuelle Ernährungstrends und Themen werden aufgegriffen wie vegane Ernährung, Paläodiät, »clean nutrition« und die fortgeführte kritische Kohlenhydratdiskussion (»low carb« sowie »train low – compete high«).

Wie esse ich richtig?

Neben dem richtigen Einkauf von Lebensmitteln und der Auswahl von Speisen im Außerhausbereich steht schließlich die Küche des Sportlers im Blickpunkt. Und dabei geht es keineswegs nur um das richtige Maß an Energie und Protein oder um Magnesium und Zink. Genuss und Genießen-können sowie die richtige Atmosphäre und Muße beim Essen sind die schönen Seiten unserer Esskultur und nicht zuletzt auch für die Regeneration nach sportlichen Einsätzen unverzichtbar.

Dennoch erfordert die Küche des Aktiven – gleich ob er/sie selbst kocht oder bekocht wird – besondere Berücksichtigung. Neben Nährwert und Genuss stehen praktische Überlegungen im Vordergrund. Der Lebensmitteleinkauf und die Zubereitung Fitness fördernder Gerichte dürfen nicht in Konkurrenz zur wertvollen Trainingszeit stehen. Die Mahlzeiten müssen leicht und schnell zubereitbar sein und die Zutaten und Gerätschaften für die Zubereitung müssen sowohl erschwinglich als auch nicht allzu kompliziert handhabbar sein. Auch Convenience-Produkte – also vereinfacht zubereitbare Fertigprodukte nehmen einen gebührenden Platz ein und sind in der richtigen Mischung mit frischen Zutaten oft eine situationsgerechte gute Lösung. Das gilt auch für spezielle Situationen im Sport wie die Frage: »Was esse ich noch nach dem abendlichen Training?« So haben wir geeignete Rezepte für die späte Regenerationsmahlzeit am Abend entwickelt, die weder von der Zubereitungszeit noch von der Verträglichkeit überfordern.

Gutes Gelingen und guten Appetit wünschen

Michael Hamm und Jakob Ogielda

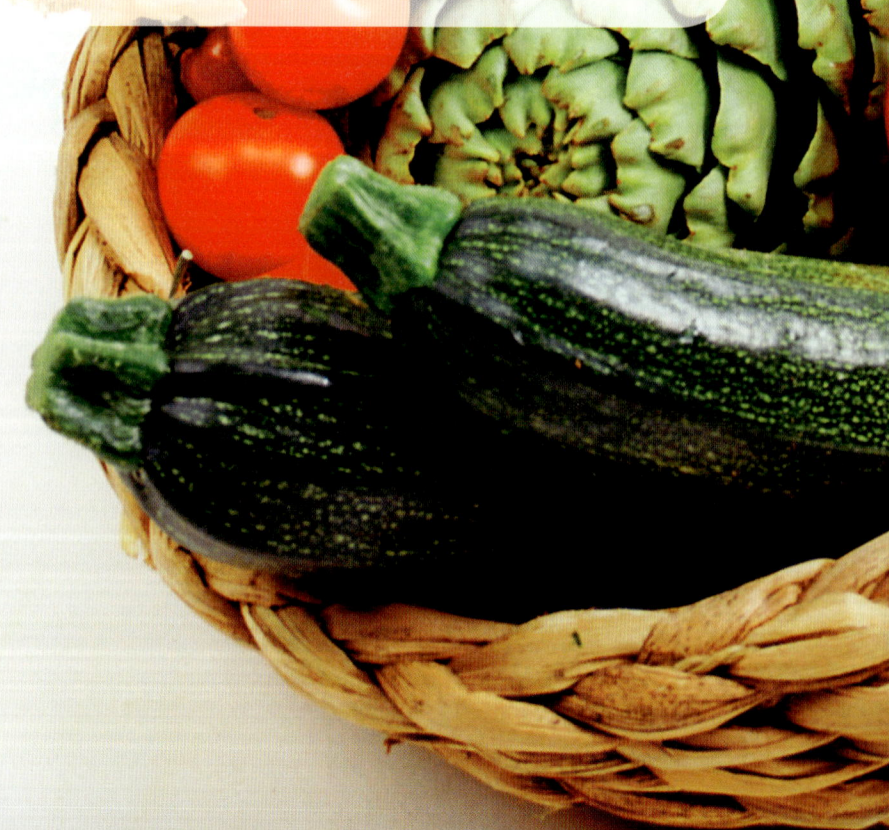

2

Bedarf für Ernährungsberatung

Oft hören die wissenschaftlichen Empfehlungen da auf, wo das konkrete persönliche Interesse des Sportlers an Ernährungsfragen und der praktischen Umsetzung beginnt.

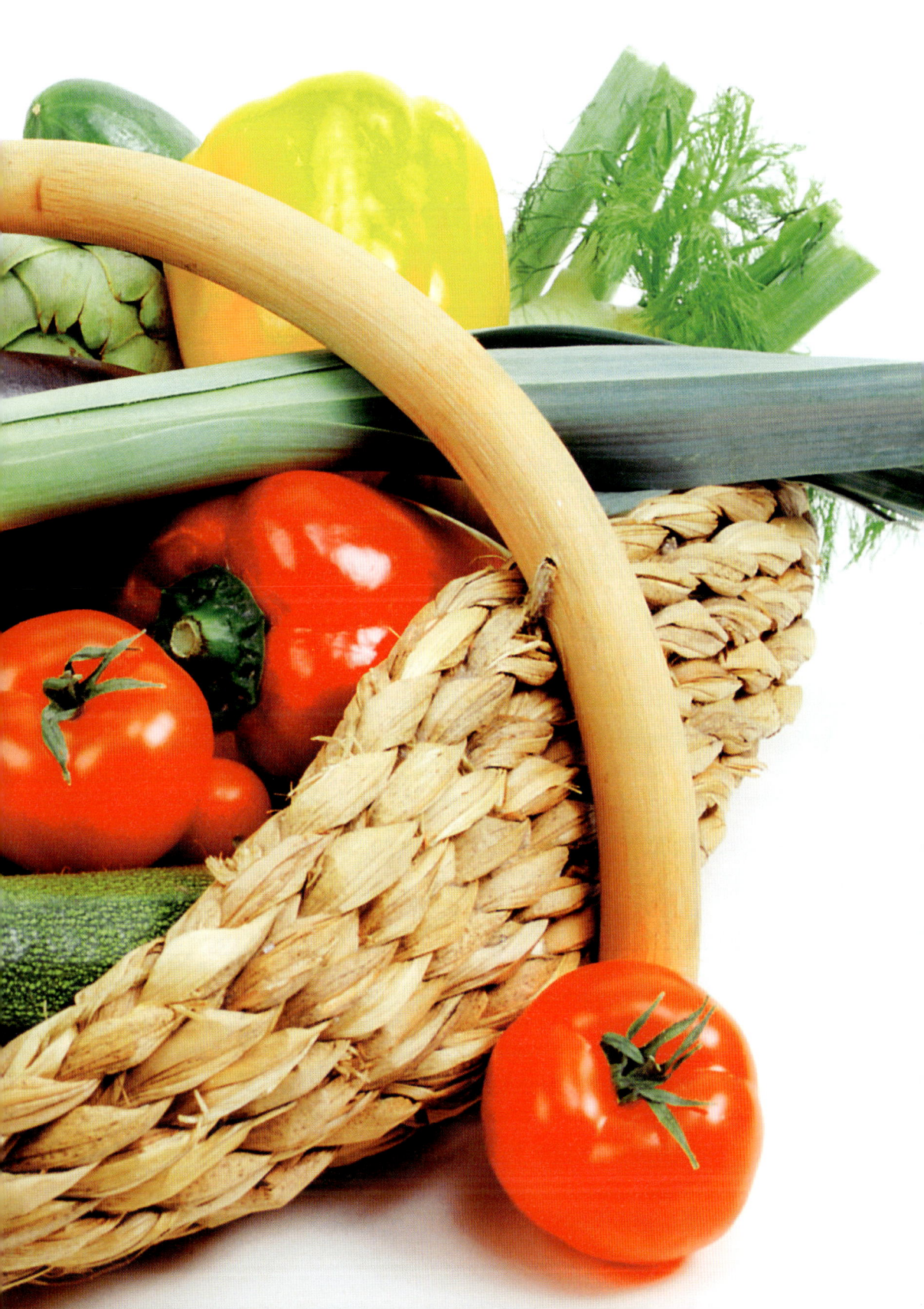

Bedarf für Ernährungsberatung

In vielen persönlichen Gesprächen und einer Reihe von Untersuchungen zum Ernährungsverhalten äußern fast alle Sportler den Wunsch nach mehr praxisbezogener Information über eine sportgerechte Ernährung. Speziell interessiert, wie man auf einfache Weise vor und während einer sportlichen Aktion richtig isst und trinkt.

Häufige Fragen, die Trimm- und Spitzensportler stellen, betreffen Flüssigkeitsbedarf und geeignete Getränke sowie die zeitliche Abstimmung von Nahrungsaufnahme und körperlicher Aktivität, aber auch die zusätzliche Verwendung von Nährstoffpräparaten.

Manchmal herrschen geradezu mythische Vorstellungen, was die Wirkung bestimmter Lebensmittel oder leistungssteigernder Präparate betrifft. Für manchen mag ja auch die Einnahme eines Konzentrates bequemer sein, als sich um eine vollwertige Ernährung zu kümmern.

>> *Die Ernährungsthematik steht bei Sportlern also hoch im Kurs und nimmt mit steigenden (Leistungs-) Ansprüchen noch zu.*

Doch die Praxis zeigt, dass bei vielen, ernsthaft an einer richtigen Ernährung Interessierten die Voraussetzungen fehlen, wissenschaftliche Erkenntnisse in die eigene tägliche Ernährung umzusetzen. Ein Grund dafür, dass es vielen Sportlern trotz guten Willens schwer fällt, sich sportgerecht zu ernähren, besteht sicherlich im Mangel an genügend einfachen Hilfestellungen für die Ernährungspraxis. Oft hören wissenschaftliche Empfehlungen da auf, wo das konkrete persönliche Interesse des Sportlers an Ernährungsfragen beginnt. Ernährungsempfehlungen sind mitunter zu kurz gefasst. Vor allem wenn gleichzeitige Informationen über die Eigenschaften verschiedener Lebensmittel fehlen. Wir benötigen zwar Proteine, Vitamine und Mineralstoffe, verzehrt aber werden Lebensmittel in Form von Speisen und Getränken. Daraus folgt: Alle Ernährungsempfehlungen müssen Lebensmittelempfehlungen sein! Mit jedem Mehr an Lebensmittelwissen wächst die Chance, eine an den eigenen Ernährungsbedürfnissen orientierte Lebensmittelauswahl zu treffen.

Wissen kann aber auch helfen, die vielen propagierten Ernährungsempfehlungen

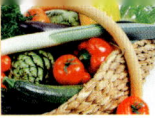

und vermeintlichen Erfolgsrezepte auf persönliche Tauglichkeit zu prüfen. Eines schickt sich bekanntlich nicht für alle.

Es klingt in diesen Ausführungen bereits an, dass wohl in kaum einem Teilgebiet der angewandten Ernährungslehre ein so erhebliches Unwissen und teilweise auch ein so ausgeprägter Aberglaube vorgefunden werden wie gerade im Bereich der Sportlerernährung. Viele Trainer und Sportler verfügen über »Geheimrezepte«, die bei Analyse der Leistung und teilweise auch der Gesundheit eher schaden als nützen. Oft wird unnötigerweise viel Geld für industrielle Präparate ausgegeben, die bei einiger Kenntnis der Ernährungslehre und Warenkunde viel sinnvoller aus dem allgemein zur Verfügung stehenden Lebensmittelangebot ersetzt werden könnten.

Das gewonnene Wissen muss schließlich in der Küche des Sportlers umgesetzt werden. Hierzu sind weitere Hilfen notwendig. Neben der Lebensmittelkenntnis bedarf es vollwertiger und beispielhafter Rezepte, die für jeden verständlich und machbar sind: keine starren Tagespläne und aufwändigen Spezialitäten, sondern Leitlinien und Anregungen für sportgerechte Mahlzeiten und Getränke.

Die praktischen Empfehlungen haben wir so abgefasst, dass diese, für jedermann ohne große Schwierigkeiten und finanziellen Aufwand, praktikabel sind. Die von uns aufgestellte Übersicht über geeignete und weniger geeignete Lebensmittel im Sport (vgl. Kapitel 9) soll ein Orientierungsrahmen sein, der eine weitgehend persönliche Gestaltung der Ernährung offen lässt. Die aufgelisteten Beispiele (Hauptmahlzeiten, Zwischenmahlzeiten) sind als Anregung gedacht, wie in der Praxis verfahren werden könnte.

Ausgewählte Lebensmittelbesprechungen im Lebensmittel-Warenkundeteil sollen dem aktiven Sportler die nötigen Grundkenntnisse über die verschiedenen Produkte und deren Wert für die Ernährung vermitteln.

Den Betreuern der sportlich Aktiven wollen wir mit diesem Buch weitere praktische Informationen hinsichtlich einer sportgerechten Ernährung zur Hand geben, damit sie den Sportler noch besser auf den Nutzen der verschiedenen Speisen und Getränke (nicht nur am Wettkampftag!) aufmerksam machen können. Zugleich soll es ihnen in Zusammenarbeit mit dem Koch als Ratgeber bei der Nahrungszusammenstellung im Trainingslager dienen oder unterwegs auf Reisen im Hotel.

Im (Hoch-)Leistungssport ist schließlich eine individuelle professionelle Ernährungsberatung und -betreuung die beste Hilfe, um die angesprochenen Inhalte bezogen auf die persönliche Situation und Zielsetzung konsequent in die Praxis umsetzen zu können.

Das nötige Know-how

Allgemeinverständliche Vorschläge und Anleitungen für ein richtiges Ernährungsverhalten setzen zunächst die Einsicht in die Ernährungsprinzipien voraus, denen eine Sportart unterworfen ist. Das Verständnis der Nährstoffwirkungen im Stoffwechsel ist notwendig, um den Nährstoffmix der sogenannten Hauptnährstoffe (Kohlenhydrate, Fette und Eiweiß) und die richtige Dosierung der den Stoffwechsel steuernden Mikronährstoffe (Vitamine, Mineralstoffe) zu treffen. Hinzu kommen gerade vor dem Hintergrund der vermehrten körperlichen Belastung der adäquate Ausgleich der Wasserbilanz sowie das richtige Maß von allem.

Ausschlaggebend für die Höhe des Energie- und Nährstoffbedarfs im konkreten Fall ist die tatsächlich erbrachte Leistung, die maßgeblich von Trainingszustand, -umfang, -intensität und -häufigkeit abhängig ist. Ein auf Hochleistungen trainierender Athlet entwickelt andere Ernährungsbedürfnisse als ein Trimmsportler mit ein- bis zweimaligem Einsatz in der Woche.

Für Fitness und Gesundheitssportler gilt nach wie vor: »Essen und trimmen, beides muss stimmen!« Schließlich kann man selbst feststellen: Sport und Spiel in der Freizeit machen mehr Spaß, wenn man auch ernährungsmäßig gut vorbereitet ist. Während unter den Zielsetzungen im Freizeit-, Gesundheits- und Fitnesssport im Allgemeinen eine ausgewogene und vollwertige Ernährung, gemäß den entsprechenden Empfehlungen der Deutschen Gesellschaft für Ernährung, in Frage kommt, werden die Ernährungsbedürfnisse im Leistungssport differenziert betrachtet.

Definition und Zielsetzung der Sportlerernährung

Sportlerernährung zielt ab auf den individuellen Energie- und Nährstoffbedarf einschließlich der Flüssigkeitszufuhr in Abhängigkeit von der Leistungsart und dem Leistungsniveau. Sportlerernährung unterscheidet sich im Leistungssport insofern von den allgemeinen Ernährungsprinzipien einer vollwertigen und ausgewogenen Ernährung, als dass sie den besonderen Bedürfnissen der Sportart (Ausdauer-, Spiel-, Schnellkraft-, Kraftausdauer- und reinen Kraftsportarten) sowie der jeweiligen Sportabschnitte (Training und Wettkampf – Letzterer einschließlich Vorbereitung und Regeneration) angepasst werden muss. Im Spielsport sind wiederum unterschiedliche Anforderungen einzelner Disziplinen (z. B. Fuß- oder Basketball) und unterschiedliche Belastungen einzelner Spieler je nach deren Position innerhalb der Mannschaft zu berücksichtigen.

Die Art des Trainings mit dem jeweili-

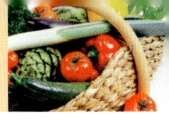

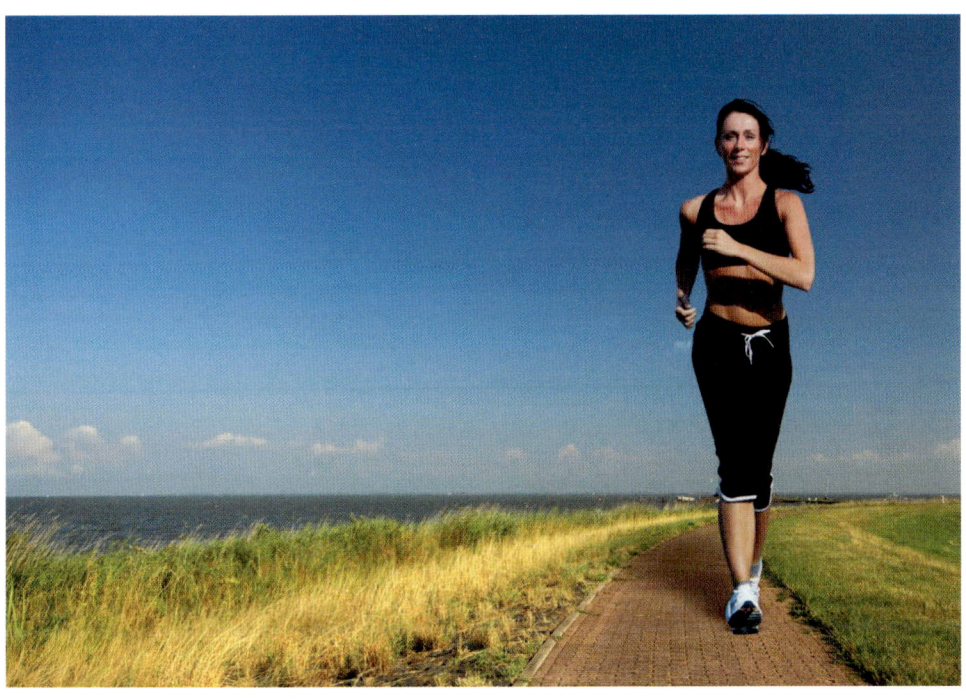

▲ Essen und trimmen, beides muss stimmen.

gen Schwerpunkt Ausdauer, Kraft oder Schnelligkeit kann sogar kurzfristig die Zugehörigkeit zu einer Sportdisziplin verändern insofern, dass dann für die Ernährung eines Spielsportlers die Ernährungsvorgaben für den jeweiligen Schwerpunkt maßgebend sind. Das alles macht deutlich, dass im professionellen Leistungs- und Hochleistungssport eine individuelle Ernährungsplanung und -steuerung sowie Absicherung und Prüfung der getroffenen Maßnahmen erforderlich sind. Die Bedingungen dafür sind natürlich wesentlich komplexer und differenzierter, als dass es im Vergleich mit allgemeinen Ernährungsempfehlungen und der grundsätzlichen Verantwortung eines Arbeitnehmers für seine Gesund- und Leistungserhaltung unter üblichen Arbeitsbedingungen und -belastungen zulässig wäre.

Außerdem zeigen Ernährungsfehler im Leistungssport schneller Wirkung. Sportler, die Höchstleistungen erbringen müssen, reagieren auf Nährstoffdefizite unmittelbar und besonders empfind-

15

lich. Die Gefahr von Muskelverkrampfungen steigt, die Leistung fällt ab, die Regeneration ist verzögert, der Körper wird anfälliger für Infektionen und Verletzungen, der Trainingserfolg bleibt aus. Die berechtigten Erfolgsaussichten eines Trainings werden empfindlich beeinträchtigt.

> **Fazit: Trainings- und Wettkampfleistung sind in hohem Maße von der Ernährungsqualität abhängig. Deshalb darf die leistungsoptimierte Ernährung im Sport weder dem Zufall noch der Tolerierung üblicher Ernährungsgewohnheiten überlassen bleiben.**

Die größten Unterschiede in der Ernährung eines sportlich aktiven und körperlich inaktiven Menschen bestehen sicherlich zunächst in der Höhe des Energiebedarfs.

Wer sich mit der Ernährungslehre beschäftigt, merkt bald, dass dies gar nicht so schwierig ist, wie man zunächst glaubt – eine Erfahrung, die jeder macht, der in irgendein Wissensgebiet eindringt. Die Ernährung des Sportlers ist sicher nicht so kompliziert, wie sie manchmal dargestellt wird.

Mancher Sportler mag sich vielleicht fragen, ob es sich überhaupt lohnt, auf die Ernährung besonderen Wert zu legen. Zur Beantwortung dieser Frage kann sicherlich beitragen, sich bewusst zu machen, was der Erfolgsfaktor Ernährung im Sport alles bewirken kann.

Nichts motiviert so sehr wie der Erfolg

Richtig essen hilft gewinnen, denn vollwertige und bedarfsangepasste Ernährung im Sport zielt auf:

☐ Sicherstellung aller ernährungsabhängigen Stoffwechselleistungen (u.a. Enzym- und Hormonaktivitäten, Nerven-, Muskel-, Herz-Kreislauf-Funktion)

☐ Schutz vor leistungsmindernden Mangelerscheinungen und Ausgleich von Nährstoff- bzw. Substanzverlusten

☐ Stabilisierung und Förderung der Abwehrkräfte, des Wohlbefindens und der Leistungsmotivation

☐ Leistungsgerechtes Körpergewicht und entsprechende Körperzusammensetzung

☐ Optimale, für die betreffende Sportart vorteilhafte Speicherung und Nutzung der Energiesubstrate (Kohlenhydrate und Fette)

☐ Vermehrung der Muskelsubstanz im Krafttraining

☐ Kontrolle der Zufuhr stoffwechselbelastender Substanzen (Fette, Cholesterin, Purine = Harnsäurebildner)

☐ Förderung der Regeneration bzw. Wiederherstellungsprozesse; das gilt auch nach Unfällen und Verletzungen sowie deren Vorbeugung.

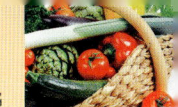

Dies macht deutlich, dass richtige Ernährung und Training Partner im Sport sind. Eines muss jedoch klar gesagt werden: Eine noch so gute Ernährung kann fehlendes Training nicht ersetzen.

Und selbst wer argumentiert: »Hauptsache, das Essen schmeckt«, braucht mit diesem Motto keineswegs falsch zu liegen. Eine abwechslungsreiche Mischkost als vernünftige Basis ist wissenschaftlich durchaus zu befürworten.

Das ist jedenfalls besser, als sich einseitig auf Fleisch (Steaks) oder andere Lebensmittel zu konzentrieren, von denen man annimmt, sie seien das Geheimrezept zum Sieg.

Je vielseitiger der Speiseplan ist, um so größer ist die Chance, dem Körper alle die Nährstoffe anzubieten, die für den Stoffwechsel und die Leistungsfähigkeit wichtig sind. Außerdem schmeckt es uns dann auch am besten.

Gegenüber der früher sogenannten Hausmannskost oder »Mutters Küche« sind einige zeitgemäße Abwandlungen auch für die moderne Fitnessküche empfehlenswert wie

☐ fettsparende und nährstoffschonende Zubereitung bevorzugen

☐ reichlich Frischkost (auch Tiefkühlgemüse) essen und

☐ fantasievoll und großzügig würzen.

▼ Eine abwechslungsreiche Mischkost ist zu empfehlen.

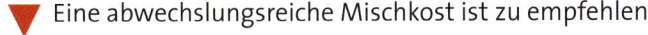

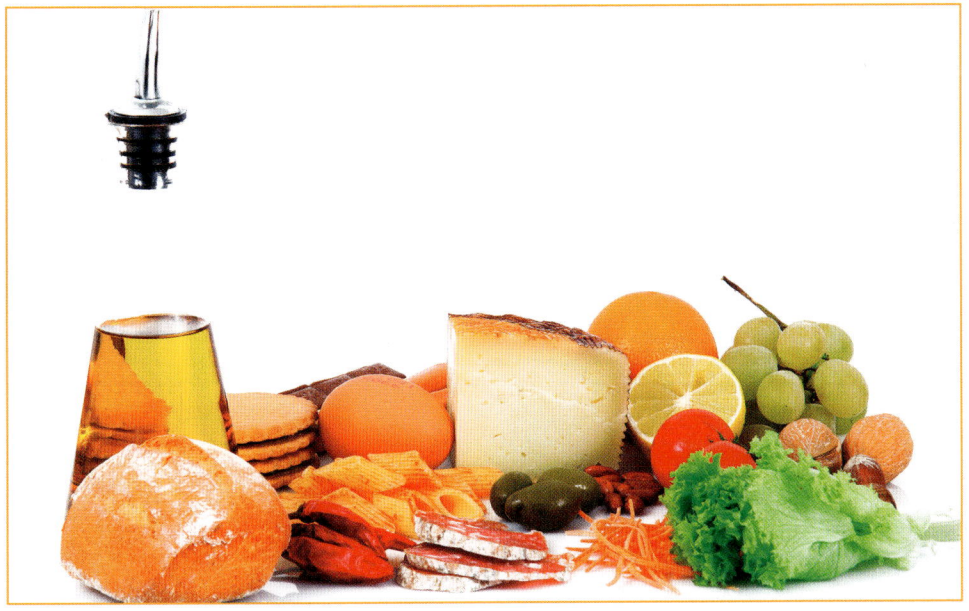

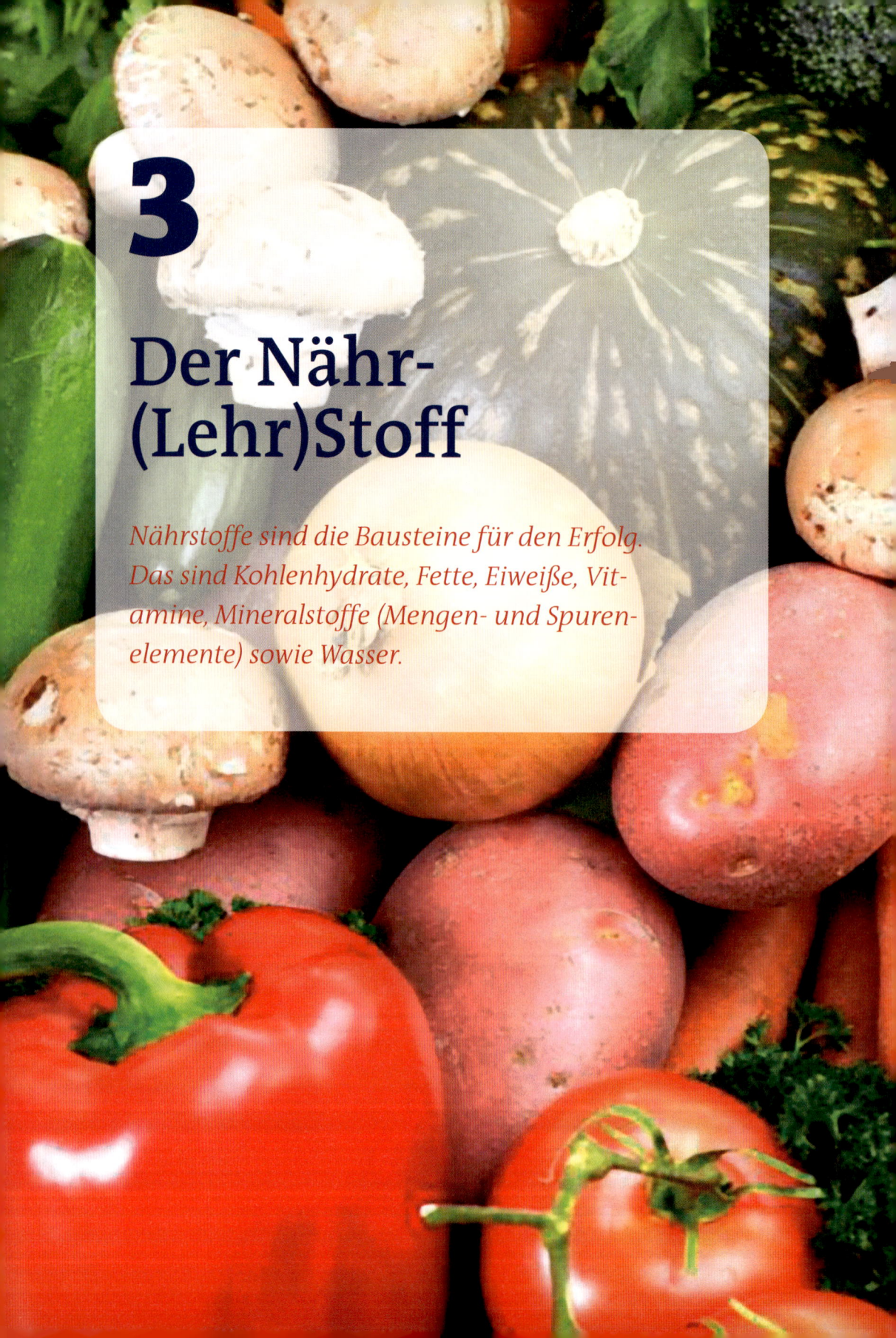

3

Der Nähr-(Lehr)Stoff

Nährstoffe sind die Bausteine für den Erfolg. Das sind Kohlenhydrate, Fette, Eiweiße, Vitamine, Mineralstoffe (Mengen- und Spurenelemente) sowie Wasser.

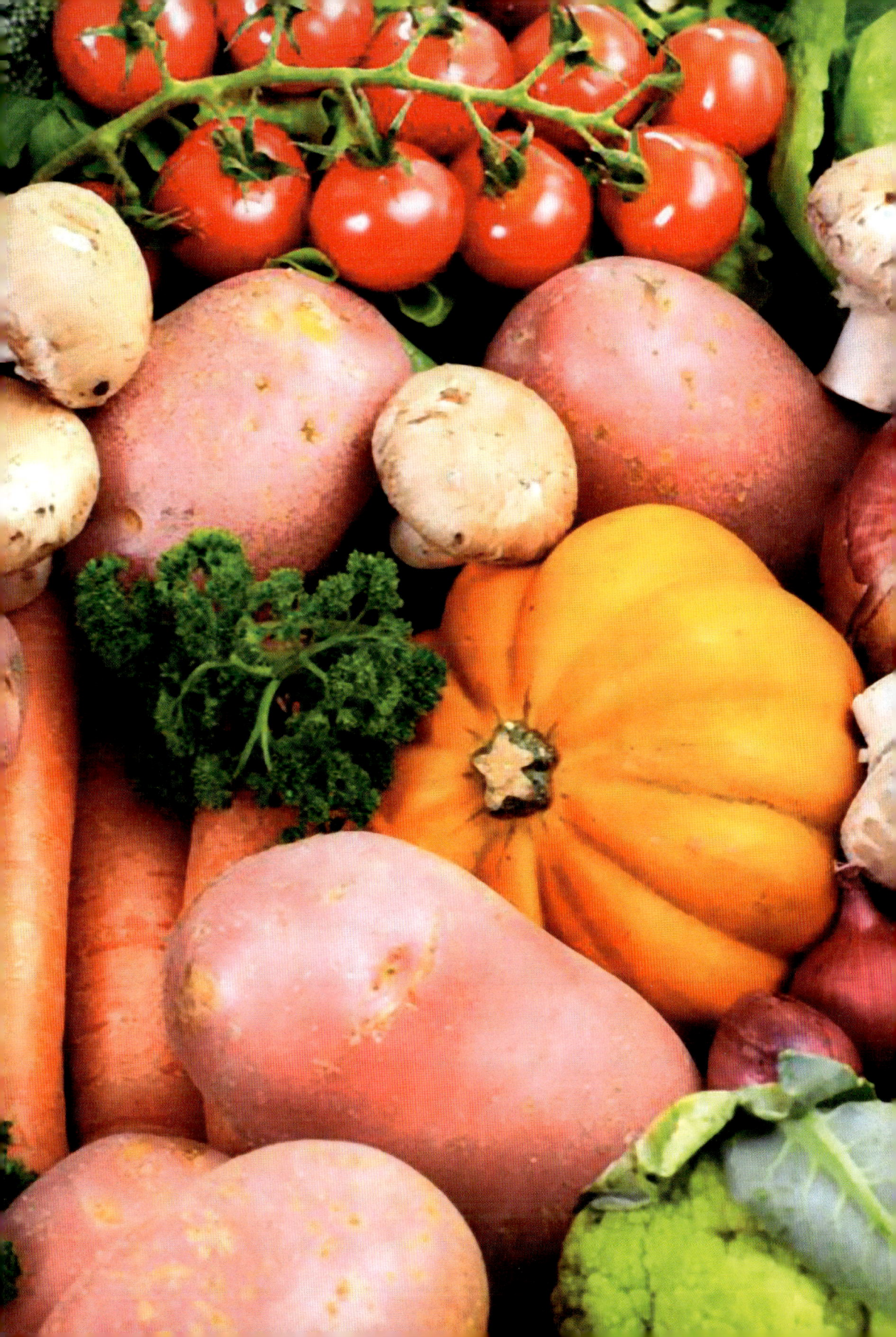

Der Nähr-(Lehr)Stoff

Nährstoffe sind die Bausteine für den Erfolg. Wir genießen Lebensmittel in Form von Speisen und Getränken, benötigen aber Nährstoffe, das heißt Kohlenhydrate, Fette, Eiweiße, Vitamine, Mineralstoffe (Mengen- und Spurenelemente) sowie Wasser.

Zu den zirka 50 Nährstoffen kommen noch mehrere Tausend bioaktive Pflanzenstoffe (»Phytoprotectants«) hinzu, die als natürliche Farb-, Duft- und Geschmacksstoffe im Essen nicht nur unsere Sinne erfreuen und die Verdauungsvorgänge stimulieren, sondern auch als sogenannte Antioxidantien gegen gesundheitsschädigende Sauerstoffreaktionen wirken und beim Sportler daher ebenfalls eine Schutzwirkung entfalten.

Aufgrund des präventiven Potenzials dieser sekundären Pflanzenstoffe gegenüber einer Vielzahl von Zivilisationskrankheiten wird heute übereinstimmend ein vermehrter Verzehr von Gemüse und Obst empfohlen. So zielt die bekannte Kampagne »Fünf am Tag« auf den Genuss von mindestens fünf Portionen Gemüse und Obst am Tag ab. Die Höhe des individuellen Nährstoffbedarfs ist abhängig vom jeweiligen Alter, Geschlecht und von individuellen Leistungen (zum Beispiel Berufstätigkeit, Schwangerschaft und Stillzeit, Freizeitsport, Leistungssport).

In der einen oder anderen Weise sind alle Nährstoffe mit mindestens einer der drei folgenden Ernährungsfunktionen verbunden:

☐ Energiebereitstellung (Kohlenhydrate, Fette und Eiweiß)

☐ Aufbau und Erhaltung (Eiweiß, Mineralstoffe und Wasser) sowie

☐ Schutz und Steuerung (Vitamine, essenzielle Fettsäuren und Mineralstoffe sowie Ballaststoffe)

>> *Der Schlüssel zur Gesundheit und Leistungsfähigkeit ist nicht einer der oben genannten Nährstoffe für sich allein, sondern das richtige Zusammenspiel aller Nahrungsfaktoren in Form einer abwechslungsreichen Ernährung. Damit ist gemeint, dass es nicht ausreicht, einfach nur viel Eiweiß zu essen, wenn man Muskeln aufbauen will bzw. die Kohlenhydrate wegzulassen, wenn Abnehmen das Ziel ist.*

Es kommt auf die jeweils persönliche und zutreffende Akzentsetzung an, ohne

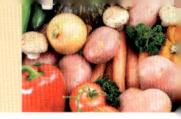
das Zusammenwirken aller beteiligten Teamplayer im Stoffwechsel zu vernachlässigen. Dabei sind die wissenschaftlich begründeten Empfehlungen für sportlich Aktive keinesfalls spektakulär.

Wer als Fitness- bzw. Freizeitsportler pro Woche 3–4 Stunden trainiert, setzt zusätzlich etwa 2000 kcal um und kann den Mehrbedarf an Energie und Nährstoffe ohne Weiteres mit einer vollwertigen Ernährung gemäß den Empfeh-

lungen der Deutschen Gesellschaft für Ernährung decken. Auf den Tag berechnet entspricht dieser sportbedingte Mehrumsatz an Energie knapp 300 kcal und lässt sich mit einem Glas Apfelsaftschorle und einer Scheibe fettarm belegtem Brot bereits decken.

Ernährungsempfehlungen im Leistungssport

Wir sprechen von sportarten- und sportphasenspezifischer Ernährung. Kugelstoßen ist Kraftsport und im Training kommt es auf eine entsprechende Eiweißakzentuierung an. Im Ausdauerbereich ist die Anlage der Kohlenhydratspeicher besonders wichtig. Aber auch im Spielsport mit ständigen Intensitäts-, Tempo- und Richtungswechseln – also einer intervallartigen Belastung – ist eine kohlenhydratbetonte Ernährung Pflicht. Allerdings brauchen alle Sportler sowohl Kohlenhydrate für die Energiebereitstellung als auch Proteine für den Aufbau und Erhalt der Muskeln. Dabei

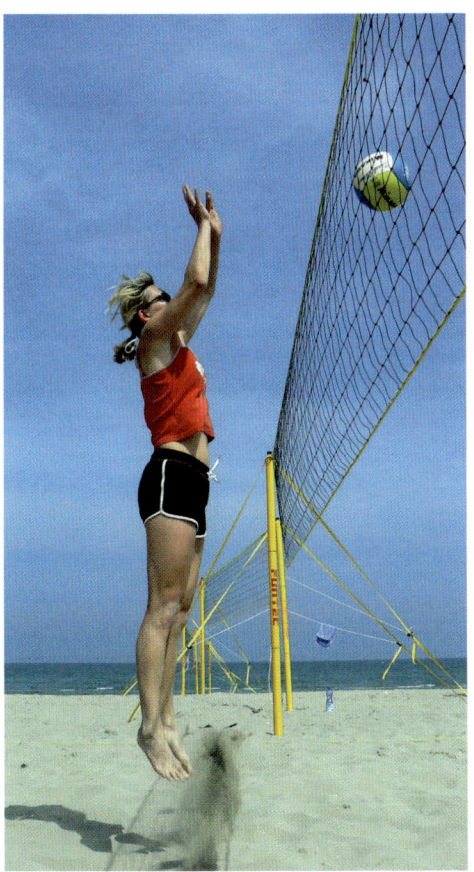

◀ Im Spielsport ist eine kohlenhydratbetonte Kost Pflicht.

21

verschieben sich nur die Mengenverhältnisse leicht. Mit sportphasenspezifischer Ernährung sind die unterschiedlichen Anforderungen des Trainings, in der Wettkampfvorbereitung, während des Wettkampfs und schließlich nach erbrachter Leistung gemeint. Stichworte hierfür sind optimales Wettkampfgewicht, Glykogenbevorratung, Ausgleich des Flüssigkeitshaushalts und Proteinzufuhr während der Muskelaufbauphase sowie Regeneration.

Die folgende tabellarische Darstellung zeigt eine wissenschaftlich ausgerichtete Übersicht der wichtigsten sportartenspezifischen Ernährungsempfehlungen. Die jeweilige Zuordnung erfolgt nach den überwiegenden Belastungseigenschaften, kann aber auch zum Teil abweichend vorgenommen werden, indem zum Beispiel der Spielsport/Mannschaftssport als eigenständige Gruppe aufgeführt wird. Auch je nach Art des Trainings (Ausdauer, Kraft, Schnelligkeit) kann sich die Zugehörigkeit zu einer Sportdisziplin kurzfristig ändern.

Das richtige Verhältnis von Kohlenhydraten, Eiweiß und Fett

Die Grundformel für alle sportlich Aktiven heißt: mindestens 50 Prozent der Energie aus Kohlenhydraten, zwischen 25 und 35 Prozent aus Fetten und 15 bis 20 Prozent aus Eiweiß. Im Ausdauer- und Spielsport kann man wettkampfvorbe-

reitend die Kohlenhydrataufnahme auf 55 bis 65 Prozent steigern. Der höhere Fettanteil von bis zu 35 Prozent ist bei Kraft-Ausdauersportlern mit hohem Energieumsatz (z. B. Ruderer) manchmal deshalb schon erforderlich, weil Fett die höchste Energiedichte hat und so vor einem zu hohen, beim Sport belastenden Nahrungsvolumen kohlenhydratreicher Lebensmittel schützt. Allerdings ist dann auf gesunde Fettauswahl wie in der Mittelmeerländerküche zu achten (Oliven- oder Rapsöl, Nüsse und Ölsaaten, Omega-3-reiche Meeresfische).

Achtung: Wegen der Variabilität der Energieumsätze im Sport sind Nährstoffzufuhrempfehlungen auf das individuelle Körpergewicht bezogen, z. B. 1,2–1,7 g Eiweiß pro kg Körpergewicht gegenüber prozentualer Angaben (Energieprozentangaben), zu bevorzugen.

Auf die Qualität achten

Bei Kohlenhydraten sollten wir auf zwei Dinge achten. Es geht einmal um die Blutzuckerwirksamkeit, den sogenannten glykämischen Index (vgl. Kapitel 4), und zum anderen um die natürlichen Begleitstoffe von Kohlenhydraten in Lebensmitteln, d. h. deren gleichzeitigen Vitamin-, Mineralstoff- und Ballaststoffgehalt. Eine günstige Beeinflussung des Blutzuckers (= langanhaltender gleichmäßiger Blutzuckerspiegel) – Sportler sprechen von Langzeitenergie – und eine

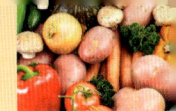

AUSDAUERBETONTE SPORTARTEN

Mittel-, Langstreckenlauf, Marathon, Skilanglauf, Radfahren, Schwimmen, Eisschnelllauf, 20- bis 50-km-Gehen, Wandern und Spielsportarten (Fußball, Handball, Tennis). Kraftausdauersportarten → Kraftbetonte Sportarten

Belastung: Ausdauer bedeutet Widerstandsfähigkeit des Organismus gegenüber Ermüdung bei Belastungen. Abhängig von den örtlichen Energievorräten in der Arbeitsmuskulatur und ihrer Nutzungsmöglichkeit. Besonderheit im Spielsport: intervallartige Belastungen – also ständige Intensitätswechsel – mit besonderen Anforderungen an den Kohlenhydratstoffwechsel.

Nährstoffverteilung: 55 bis 60 Prozent Kohlenhydrate, 25 bis 30 Prozent Fette, 10 bis 15 Prozent Proteine

Mangelerscheinungen: Kohlenhydrate

Hypoglykämie (Unterzuckerung), »Hungerast« (Kombination aus schlechtem Trainingszustand und Kohlenhydratmangel), Müdigkeit, Erschöpfung, »Übertraining« (schleichende Glykogenverarmung)

Mangelerscheinungen: Magnesium
Erhöhte Störanfälligkeit des Muskels, Muskelverkrampfungen

Mangelerscheinungen: Eisen
Erhöhter Bedarf (u.a. Hämoglobinurie durch mechanische Zerstörung der roten Blutkörperchen beim (Langstrecken-)Laufen; im Mangel Leistungsminderung und Infektanfälligkeit

Mangelerscheinungen: Wasser
Dehydration (Austrocknung), verringertes Blutvolumen, Störung der Transportfunktion, Überwärmung, Hitzestau, Kollaps

Besondere Beachtung: Verbesserte Nutzung der Fettsäuren als Energiequelle (Glykogen sparende Maßnahme), Superkompensation in der Vorbereitungsphase, Kohlenhydrate in Kombination mit Proteinen zur Regeneration

Nahrungsergänzungen: Kohlenhydratkonzentrate, Kohlenhydrat-Proteingetränke, BCAA, L-Carnitin, Iso- bzw. hypotone Getränke, Riegel, Magnesium, Eisen, B-Vitamine (insbesondere B1, B2 und Niacin)

KRAFTBETONTE SPORTARTEN

Kraftausdauersportarten

Rudern, Kanurennsport, Kampfsportarten (Boxen, Ringen, Taekwondo), Straßen-
radrennen, Segeln, Surfen, Skisport alpin, Bergsteigen, Triathlon

Belastung: Synthese von Muskelkraft und Ausdauer

Schnellkraftsportarten

Weit- und (Stab-)Hochsprung, Kurzstreckenlauf, leichtathletischer Mehrkampf,
Fechten, Speerwerfen, Gymnastik, Turnen, Eiskunstlauf, Skispringen, Squash,
Tischtennis, Volleyball – als Element auch in Kampfsportarten und kompositori-
schen Sportarten wie Tanzsport

Belastung: Entwicklung der Schnellkraft und Kraft durch eine Verbesserung der
Geschwindigkeit der Muskelkontraktion bei gleichzeitiger Verbesserung der
Koordination der Bewegungsabläufe sowie Kraftaufbau

»Reine« Kraftsportarten

Gewichtheben, Kugelstoßen, Hammer- und Diskuswerfen, Bodybuilding

Belastung: Entwicklung der Maximalkraft, optimaler Zuwachs an Muskelmasse

Nährstoffverteilung: 50 bis 55 Prozent Kohlenhydrate, 20 bis 35 Prozent Fette,
15 bis maximal 20 Prozent Proteine (speziell in der Kraftaufbauphase)

Mangelerscheinungen: Schleichende Glykogenverarmung Übertraining

Mangelerscheinungen: Magnesiummangel Muskelkrämpfe

Mangelerscheinungen: Wassermangel Störungen der Herz-Kreislauf- und
Nierenfunktion. Vorsicht vor zu geringer Flüssigkeitsaufnahme bei erhöhter
Proteinzufuhr, was die Nieren zusätzlich belastet!

Besondere Beachtung: Adäquate Proteinzufuhr im Krafttraining und bei einer
Gewichtsreduktion (maximal 2 g/kg Körpergewicht)

Vorsicht: Gewichtmachen führt zur gefährlichen Entwässerung sowie Mineral-
stoff- und Kraftverlust!

Nahrungsergänzungen: Weight Gainer (zum Masseaufbau 70 Prozent KH,
20 Prozent E), Proteinkonzentrate, Peptide und Aminosäurenprodukte, Kreatin,
Magnesium, Zink, Vitamin B_6, Riegel

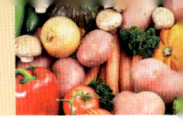

gute Versorgung mit den genannten Begleitnährstoffen erreichen Aktive zum Beispiel durch Vollkornhafergetreide, wasserreiche Obstsorten (z. B. Beerenfrüchte), praktisch alle Gemüse, grobkörniges Vollkornbrot und mit Biss gegarte Nudeln sowie aufgrund einer besonderen Stärkeart durch Basmatireis. Allerdings muss in der Wettkampfsituation auch an das gute Gefühl um den Magen herum gedacht werden und allzu schwer Verdauliches (Hülsenfruchtgerichte und grobe Vollkornprodukte) gemieden werden. Bekömmlich sind aber in jedem Fall ein Hafermüsli mit Joghurt und Erdbeeren oder ein Nudelgericht mit einer fettarmen Tomaten-Gemüsesoße oder Basmatireis mit Wokgemüse und Fisch.

Eiweiß – unser Bodybuilder

Eiweiß dient nicht primär der Energiegewinnung, sondern ist das Baumaterial für alle Zellen – also auch unserer Muskulatur – und viele körpereigene Wirkstoffe wie Enzyme und manche Hormone (z. B. Insulin). Sportlich Aktive benötigen im Leistungsbereich zwischen 1,2–1,7 g Eiweiß pro kg Körpergewicht und neben Fleisch, Fisch, Milch, Käse und Ei sind Hülsenfrüchte, Sojalebensmittel und Vollkornprodukte (insbesondere aus Hafer) ebenfalls gute pflanzliche Eiweißlieferanten. Auch Kraftsportler sollten nicht vergessen, dass die Energie für ein Trainingspensum vorzugsweise durch Kohlenhydrate gedeckt werden soll. Dann sinkt auch der Bedarf am Aufbaunährstoff Eiweiß (= Protein) auf ein vernünftiges Maß. Während einer Gewichtsreduktion sollte die Ernährung in jedem Fall proteinbetont gestaltet werden und der Anteil der Kohlenhydrate zugunsten der Eiweißaufnahme zurückgenommen, jedoch nicht weggelassen werden. Das trägt zur besseren Sättigung bei und wirkt sich in Verbindung mit dem Training günstig auf die Körperzusammensetzung aus.

Optimale Energie für maximale Leistung

Der Hauptunterschied in der Ernährung eines Aktiven ist der höhere Energieumsatz im Vergleich zu einem Nichtsportler. Genaue Energieumsatzermittlungen sind aufwändig, die Orientierung an Tabellenwerten oft problematisch.

>> *Zur groben Abschätzung des Energiebedarfs für eine Sportart rechne ich realistisch: 300 kcal pro Stunde für mäßig bis mittelmäßig anstrengende Aktivitäten und maximal 600 kcal für höhere Anstrengungen und Intensitäten.*

Im Freizeitbereich ist man ohnehin besser dran, wenn man seinen Energiebedarf nicht überschätzt und dann (mit gutem Gewissen) zu viel isst!

Ein besonderes Problem im Leistungssport mit entsprechenden Folgen für die Leistungsfähigkeit können dagegen Nährstoffdefizite bei unterkalorischer Ernährung in sogenannten ästhetischen und Gewichtsklassensportarten sein. Betroffen davon sind Sportarten wie Kunstturnen, Rhythmische Sportgymnastik, Eiskunstlauf, Tanzsport, Skispringen und Kampfsport wie Boxen und Ringen sowie nicht zuletzt Jockeys.

Mikronährstoffe für die Leistung

Vitamine und Mineralstoffe – der Oberbegriff für Mengen- und Spurenelemente – sind alle Mikronährstoffe und mit zirka 30 Einzelsubstanzen die größte Nährstoffgruppe. Mit einer vielseitigen Mischkost, die zudem noch dem erhöhten Energiebedarf angepasst ist, fällt es am leichtesten, alle Mikronährstoffe in zufriedenstellender Menge aufzunehmen. Wer sich mehr bewegt und dadurch mehr essen darf, erhöht gleichzeitig den Spielraum für Genießen-können und die Sicherheit einer kompletten Vitamin- und Mineralstoffversorgung. Auf keinen Fall steigt der Bedarf an diesen Mikronährstoffen überproportional zum Energiebedarf. Gefährdet sind eher sportlich Aktive, die aus Gewichtsgründen zu wenig essen wie bei Kunstturnen, Eiskunstlauf, Rhythmischer Sportgymnastik und beim Reitsport die Jockeys. Hier kann durch eine niedrigkalorische

Ernährung ähnlich wie bei strengen Diäten der Mikronährstoffmangel zum Begleiter werden. Bekannte Strategien zu einer bedarfsgerechten Vitamin- und Mineralstoffversorgung sind die Empfehlung, täglich mindestens 5 Portionen Gemüse und Obst zu essen, wobei einmal Salat, einmal gedünstetes Gemüse sowie einmal frisches Obst schon ein guter Anhaltspunkt sind. Säfte und Smoothies sind weitere einfach umzusetzende Anregungen auf dem Weg, das Ziel »five a day« zu erreichen. Vollkorn ist gegenüber Weißmehl zu bevorzugen und die pflanzlichen Fitmacher sollen durch Milch und Käse (fettarm) sowie Fleisch, Fisch und Ei abwechslungsreich ergänzt werden. Hochdosierte isolierte Vitaminpräparate sind dagegen eher kontraproduktiv und können beim gesunden Sportler nicht den gesundheitserhaltenden Effekt aller Teamplayer eines gesunden Speiseplans ersetzen, sondern ergänzen. Neben Vitaminen und Mineralstoffen sind vor allem auch die bioaktiven Pflanzenstoffe aus Gemüse, Obst und Vollkorn für diese Wirkung ausschlaggebend.

Nahrungsergänzungsmittel, Sportlernahrung und -getränke

Nahrungsergänzungsmittel sollen das Bemühen um eine vollwertige Ernährung nicht ersetzen, sondern sie können unter bestimmten Bedingungen des

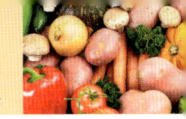

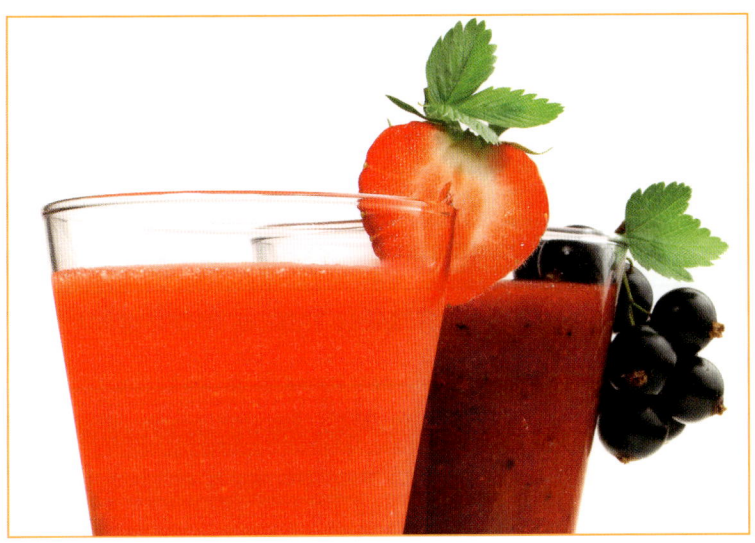

◀ Smoothies sind eine einfach umzusetzende Anregung für eine bedarfsgerechte Vitamin- und Mineralstoffversorgung

Alltags und besonderen Anforderungen im Sport gewisse Versorgungslücken schließen, Bedarfsspitzen decken und eine komplette Nährstoffzufuhr sicherstellen. Bei sehr hohen Energieumsätzen sind z. B. Kohlenhydrat-Energiekonzentrate sinnvoll und die Zusammensetzung eines Sportlergetränks für den Langzeiteinsatz mit definierten Mengen an Kohlenhydraten und Kochsalz kann die Geschwindigkeit des Ausgleichs von schweißbedingten Wasserverlusten beschleunigen. Schließlich spielen auch Convenience-Überlegungen eine Rolle. Energie- und/oder Eiweißriegel sowie eiweißreiche Shakes können herkömmliches Fast Food fitnessgerechter ersetzen. Für eine sinnvolle Nahrungsergänzung sprechen durchaus gute Gründe, wenn z. B. ein Zeit-Mengen-Problem besteht,

Unsicherheit über das auswärtige Verpflegungsangebot herrscht und bei hohen Energieumsätzen verbunden mit wenig Zeit und rasch folgenden Trainings- und Wettkampfeinsätzen konventionelle Mahlzeiten einfach sportgerecht ersetzt werden müssen.

》 *Der Einsatz von Nahrungsergänzungsmitteln im Leistungssport bedarf einer differenzierten Beratung – auch was die Qualität und Unbedenklichkeit der Rohstoffe betrifft.*

Mahlzeitenrhythmus bei hohem Energieumsatz

Nicht-Sportler sollten sich eher auf drei feste und regelmäßige Mahlzeiten beschränken und sich bei einem kleinen zwischendurch aufkommenden Hunger eher fragen, ob sie nicht in Wirklichkeit nur Durst haben. Dann genügt z.B. ein großes Glas (Mineral-)Wasser als kleiner Fitmacher. Leistungssportler mit Energieumsätzen von 3000 kcal (zum Teil ja im Bereich von 4000 bis 5000 kcal und mehr) müssen dagegen ihre Energiezufuhr auf fünf und manchmal noch mehr Portionen aufteilen, um den Verdauungstrakt nicht zu überlasten. Auch der zeitliche Abstand zwischen Essen und Sport muss stimmen. So kann bereits ein Problem entstehen, wenn um 10.00 Uhr trainiert wird und im Spielsport um 9.00 Uhr ein gemeinsames Frühstück eingenommen wird. Statt einem üppigen Frühstück ist dann eher ein leichtes »Schnell-Frühstück« – z.B. ein Smoothie mit Joghurt und Instanthaferflocken – angebracht. Für die Glykogenbevorratung ist ohnehin das Abendessen am Vortag wichtiger.

Fitnessernährung praxisnah

Verbote gibt es nicht, aber Empfehlungen wie Hafer, Omega-3-haltiger Meeresfisch, fettarme Milchprodukte oder Sojalebensmittel sowie viel Gemüse, Salate, Kräuter und Früchte wie in der Küche der Mittelmeerländer.

Für die Flüssigkeitszufuhr gilt: Ab einer

▼ Mit der richtigen Ernährungsvorbereitung die Leistung auf dem Punkt erbringen.

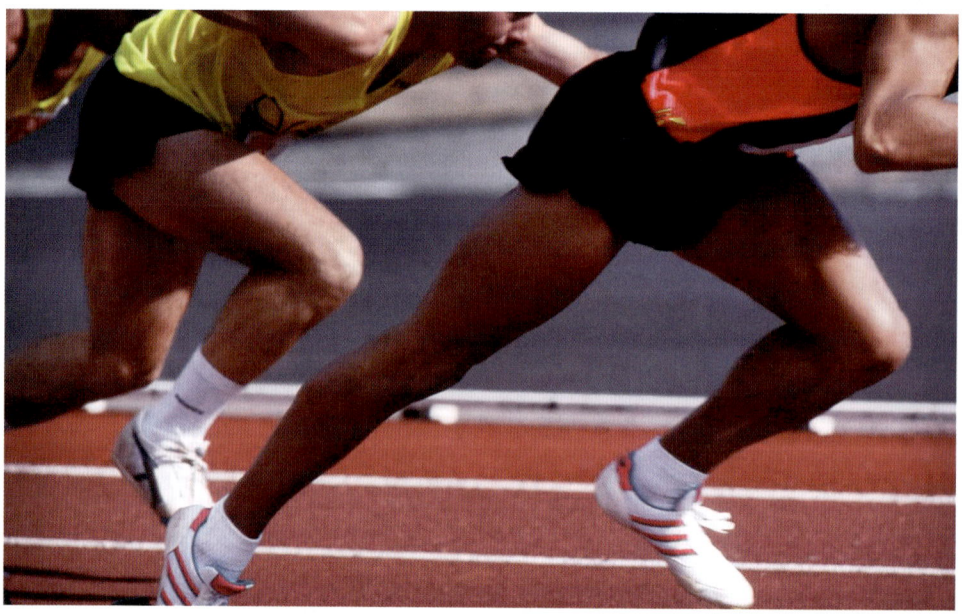

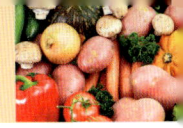

Belastungsdauer von einer Stunde sollte alle 15 bis 20 Minuten Flüssigkeit zugeführt werden. Flüssigkeitsmengen von 0,8 Liter pro Stunde werden im Ausdauersport akzeptiert. Das Getränk sollte schwach hypoton bis isoton sein und einen Natriumgehalt von 400–1200 mg/l aufweisen.

Mit dem Begriff »isoton« ist eine Getränkelösung gemeint, die in ihrer Konzentration der Blutflüssigkeit ähnelt. »Hypo« liegt leicht darunter, »hyper« dagegen darüber. Letzteres verzögert die Magenentleerungsrate.

An Kohlenhydraten können 2 bis 6 Prozent Glukose, Saccharose oder 10 bis 15 Prozent Maltodextrin oder lösliche Stärke enthalten sein.

Bei allen Getränke- und Lebensmittelempfehlungen ist auf persönliche Verträglichkeit zu achten.

Weitere spezifische Details über Nährstoffwirkungen und Lebensmittel erfahren Sie hier in diesem Kapitel.

Mahlzeitenplanung: das richtige Timing

Die nachfolgenden Empfehlungen sollen stets auf persönliche Verträglichkeit geprüft werden. Deshalb keine Experimente am Wettkampftag! Grundsätzlich gilt für die Stunden/Zeit vor dem Wettkampf

☐ Je kleiner die Portion bei optimaler Zusammensetzung (fettarm und bal-laststoffarm, kohlenhydratreich, leicht verdaulich), desto kürzer ist die Verweildauer im Magen-Darmtrakt. Gut geeignet sind Bananen, Kartoffeln, Nudeln, Reis, gedünstetes Gemüse, Joghurt mit einer Verweildauer von jeweils etwa 2 Stunden.

☐ Zum Wettkampfbeginn (auch vor intensiven Trainingseinheiten) sollte die letzte Mahlzeit zirka 2 bis 3 Stunden zurück liegen und in Ruhe eingenommen worden sein. Sie sollte kohlenhydratreich und fettarm sein.

☐ Ebenso wichtig ist eine ausreichende Flüssigkeitszufuhr.

☐ Diejenigen Aktiven, die vor Aufregung nicht essen können, sollten zumindest zwischendurch Haferkekse, Fruchtschnitten, Müsliriegel ohne Schokolade, Reiswaffeln, Knäckebrot, Sandwiches ohne Mayonnaise, frisches oder getrocknetes Obst essen. Wenn es draußen oder in der Halle sehr warm ist, dann sind zusätzliche Elektrolyte (= gelöste Mineralstoffe), z.B. in Form von Gemüsebrühe oder gesalzenen Gemüsesäften, empfehlenswert.

In Anhängigkeit vom Wettkampfbeginn sollte wie folgt gegessen werden.

Wettkampfbeginn am Vormittag

☐ Wichtig: kohlenhydratreiches Abendessen am Vortag (Nudel- oder Reisgericht mit Eiweißbeilage).

☐ Kohlenhydratreiches Frühstück in

Ruhe, das zirka 2 bis 3 Stunden zurück liegt (z.B. Haferflocken oder Müsli mit Milch, auch als Haferbrei, Porridge mit Trockenobst). Falls weniger Zeit besteht, ist ein flüssiges Frühstück wie Obst, Smoothie, mit Joghurt und löslichen Haferflocken eine gute »Ersatz«-Lösung. Daraus ergibt sich eine vorteilhafte Kohlenhydrat-Protein-Kombination.

Wettkampfbeginn am Nachmittag

☐ Kohlenhydratreiches Abendessen am Vortag

☐ Kohlenhydratreiches Frühstück

☐ Zirka drei Stunden vor Wettkampfbeginn mit Ruhe kohlenhydrathaltige, fettarme Mahlzeit (z.B. Nudel- oder Reisgericht)

Wettkampfbeginn am Abend

☐ Kohlenhydratreiches Frühstück

☐ Fettarme, kohlenhydratreiche Mahlzeit mittags

☐ Als Zwischenmahlzeit zirka drei Stunden vor Wettkampfbeginn z.B. 1 bis 2 Scheiben trockener Kuchen oder Knäckebrot mit Frischkäse und Obstscheiben, Obstsalat mit Vollkornflocken

Ernährung in der Regenerationsphase

Nach dem Wettkampf ist vor dem Training/Wettkampf. Jetzt steht die Wiederauffüllung der Glykogenspeicher in der Muskulatur und Leber im Vordergrund, die bei Erschöpfung der Speicher mindestens 24 Stunden dauert. Sie kann aber auch wesentlich mehr Zeit in Anspruch nehmen. Die Einleitung der Regeneration erfolgt am besten durch kohlenhydrat- und kaliumreiche Getränke (Fruchtsäfte). Dann sollte eine kohlenhydratreiche Mahlzeit folgen. Die Glykogenspeicher können durch eine kohlenhydratreiche Mahlzeit sechsmal höher aufgefüllt werden als bei einer fett- und eiweißreichen Mahlzeit oder gemischten Normalkost. Alkoholische Getränke sind wie die meisten Fast-Food-Produkte (Burger, Pommes, Bratwurst etc.) völlig ungeeignet und verzögern die Regeneration. Besteht außer einem Fast-Food-Restaurant keine andere Alternative, so sollte die Auswahl zumindest bewusst erfolgen (z.B. einfacher Burger mit Mineralwasser oder Saftschorle, Salatteller und Baguettebrötchen mit Mineralwasser, Brötchen mit Salat und Geflügelfleisch oder Fisch/Fischfrikadelle mit Mineralwasser oder Saftschorle).

Essen unterwegs

Bei ungesicherter Verpflegungssituation bei Wettkämpfen, für Trainingslager oder auch für das Ausland empfiehlt es sich, gezielt geeignete Lebensmittel mitzunehmen. Dieses muss im Vorfeld organisiert werden. Anregungen dazu finden Sie in der Übersicht »Geeignete

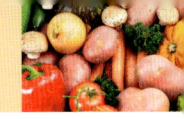

Lebensmittel« im Kapitel 9 sowie zur Gestaltung der einzelnen Mahlzeiten im Rezeptteil.

Wie lässt sich aber das vorhandene Angebot sowohl im Schnellimbiss als auch Restaurant richtig bewerten und eine sportgerechte Auswahl treffen? Die Möglichkeiten dazu werden jedenfalls immer vielfältiger: von Imbissecken, Bäckereien, Metzgereien, Fischgeschäften, aber auch auf dem Wochenmarkt neben den klassischen Fast-Food-Restaurants, Imbissbuden und dem Stehimbiss. Erweitert werden die Angebote durch asiatisches Fast Food, zum Beispiel aus dem Wok, vegetarische Gerichte und Suppenimbisse.

Entscheidungshilfe für die Auswahl können die folgenden Übersichten geben.

Das Fast-Food-Angebot ist vielseitiger als man denkt und längst international geworden. Ähnliche Überlegungen gelten auch für die Auswahl im Restaurant, bei der die Gemüse- und Salatportion durchaus verdoppelt werden kann. Als kohlenhydratreiche Beilagen empfehlen sich Basmatireis, Parboiled Reis, Nudeln mit Biss gegart und Salzkartoffeln. Fettarme und mit püriertem Gemüse gebundene Soßen sowie fettarm zubereitete Fleisch- und Fischgerichte sind neben vegetarischen Gerichten zu bevorzugen. Gemüse- oder Fleischbrühe mit Reis oder Nudeleinlage sind ebenfalls empfehlenswert neben Nach-

speisen wie Obstsalat, Quarkspeisen, Milchreis mit Zimt oder Früchten, Pudding und Fruchtsoßen oder ein gefüllter Bratapfel. Grundsätzlich gilt jedoch: stets auf die persönliche Verträglichkeit achten! Ebenso wie beim Buffetangebot für das Mittag- und Abendessen im Restaurant kann auch ein entsprechendes Frühstücksbuffet im Hotelrestaurant für mehr Abwechslung und damit mehr Entscheidungsmöglichkeiten für die persönlich richtige Auswahl sorgen.

Frühstück – das Sprungbrett in den Tag

Wer kohlenhydratbetont essen möchte, kann sich ein Müsli zusammenstellen – vorzugsweise aus Vollkornhaferflocken mit frischen Früchten und einem (Sauer-)Milchprodukt. Joghurt, Quark, Trinkmilch oder Sojadrinks sollten auf keinen Fall fehlen, ebenso fettarmer Käse und magerer Aufschnitt.

Im Brotkorb sollten Vollkornvarianten den Hauptanteil ausmachen.

Wer gerne süß frühstückt, kann neben frischen Früchten auch Konfitüre oder Honig wählen.

Wer eiweißakzentuiert frühstücken möchte, kann neben Quark, fettarmen Käse und Aufschnitt Fischspezialitäten wie Lachs, Hering oder Forelle genießen und fettarme Eigerichte (gekochtes oder pochiertes Ei, Spiegelei, Rührei oder Omelett) bestellen.

KLASSISCHE FAST-FOOD-GERICHTE	
Schnellimbissangebote	**Bewertung**
Einfacher Hamburger	Verhältnismäßig geringer Fettgehalt
Cheeseburger	Mittlerer Fettgehalt
Bratwurst	Hoher Fettgehalt
Schaschlik	Mittlerer Fettgehalt
Gyros, Döner Kebap	Mittlerer bis höherer Fettgehalt
Frittiertes Geflügelfleisch	Mittlerer bis höherer Fettgehalt
Pizza	Mittlerer Fettgehalt, abhängig vom Belag
Ketchup	Hoher Zuckergehalt
Mayonnaise, Remoulade	Hoher Fettgehalt
Brathähnchen	Geringer Fettgehalt (ohne Haut)
Frikadellen	Mittlerer Fettgehalt
Paniertes Schnitzel oder Kotelett	Mittlerer bis hoher Fettgehalt
Panierter und gebratener Fisch	Mittlerer bis höherer Fettgehalt
Gefüllte Croissants	Mittlerer Fettgehalt, je nach Füllung
Limonaden und Softdrinks	Hoher Zuckergehalt
Weißbrot, -brötchen	Vitamin-, mineralstoff- und ballaststoffarm
Gesamtbewertung: Oft viel Fett und Zucker, wenig Vitamine, Mineralstoffe und Ballaststoffe. Zu wenig Gemüse und frische Salate. Deshalb ist der Trend zu vegetarischen Angeboten, asiatischen Gerichten aus dem Wok sowie Suppen und Eintöpfen positiv zu werten.	

Auf Mayonnaisesalate sollte aber verzichtet werden. An Getränken sollten verschiedene Teeaufgüsse, Kaffee, Mineralwasser und Säfte angeboten werden, wobei abwechslungsreich zu trinken eine gute Empfehlung ist.

Wer häufig unterwegs ist und auch zu auswärtigen Sportstätten reist, profitiert dagegen vom geeigneten Proviantpaket für längere (Bus-) Fahrten.

In die Frühstücks- oder Frischhaltebox gehören frisches Obst – schon mundgerecht geschnitten – oder schnittfeste Tomaten und ebenfalls mundgerecht geschnittenes Gemüse (zum Beispiel Möhre, Staudensellerie, Paprika, Kohlrabi).

Bananen sind bereits praktisch verpackt und ein kohlenhydratreicher Fitnesssnack mit guter Verträglichkeit. Ebenfalls empfehlenswert sind:

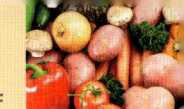

☐ Trockenfrüchte – auch mit Nusskernen gemischt

☐ Fruchtschnitten

☐ Reiswaffeln

☐ Haferkekse und Vollkorngebäck oder Knäckebrot

☐ Fettarm belegte Brote oder Brötchen; gegebenenfalls gekochtes Ei

☐ Fertiggetränke wie Mineralwasser, Säfte, Schorlen oder isotonische Getränke sowie komplette Flüssigmahlzeiten (Kohlenhydrat-Proteingetränk)

☐ Joghurt, Dickmilch, Sojadrink, Milchkakao, Fruchtbuttermilch, Früchtequark, Milchreis

☐ Beim bunten Riegelsortiment müssen unbedingt die Zutatenliste und die Nährwertangaben beachtet werden.

Lebensmittelwarenkunde

Die saisonale und sportgerechte Ernährung ist nicht zwingend teuer, aber zum Teil zeitaufwändig – daher ist die bereits vorausschauende Planung des Speiseplans nötig. Praktische Tipps stehen im Vordergrund. Die nachfolgende Warenkunde orientiert sich an den dominierenden Nährstoffen der jeweiligen Lebensmittel/Lebensmittelgruppe.

Zusätzlich wird ergänzend zum Standardwerk »Die richtige Ernährung für Sportler« in Form eines Steckbriefs das wichtigste Grundlagenwissen und der aktuelle Forschungsstand zum jeweiligen Nährstoff zusammengefasst.

Die Lebensmittelwarenkunde zum Thema »Sportsfood« gliedert sich wie folgt:

Kohlenhydrate (Getreide und Getreideprodukte, Kartoffeln, Stärke und Zucker sowie Süßwaren)

Proteine (Fleisch, Fisch, Ei, Milch und Milchprodukte, Hülsenfrüchte, Sojalebensmittel)

Fette (Öle, Streichfette, Nüsse, Ölsaaten)

Vitamin- und mineralstoffreiche Lebensmittel (Obst, Gemüse, Salate und Tiefkühlware) sowie Gewürze und Kräuter

Sportgerechte Durstlöscher von der Apfelsaftschorle über Isodrinks bis zum richtigen Mineralwasser

Nahrungsergänzungsmittel für Sportler (Eiweißkonzentrate, Aminosäuren, Energiekonzentrate, komplette Nährstoffgemische, Vitamine, Mineralstoffe, L-Carnitin und Kreatin)

Bei allen Lebensmitteln und Produkten sowie im Anschluss auch im Rezeptteil werden spezifische Hinweise für den Einkauf, optimale Lagerung und Verarbeitung und schnelle sowie alternative Zubereitung integriert sowie das jeweilige zusätzliche Nährstoffplus für Sportler ausgelobt (z. B. B-Vitamine, Eisen und Zink im Fleisch oder Kalium und Magnesium im Gemüse). Die Lebensmittelwarenkunde schließt mit einer großen Übersicht empfehlenswerter und weniger geeigneter Lebensmittel vor und während der Trainingseinheiten oder einer sportlichen Aktion ab.

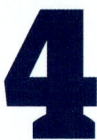

4

Kohlenhydrate – best energy

In der Sporternährung sollten mindestens 50 Prozent der umgesetzten Energie aus dieser Nährstoffgruppe stammen.

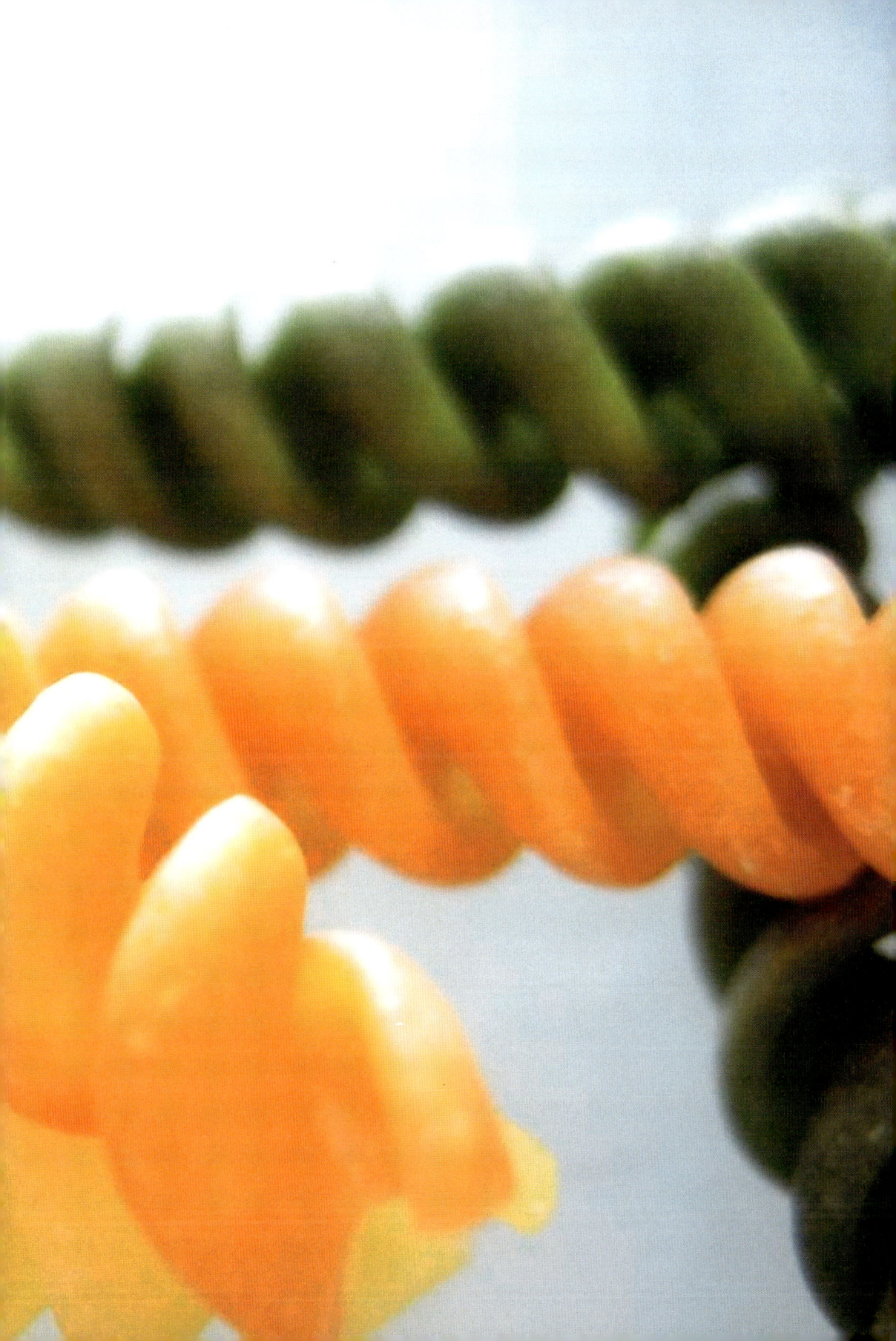

Kohlenhydrate – best energy

Für die Energiebereitstellung im Körper sind unter normalen Ernährungsbedingungen hauptsächlich die Kohlenhydrate (Stärke und Zucker) sowie die Fette zuständig. Vergleicht man die beiden Energiequellen, so können Kohlenhydrate bei Bedarf schneller Energie zur Verfügung stellen. Allerdings ist ihre Speicherfähigkeit gegenüber den schier unbegrenzten Fettenergiereserven wesentlich geringer. Hinzu kommt, dass das in den Muskelzellen eingelagerte Glykogen – also die Speicherform der Kohlenhydrate im Körper – nur von der jeweiligen Zellgruppe genutzt werden kann. Verarmt die Skelettmuskulatur der Beine beim Laufen an Glykogen, kann es nicht durch den Glykogenbestand in der Armmuskulatur ersetzt werden. Auch das in der Leber eingelagerte Glykogen, das zudem in seinen Vorräten stark begrenzt ist, kann hier nur bedingt zum Ersatz beitragen. Es dient vorrangig der Aufrechterhaltung des Blutzuckerspiegels als wichtigstes Energiesubstrat für Gehirn und Nerven.

Die Nutzung der Kohlenhydrate und Fette im Energiestoffwechsel des Muskels hängt stark von der Intensität der Belastung ab. Je intensiver sie ist, desto mehr Kohlenhydrate werden verstoffwechselt. Eine Verarmung an Glykogen geht mit einer akuten Reduktion an Leistungsfähigkeit vor allem im mittleren bis hohen Intensitätsbereich einher. Entsprechendes Augenmerk ist daher auf eine gute Anlage der muskulären Glykogenspeicher vor der sportlichen Belastung und in der Regenerationsphase danach zu richten.

Kohlenhydrate individuell richtig dosiert

Weltweit decken kohlenhydratreiche Lebensmittel den größten Teil der täglich benötigten Energie. Auch in der Sportlerernährung sollten mindestens 50 Prozent der umgesetzten Energie aus dieser Nährstoffgruppe stammen, in Ausdauersportarten teilweise sogar bis zu 65 Prozent.

Die allgemein propagierte Kohlenhydratbetonung erfährt heute allerdings eine gewisse Einschränkung insbesondere in der Ernährung körperlich weitgehend Inaktiver mit bereits vorhandenem Übergewicht, Beeinträchtigungen im Kohlenhydratstoffwechsel wie Insulinresistenz und Prädiabetes. Doch auch im Sport gibt es situationsbedingt

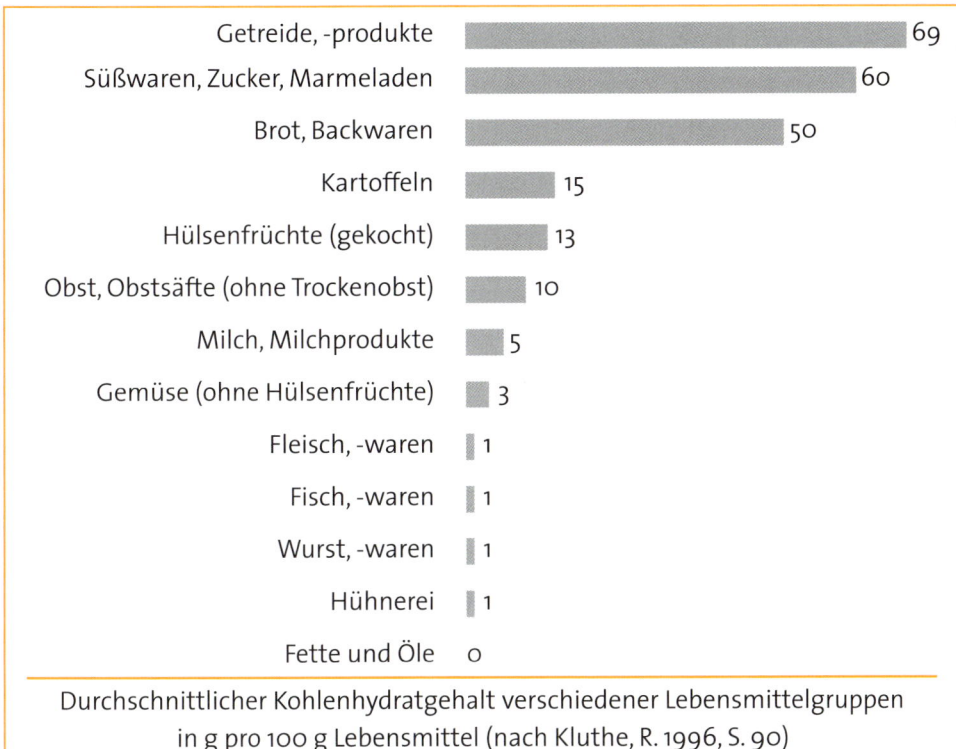

Getreide, -produkte	69
Süßwaren, Zucker, Marmeladen	60
Brot, Backwaren	50
Kartoffeln	15
Hülsenfrüchte (gekocht)	13
Obst, Obstsäfte (ohne Trockenobst)	10
Milch, Milchprodukte	5
Gemüse (ohne Hülsenfrüchte)	3
Fleisch, -waren	1
Fisch, -waren	1
Wurst, -waren	1
Hühnerei	1
Fette und Öle	0

Durchschnittlicher Kohlenhydratgehalt verschiedener Lebensmittelgruppen in g pro 100 g Lebensmittel (nach Kluthe, R. 1996, S. 90)

und abhängig von der jeweiligen Zielsetzung Empfehlungen und Erfahrungen hinsichtlich einer kohlenhydrateingeschränkten Kost. Dabei sind bei einer Kohlenhydratreduktion Trainingseffekte im Fettstoffwechsel erreichbar, dem bei (extremen Ausdauerbelastungen) ja eine bedeutende Rolle hinsichtlich der Energiebereitstellung und Schonung der Kohlenhydratreserven zukommt. Für das Gros der Fitness-, Breitensportler und Leistungssportler im Bereich Schnellkraft, Ausdauer und Spielsport ist jedoch eine kohlenhydratreiche Kost von Vorteil. Grundsätzlich gilt es bei der Ernährungsberatung des sportlich Aktiven jedoch zu berücksichtigen, ob Leistungssteigerung oder Gewichtsreduktion das Ziel ist. Beides kann – vorausgesetzt der zeitliche Ablauf stimmt – auch gemeinsam angestrebt werden.

Kohlenhydrate beanspruchen Platz

Ohne jetzt allzu tief in die Kalorienmathematik einzusteigen, bedeuten 50 Prozent der Tagesmenge von 2000 kcal (Durchschnittsbedarf eines leicht arbei-

TÄGLICHER LEBENSMITTELEINSATZ
bei KH-reicher Ernährung
(2500 kcal bzw. 10 000 kJ; 55 Prozent KH)

- ☐ 350 g Brot (ca. 7 Scheiben)
- ☐ 300 g Kartoffeln (ca. 4–6 Stück) oder 90 g Reis oder 90 g Nudeln (Trockengewicht)
- ☐ 300 g Gemüse (z. B. Erbsen, Möhren, Salate)
- ☐ 200 g Obst (z. B. Äpfel, Bananen, Kiwis)
- ☐ 50 g Zucker, Honig, Konfitüre, Süßigkeiten oder KH-Konzentrate für Sportler (z. B. Maltodextrine)

tenden Erwachsenen) 1000 kcal in Form von Kohlenhydraten. Da 1 g Kohlenhydrate (KH) 4 kcal entspricht, bedeutet diese geringe Energieumsatzmenge bereits eine Nahrungsaufnahme von 250 g Kohlenhydraten pro Tag. Bei einer Verdopplung des Energieumsatzes im Leistungssport bedeutet dies umgerechnet immerhin 500 g Kohlenhydrate. Diese Menge stellt aber für viele vom Volumen kohlenhydrathaltiger Lebensmittel aus betrachtet bereits eine obere Kapazitätsgrenze für eine dem Magen-Darmtrakt zuträgliche Füllung dar.

Für die Regeneration nach erschöpfender Belastung sollen bis zu 4 Stunden nach Belastungsende 1,0–1,5 g KH/kg Körpergewicht/h mit mittlerem bis hohem glykämischem Index aufgenommen werden. Mit einem Getränk während einer Langzeitbelastung sollte pro Stunde Einsatzdauer 30 bis 60 g KH bei einer Konzentration von 6 bis 8 Prozent KH in der Trinkflüssigkeit aufgenommen werden.

Um sich die mit dem Kohlenhydratverzehr verbundene Mengenfrage vorstellen zu können, lohnt ein Blick auf die beiden voranstehenden Tabellen, wobei neben dem Kohlenhydratgehalt natürlich auch deren Qualität (z. B. Vollkorn statt Weißmehl) eine entscheidende Rolle spielt.

Ein weiteres Beispiel für die Mengenproblematik zeigt der folgende Tagesplan, der ausweist, was und wie viel man allein von kohlenhydrathaltigen Lebensmitteln essen muss, wenn 2500 kcal (entspricht in etwa dem Energiebedarf einer Frau mit leichter körperlicher Arbeit, die zusätzlich eine Stunde Fitnesssport macht) umgesetzt werden. Kohlenhydratreiche Lebensmittel dominieren von der Menge den Speiseplan und haben vor, während und nach dem Sport ihren

Platz. Zusätzlich bedarf es einer klugen Auswahl der verschiedenen Kohlenhydratträger vom Zucker über süße Früchte bis zum stärkehaltigen Vollkornprodukt.

Kohlenhydrate sind nicht gleich Kohlenhydrate

Bei der Bewertung spielen zwei Kriterien eine Rolle. Da ist zunächst die Verfügbarkeit der Kohlenhydrate zu nennen, die sich mit dem glykämischen Index (GI) als Maßstab für den Blutzuckeranstieg nach dem Verzehr kohlenhydrathaltiger Lebensmittel ergibt. Bezieht man noch die tatsächlich verzehrte Portionsmenge der Kohlenhydrat-Lebensmittel mit ein,

spricht man von glykämischer Last (GL). In der Sportlerernährung tauchte dieser ursprünglich aus der Diabetikerdiät stammende Begriff und später unter den populären GLYX-Schlankheitsdiäten vermarktet eher indirekt auf, indem man von Kohlenhydraten mit Langzeitwirkung sprach. Entsprechende Lebensmittel sollen entsprechend lange vorhalten und den Blutzuckerspiegel längere Zeit auf einem konstanten Level halten.

Ein anderes ernährungsphysiologisch begründetes Auswahlkriterium sind die begleitenden Nährstoffe kohlenhydrathaltiger Lebensmittel. Man spricht von isoliertem Zucker oder gar »leeren Ka-

▼ Kartoffeln zählen zu den stärkehaltigen Lebensmitteln.

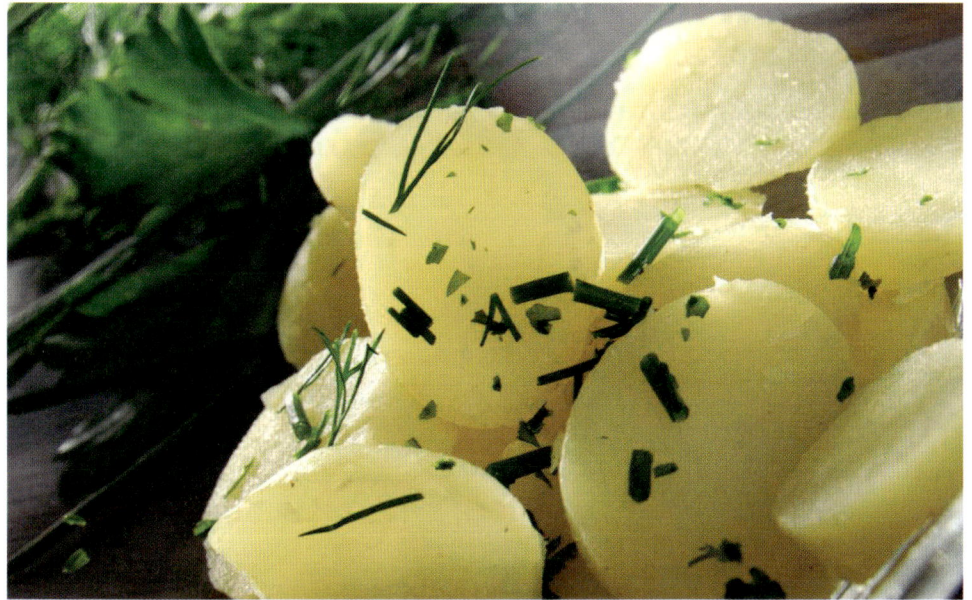

lorien« im Gegensatz zu Lebensmitteln, die neben isoliertem Zucker oder reiner Stärke mehr zu bieten haben: nämlich Vitamine und Mineralstoffe sowie Ballaststoffe, z. B. Vollkorn- anstatt Weißmehlerzeugnissen.

Beide Auswahlkriterien haben in der Sportlerernährung ihre Berechtigung und Bedeutung. Im Grunde genommen passt beides sogar zusammen. Wer GI-bewusst isst, trifft auch in den meisten Fällen auf eine höhere Nährstoffdichte, das heißt ein günstiges Verhältnis von Vitaminen und Mineralstoffen zum Kaloriengehalt des Lebensmittels. Und ohne allzu genau auf Tabellen und Wer-

te zum glykämischen Index zu achten, macht man es in jedem Fall richtig, wenn Vollkornprodukten, Gemüse, Salat, Hülsenfrüchten und wasserreichen Obstsorten der Vorzug gegeben wird. Diese Lebensmittel sättigen gut und haben viel zu bieten an Vitaminen, Mineralstoffen und Ballaststoffen. Allerdings gelten im Vergleich zur Alltagskost im Sport zum Teil andere Gesetze. Während niedrig glykämische Lebensmittel in der Basisernährung Vorrang haben, können ballaststoffreiche Lebensmittel unmittelbar vor einer Aktion durch ihre schwerere Verdaulichkeit belasten. Auch während eines länger dauernden sport-

▼ Getreideprodukte liefern Stärke als Energiespender.

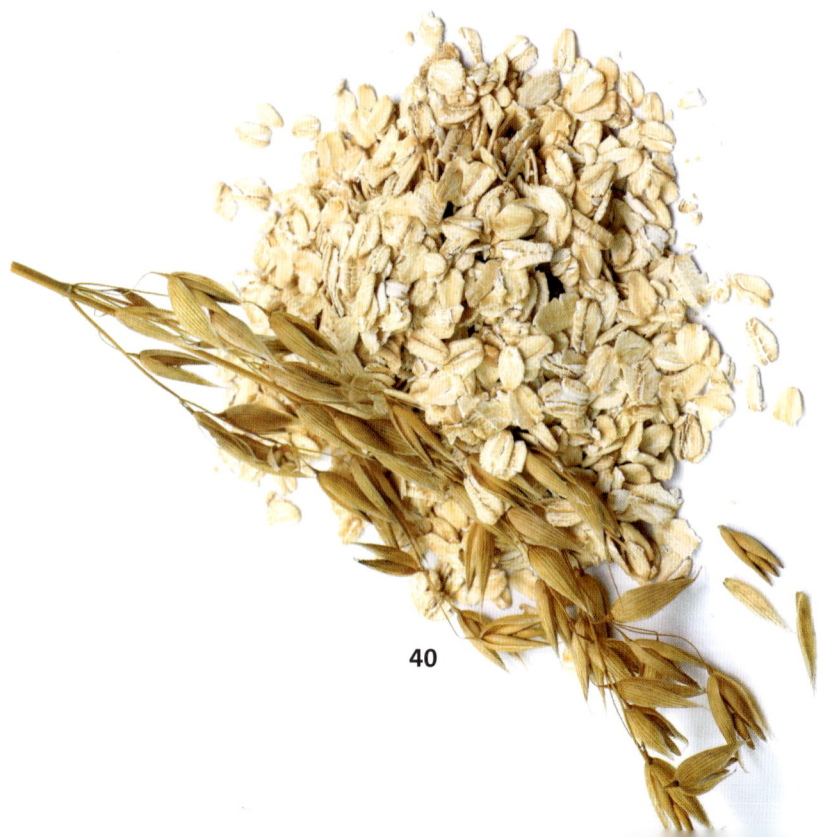

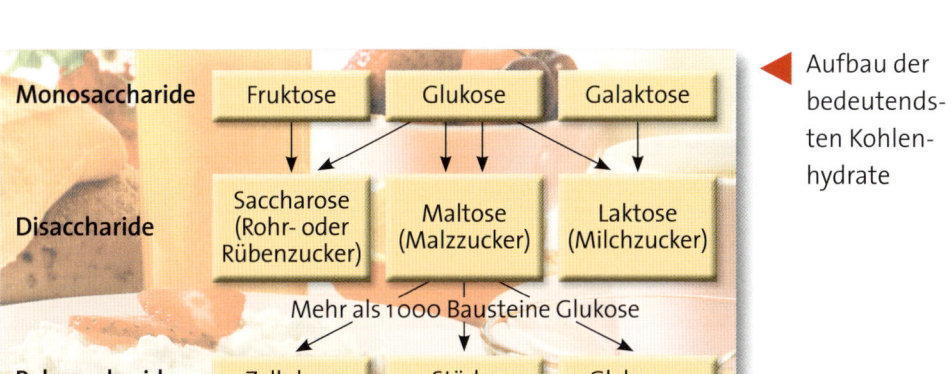

Aufbau der bedeutendsten Kohlenhydrate

lichen Einsatzes sind dagegen schneller verfügbare Kohlenhydrate mit einem höheren glykämischen Index – zum Beispiel als Zusatz zum Getränk – durchaus von Vorteil. Das gilt erst recht in dem Abschnitt der Regeneration, wo das begrenzte Zeitfenster für eine optimale Wiederauffüllung der Glykogenspeicher durch höher glykämische Kohlenhydrate genutzt werden soll. Ist jedoch Abnehmen durch Sport und Ernährungsumstellung das Ziel, sollte man den Fettabbau nach dem Sport nicht durch sofortige Kohlenhydratzufuhr behindern, sondern erst einmal Wasser trinken und/oder eventuell einen Low-carb-Proteinshake genießen.

Eine Orientierung über das Ausmaß der Kohlenhydratverfügbarkeit gibt die Tabelle zum glykämischen Index auf den Seiten 54 und 55, die nach den Ampelfarben (grün = niedrig, gelb = mittel und rot = hoch geordnet ist.

Kohlenhydrate auf dem Speiseplan

Mengenmäßig sind Getreide und Getreideprodukte sowie Kartoffeln die Hauptvertreter kohlenhydratreicher Lebensmittel. Sie liefern Stärke als Energiespender. Auch Früchte sind kohlenhydratreich und bieten in natürlicher Form Zucker als energiespendende Kohlenhydrate. In isolierter Form kommen verschiedene Zucker wie Traubenzucker (Glukose), Fruchtzucker (Fruktose) und Haushaltszucker (Saccharose) hinzu. Auch Honig besteht im Wesentlichen aus Zucker, der dem Haushaltszucker vergleichbar ist. Süßungsmittel sind kohlenhydratfreie Süßstoffe, Zuckeralkohole und andere Verbindungen, die nicht wie Zucker verdaulich sind. In der Sportlerernährung sind sie mit Ausnahme von Phasen der Gewichtsreduktion allerdings wenig zweckmäßig. Außerdem sind individuelle (Un-)Verträglichkeiten

41

zu beachten. Isolierte Fruktose ist in größeren Mengen in der Sportlerernährung ebenfalls nicht zu empfehlen. Während in der Basisernährung des sportlich Aktiven Getreideprodukte (vorzugsweise aus dem vollen Korn), Kartoffeln in fettarmer Zubereitung und diverse Früchte die Hauptsache sind, können sie sich wegen der höheren Energieumsatzes im Vergleich zum körperlich Inaktiven durchaus erlauben, zusätzlich Zucker und Süßigkeiten zu verzehren. Bei sehr hohen Energieumsätzen sind solche konzentrierten Zucker sogar sinnvoll, um den Energiebedarf ohne die mit gro-

ßen Portionen kohlenhydratreicher Lebensmittel verbundenen Volumenprobleme decken zu können. Auch diverse Kohlenhydratkonzentrate für Sportler wie Maltodextrine können in diesem Fall geeignet sein.

Vollkorn-Power: Getreide und Getreideerzeugnisse

Für die meisten Völker der Erde sind Getreide und Getreideprodukte die wichtigsten Grundnahrungsmittel. Weizen und Roggen werden wegen ihrer Verwendung als »Brotgetreide« bezeichnet.

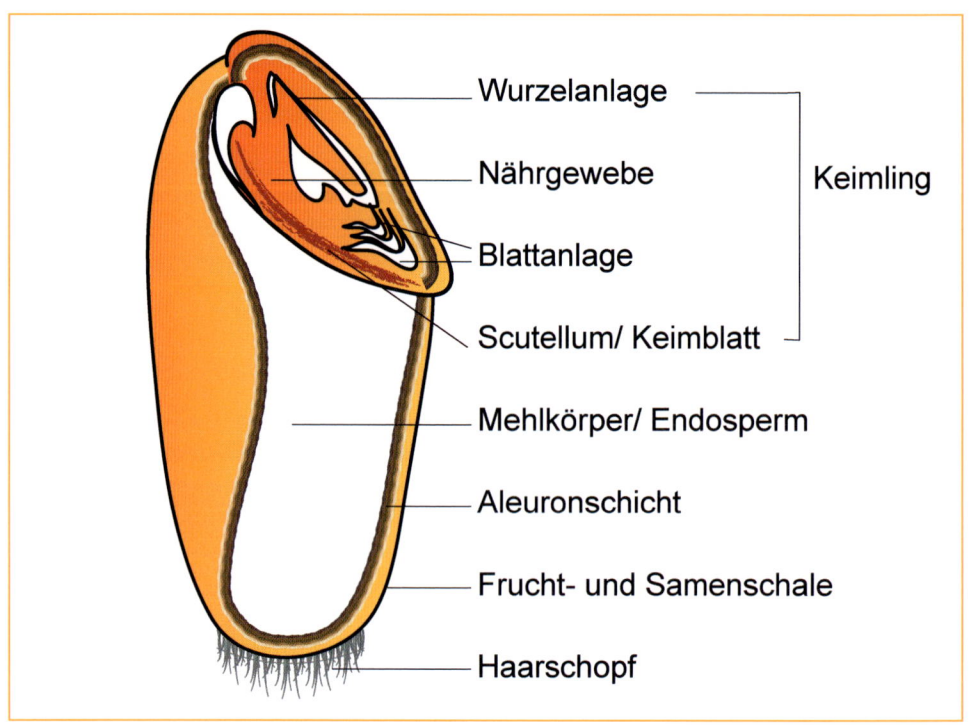

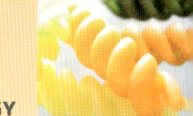

Teigwaren (Nudeln) werden aus eiweiß-reichem Hartweizen hergestellt. Reis als Breigericht ist für einen Großteil der Menschheit das Hauptnahrungsmittel. Die sieben großen Kornarten Weizen, Reis, Mais, Roggen, Hafer, Gerste und Hirse stellen die Energie- und Nährstoff-lieferanten schlechthin dar. Getreide und seine Produkte liefern der Mensch-heit weltweit etwa 50 Prozent der be-nötigten Nahrungsenergie. Auch in der kohlenhydratbetonten Sportlerernäh-rung sind Brot, Müsli, Haferflocken, Nu-deln und Reis unverzichtbar.

Neben dem Hauptinhaltsstoff und Energieträger Stärke umfasst das Nähr-stoffspektrum lebensnotwendige Ei-weißbausteine (etwa 6 bis 10 Prozent), Vitamine der B-Gruppe, das fettlösliche Vitamin E und mehrfach ungesättigte Fettsäuren im Keim sowie Mineralstof-fe und Spurenelemente wie Kalium, Magnesium, Eisen und Zink. Getrei-dekörner und Vollkornprodukte sind gleichzeitig unsere wichtigsten Ballast-stoffquellen. Hafer hat im Vergleich zu anderen Getreiden einen höheren Ei-weiß- und Fettanteil sowie spezielle lös-liche Ballaststoffe, was sich günstig auf dessen glykämischen Index auswirkt. Neben kernigen Haferflocken sind auch Schmelzflocken und Instant-Haferflo-cken eine gute Wahl.

Mit welchen Erzeugnissen wir uns be-sonders gut versorgen können, hängt da-von ab, welche Bestandteile des Korns in dem jeweiligen Lebensmittel vorliegen. Nehmen wir daher das Getreidekorn ein-mal etwas genauer unter die Lupe.

Der innere weiße Mehlkörper ist reich an dem Kohlenhydrat Stärke und dem sogenannten Klebereiweiß (= Gluten). Der Keim enthält ebenfalls Eiweiß, viele Vitamine und Mineralstoffe sowie ein hochwertiges Fett (Keimöl). Die Rand-schichten des Getreidekorns sind vor allem ballaststoffreich, enthalten aber auch ein hochwertiges Eiweiß (Aleuron-schicht) sowie viele Mineralstoffe.

Wenn das Korn komplett verarbeitet wird, ist der ernährungsphysiologische Wert am höchsten. Das gilt auch für die unterschiedlichen Verarbeitungspro-dukte, ganz gleich ob es sich um Mehle, Schrot, Grieß oder Brot- und Backwaren, Teigwaren sowie sogenannte Frühstücks-cerealien (Flocken) handelt.

Im Zusammenhang mit Mahlerzeugnis-sen tauchen die Begriffe »Ausmahlungs-grad« und »Typenzahl« auf. Was ist da-mit gemeint?

Oft falsch verstanden: der Ausmahlungsgrad

Dieser Begriff schafft einige Verwirrung. Manche sind der Meinung, niedrig aus-gemahlen hieße wenig verarbeitet, was einem höheren Gehalt an Vitaminen und Mineralstoffen gleichkäme. Das Ge-genteil stimmt! Der Ausmahlungsgrad

43

WEIZENMEHL			
Mehltype	Backeigenschaften	Mindestmineral-stoffgehalt (% i. Tr.)	Höchstmineralstoff-gehalt (% i. Tr.)
Type 405	Haushaltsmehl, gute Backeigenschaften		0,50
Type 550	backstark für feinporige Teige, Vielzweckmehl	0,51	0,63
Type 1050	für Mischbrote oder Back-waren im Haushalt	0,91	1,20
Type 1600	für dunkle Mischbrote	1,21	1,80

gibt an, wie viele Gewichtsprozente des vollen Korns im Mehl enthalten sind. Vollkornmehl hat einen Ausmahlungs-grad von 100 Prozent, weißes Mehl, auch »Auszugsmehl« genannt, dagegen nur von 60 bis 70 Prozent.

Wie viel Milligramm Asche, also unver-brennbare Mineralstoffe, in 100 Gramm Mehl enthalten sind, findet der Verbrau-cher in der Typenangabe auf der Verpa-ckung. Bei der gängigen Type 405 bedeu-tet das 405 mg Mineralstoffe auf 100 g Mehl, bei der Type 1050 mehr als das Doppelte.

Auf diese Unterscheidung sollten Sie beim Einkauf achten. Denn: Der Mine-ralstoffgehalt ist ein Indikator dafür, wie hoch der Anteil an den mineralstoffrei-chen Randschichten und Keim im Mehl ist. Folglich gilt: hohe Typenzahl = hoher Ausmahlungsgrad = dunklere Mehlfarbe = hoher Gehalt an Vitaminen, Mineral- und Ballaststoffen.

Brot – ein Eckpfeiler unserer Ernährung

Rund um die Uhr – von morgens bis abends – ist Brot ein schmackhafter Be-gleiter unserer Mahlzeiten. Vorwiegend unterscheiden sich Brote durch die ver-wendeten Rohstoffe (Weizen-, Roggen- oder Mischbrote) und durch die Teig-zubereitung (Sauer- und Hefeteig oder gemischte Teigführung).

Sauerteigbrote (vorrangig aus Roggen) schmecken herzhaft und bleiben relativ lange frisch.

Hefebrote (vorrangig aus Weizen) schmecken milder und werden schneller altbacken (das heißt sie trocknen aus).

Sportler sollten in ihrer Basiskost vor allem Vollkornbrotsorten bevorzugen, da sie zur Vitamin B- sowie Mineral-stoffversorgung beitragen. Zutaten wie Soja, Sesam und Sonnenblumenkerne machen Brot eiweißreicher. Eiweißreich sind auch Haferbrote und die sogenannten Low-carb-Brote mit erhöhtem Anteil pflanzlicher Proteine.

Am Aktionstag steht dagegen die persönliche Bekömmlichkeit im Vordergrund (vgl. unsere Übersicht über geeignete bzw. weniger geeignete Lebensmittel vor dem Sport, Kapitel 9).

Vor allem sehr frisches und grobes Brot ist für viele – besonders Magenempfindliche – schlechter bekömmlich. Hier können Knäckebrot, (Vollkorn-)Zwieback und Grahambrot Beschwerden vorbeugen.

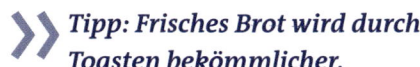

>> *Tipp: Frisches Brot wird durch Toasten bekömmlicher.*

Weitere Backwaren: Zwieback, (Vollkorn-) Kekse, Waffeln, Russisch Brot (besonders fettarmes Gebäck!), Biskuits und Kuchen. Von der Rezeptur des Brotes unterscheiden sich die anderen Backwaren vor allem durch die Verwendung von Zucker und Fett in unterschiedlichen Mengen. Dennoch können im Sport bestimmte Kekse und trockene Kuchen durchaus eine sinnvolle Kohlenhydrat-Ergänzungsmahlzeit sein, besonders dann, wenn sie aus Haferflocken und Vollkornmehlen hergestellt sind.

Auf frisches und grobes Brot, fettreiche Sahne- und Cremetorten sowie auf Fettgebackenes (Berliner, Spritzkuchen und Krapfen) sollte an Sporttagen verzich-

▼ Brote unterscheiden sich vorwiegend durch die verwendeten Rohstoffe.

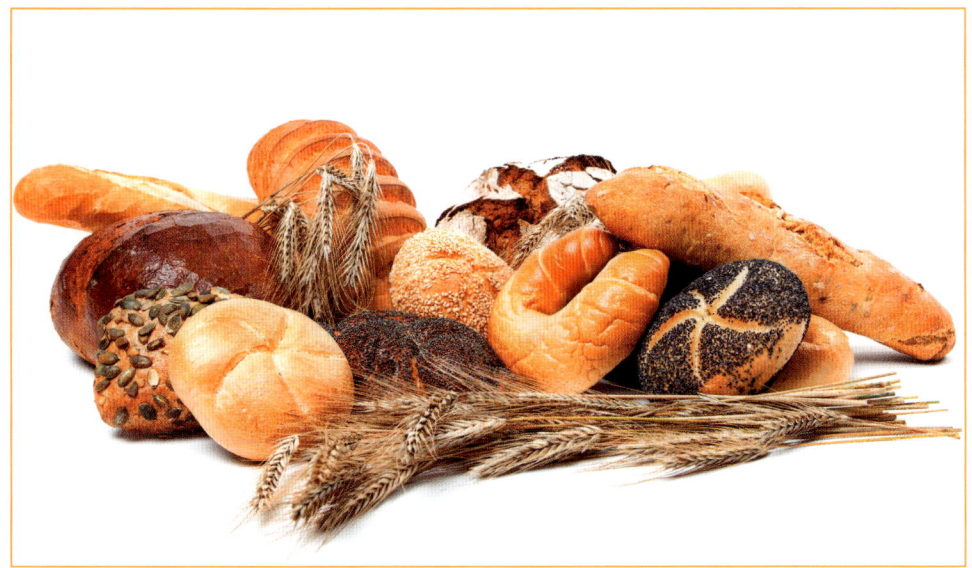

tet werden, da sie nicht von jedem vertragen werden. Grundsätzlich gilt auch hier: rechtzeitig ausprobieren, was einem bekommt.

Andere Getreideprodukte

Wir unterscheiden: ganze Körner, Schrot, Grütze, Graupen, Grieß, Flocken und Weizenkeime, aber auch Teigwaren (Nudeln), Müsli und Müsliriegel.

Getreideflocken – im englischen Sprachraum als »cereals« bezeichnet – zählen zu den immer beliebter werdenden Nährmitteln. Hinter dieser Gruppe verbergen sich eine Vielzahl von Produkten, unter anderem Cornflakes, Haferflocken, Weizen-, Gerste-, Hirse- und Reisflocken. Besonders zusammen mit Milchprodukten stellen sie eine gute Basis für das Frühstück oder die Zwischenmahlzeiten von Sportlern dar.

Ein Ausprobieren des vielseitigen Angebots an Getreideflocken sorgt für mehr Abwechslung im Speiseplan. Besonders Hirseflocken überraschen durch ihren interessanten Geschmack und ihren Mineralstoffreichtum. Wegen ihrer Beliebtheit und Bedeutung möchten wir zwei Flockenarten näher vorstellen.

Maisflocken oder Cornflakes sind grobgeschrotete Maiskörner, die unter Zusatz von Zuckersirup, Malzextrakt und Salz gekocht und auf Walzen zu Flocken gequetscht werden. Sie werden knusprig geröstet und zum Teil mit Vitaminen angereichert, sodass sie beinahe den Nährwert von Vollkornflocken erreichen.

Haferflocken zählen wegen ihres Nährwertes und typischen Wohlgeschmacks zu den beliebtesten Nährmitteln. Es gibt wohl kein einzelnes Lebensmittel, das so einstimmige Anerkennung in der Praxis der Sporternährung findet wie der Hafer. Im Vergleich zu anderen Getreideflocken weisen Haferflocken einen höheren Eiweiß- und Fettgehalt auf, wobei die Fettsäurezusammensetzung allerdings gesundheitlich vorteilhaft ist.

Der regelmäßige Verzehr von Haferflocken erbrachte sowohl bei extremen Expeditionsbedingungen als auch im Leistungssport der unterschiedlichsten Disziplinen eine übereinstimmend festgestellte Leistungssteigerung, besseres Durchhaltevermögen, verringerte Ermüdbarkeit sowie eine ausgezeichnete Bekömmlichkeit.

Der Sportler hat die Wahl zwischen: Großblättrigen Haferflocken, auch als »kernige Flocken« bezeichnet, zur Herstellung von Müslis.

Kleinblattflocken, aus zerschnittenem Korn, die besonders für Milchsuppen und Haferbrei (Porridge) Verwendung finden. Haferflocken in leicht löslicher Instantform. Letztere eignen sich besonders gut zur Herstellung von Milch- und Fruchtsaftmixgetränken. Die Zugabe von einem Esslöffel leicht löslicher Haferflocken nimmt vielen Fruchtsäften

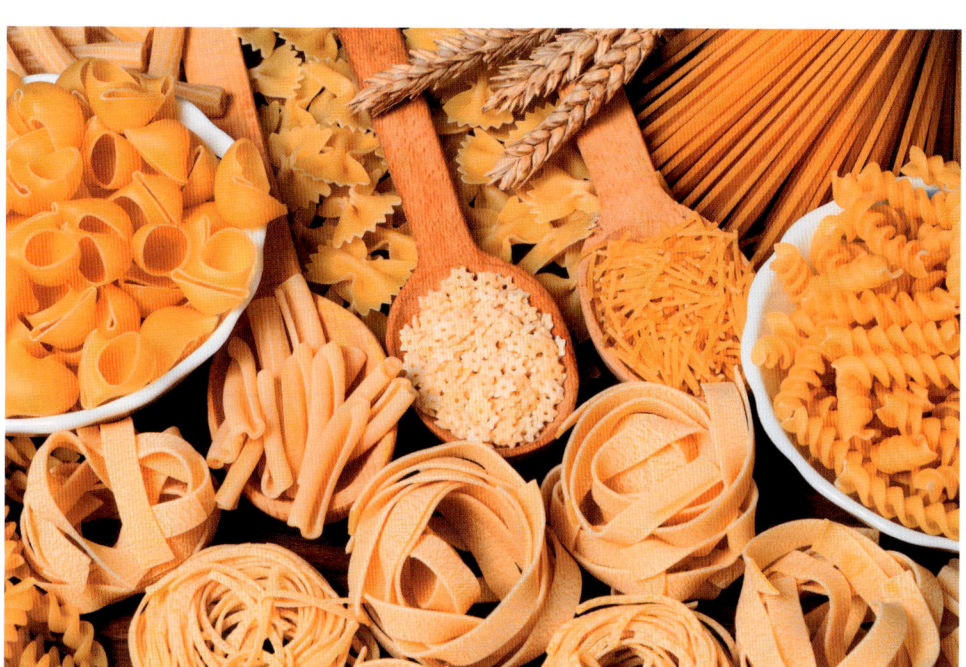

▲ Mit Nudeln lassen sich abwechslungsreiche Gerichte herstellen.

die Säure, wovon der »nervöse« Magen manches empfindlichen Sportlers am Aktionstag profitiert.

Müsli – das ideale »Sprungbrett« vor dem Sport

Die Idee des Müslis (»Bircher Müsli«) geht auf den Schweizer Arzt Dr. Bircher-Benner zurück; heute ist diese Speise besonders in Europa verbreitet und gewinnt bei Sportlern zunehmend an Beliebtheit. Müslis kann man aus Getreideschrot oder mit gekeimten Körnern selbst herstellen oder aus verschiedenen Vollkornflocken und Zutaten wie zerkleinerten Nüssen, Trockenfrüchten, Fruchtmusen, Fruchtsäften, frischem Obst je nach Jahreszeit, Honig, Trink- oder Sauermilcherzeugnissen selbst mischen.

Häufigste Zutaten von industriellen Fertigmüslimischungen sind verschiedene Getreideflocken, Trockenfrüchte, Fruchtpulver, Nüsse, Krokant, Weizenkeime, Zucker, Honig u. a.

Bei Fertigmüslis ist es wichtig, auf den zugesetzten Zucker zu achten. Die Zutatenliste gibt an, welchen »Stellenwert« der Zucker in der Mischung einnimmt. Die Zutatenliste erfolgt in abnehmender Reihenfolge der verwendeten Rohstoffe. Doch so verschieden die Getreideerzeugnisse auch sind, gemeinsam ist allen, dass sie am besten mit Milch schmecken. Wer die Abwechslung liebt, verwendet Buttermilch, Kefir, Dickmilch, Joghurt, Sauermilch oder auch Soja-, Reis-, Haferdrinks, Mandelmilch sowie Fruchtsäfte. Ein solches Gericht ist nährstoffreich und lässt sich ohne großen Aufwand schnell und überall zubereiten.

Weizenkeime stellen in konzentrierter Form das Wertvollste des gesamten Getreidekorns dar. Sie machen nur 2 bis 3 Prozent des Gewichts eines Weizenkorns aus, enthalten aber eine Fülle lebensnotwendiger und funktionsfördernder Nährstoffe wie: Linolsäure, essenzielle Aminosäuren, Vitamine E und der B-Gruppe und vor allem Kalium, Magnesium und Zink. Weizenkeime werden über fertige Speisen gestreut, schmecken angenehm nussartig und werten vorteilhaft Obstsalate, Fruchtkaltschalen, Pudding und Flammeri, Sauermilchmixgetränke und Quarkspeisen auf.

Teigwaren

Ein vor allem bei Jugendlichen beliebtes Getreideprodukt. Mal süß, mal pikant – mit Nudeln lassen sich viele abwechslungsreiche Gerichte herstellen, zum Beispiel Spaghetti Bolognese, Nudelsalate oder Nudelauflauf mit Backobst.

Wegen ihres neutralen Geschmacks bringen Nudeln die verschiedenen Soßen am besten zur Geltung.

Teigwaren (Nudeln) gibt es in den vielfältigsten Formen. Vollkornteigwaren haben ein günstiges Kohlenhydrat-Vitamin B1- sowie Mineralstoffverhältnis; sie sind deshalb zu bevorzugen. Nudeln sind fettarm und überdies noch leicht verdaulich bei guten Sättigungseigenschaften. Dies unterstreicht ihre Bedeutung in der Kost von Ausdauersportlern.

Reis

Ob in Suppen, Aufläufen, Risotto, Süßspeisen, Salaten: Reis lässt sich vielfältig zubereiten. Er ist ein wichtiger Kohlenhydratträger in der Kost des Sportlers, ist er jedoch »poliert«, fehlen wichtige Vitamine und Mineralstoffe! Deshalb sollte zumindest Parboiled Reis bevorzugt werden (siehe unten). Das Angebot umfasst:

Nach dem Grad der Bearbeitung

☐ Vollkornreis bzw. brauner Reis (vitamin- und mineralstoffreich)

☐ Weißer Reis, Weißreis, geschälter bzw. polierter Reis.

Nach seiner Herkunft

☐ Basmatireis aus dem Himalaya hat aufgrund seiner speziellen Stärkezusammensetzung (Amylose) einen günstige-

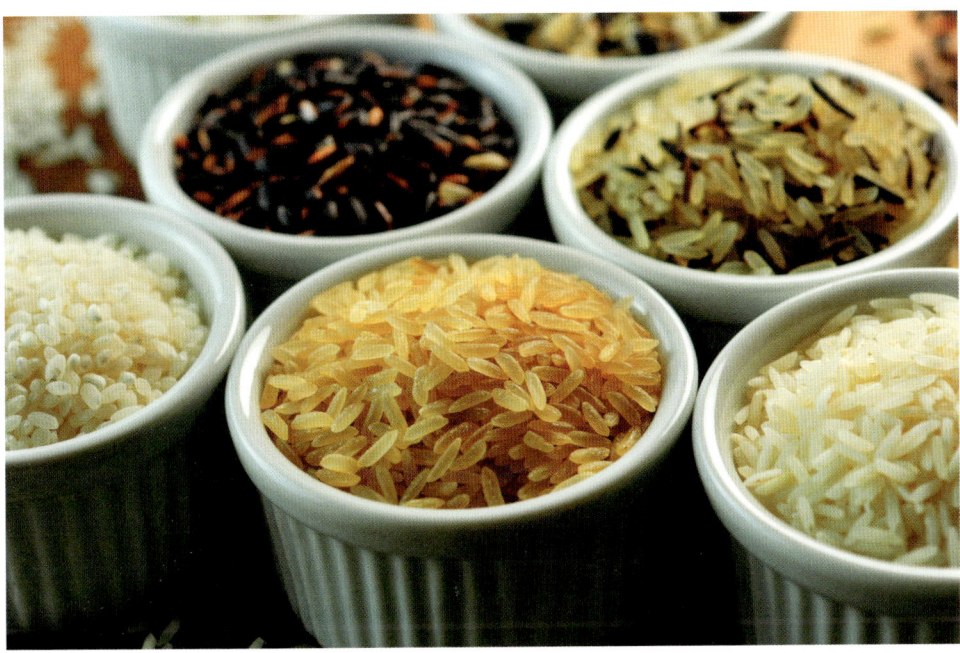

▲ Eine vielfältige Auswahl an Reissorten

ren glykämischen Index im Vergleich zu europäischem oder amerikanischem Reis.

Nach den Sorten

☐ Langkornreis / Patnareis,

☐ Rundkornreis / Milchreis.

Nach der Aufbereitungsweise

☐ Parboiled Reis (durch Spezialverfahren bleiben teilweise Vitamine und Mineralstoffe erhalten),

☐ Schnellkochreis,

☐ Kochbeutelreis (bequemste Zubereitung; gibt es auch als Vollkornreis bzw. als Parboiled Reis!),

☐ Puffreis.

Praktischer Hinweis: Besonders nährwerterhaltend und energiesparend kann Reis gegart werden, wenn man ihn mit der doppelten Menge heißen, leicht gesalzenen Wassers bei geringer Hitze im geschlossenen Topf zirka 20 Minuten – Vollkornreis zirka 30–40 Minuten – quellen lässt.

Ein Körnchen »Ungesundes« auch im Getreide?

Bei allen Nährwerteigenschaften dieser Lebensmittelgruppe muss jedoch auch beachtet werden, dass nicht alle Menschen Getreide vertragen. Es gibt eine

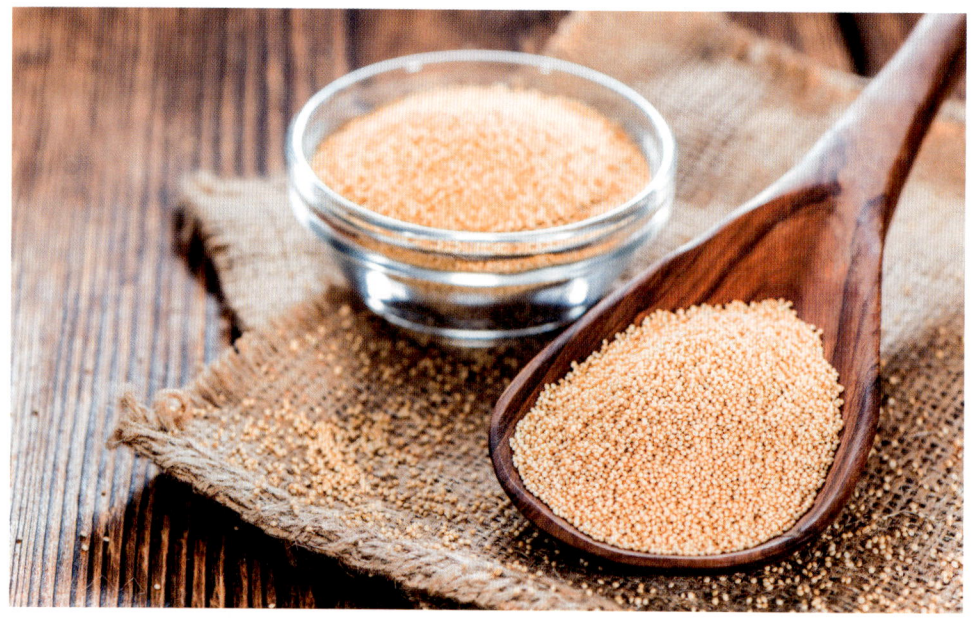

▲ Amarant dient als Aufbaunahrung für Kinder und Sportler.

spezifische Unverträglichkeit (sogenann-te einheimische Sprue, Zöliakie) gegen Gluten, einen Eiweißbestandteil in Wei-zen, Roggen, Gerste, Dinkel, Grünkern und Hafer. Die Betroffenen müssen auf glutenfreie Getreide wie Reis, Mais und Hirse oder auf Buchweizen (kein Getrei-de) und die sogenannten Pseudogetreide ausweichen. Auch Kastanienmehl, Soja und Teffmehl (z.B. aus dem Bioladen) sind glutenfrei. Darüber hinaus wird heute in vielen Publikationen und Foren eine allgemeine Weizenunverträglichkeit diskutiert. Deren wissenschaftliche Auf-arbeitung ist aber noch nicht abgeschlos-sen, sodass dazu noch keine generelle Aussage getroffen werden kann.

Schließlich ist noch die Phytinsäure in den Randschichten des Getreides zu er-wähnen. Obwohl Vollkorngetreide eine gute Mineralstoffquelle ist, wird die Bio-verfügbarkeit insbesondere bei Kalzium, Magnesium, Eisen und Zink durch die komplexbildenden Eigenschaften der Phytate vermindert. Diese Komplexe können im menschlichen Verdauungs-trakt nicht oder kaum aufgeschlossen werden. Durch Einweichen und Vorquel-len sowie Sauerteigführung kann ein Teil des Phytats abgebaut werden.

Pseudogetreide – was ist das eigentlich?

Mit Pseudogetreide werden Körner bezeichnet, die botanisch nicht zum Getreide zählen, aber in ähnlicher Form Verwendung finden können. Bekannt sind Amarant und Quinoa.

Amarant

Die stecknadelkopfgroße Körnerfrucht (»Pseudogetreide«) des Gartenfuchsschwanzes wurde ursprünglich in Südamerika als besonders hochwertige pflanzliche Eiweißstelle angebaut. Der Gehalt an der Aminosäure Lysin (limitierende Aminosäure in Getreide, Bestimmung der Eiweißwertigkeit) ist anteilig sehr hoch, ebenso der Gehalt an Kalzium, Magnesium und Eisen. Der Amarant dient als Aufbaunahrung für Kinder und Sportler, zur Eiweißaufwertung und Eisenergänzung in der vegetarischen Ernährung. Besonders schmackhaft ist er als Amarant-Popcorn und -Riegel.

Quinoa

Die krautige Pflanze, die auch »Reismelde« oder »Perureis« (»Pseudogetreide«) genannt wird, hat weiße, hirsekornähnliche, stärkereiche Samen, die in den Anden ein wichtiges Grundnahrungsmittel darstellen. Die Quinoasamen – auch »Inkakorn« oder »Kiwicha« genannt – gelten wegen ihrer günstigen Eiweiß- und Mineralstoffzusammensetzung sowie ihres hohen Vitamingehalts als Wunderkorn. Der Gehalt der lebensnotwendigen Aminosäure Lysin, die für Getreide oft die biologische Proteinwertigkeit begrenzt, liegt bei Quinoa etwa dreimal so hoch wie bei Weizen. Auch der Gehalt an Eisen, Zink und Kalzium ist im Vergleich zu Getreide außergewöhnlich hoch.

▼ Verschiedene Kartoffelsorten bieten eine gute geschmackliche Abwechslung.

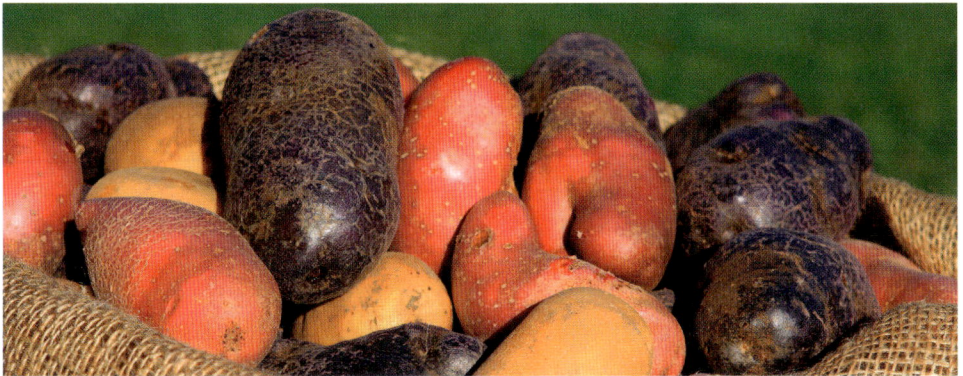

ENERGIEGEHALT VON KARTOFFELGERICHTEN PRO PORTION (150 G)	
Kartoffeln gekocht und Kartoffelbrei	105 kcal
Bratkartoffeln	240 kcal
Kroketten	270 kcal
Kartoffelgratin	300 kcal
Kartoffelpuffer	310 kcal
Pommes frites	320 kcal
Chips	810 kcal

Solange den Ureinwohnern Perus und Boliviens genug Quinoa zur Verfügung stand, blieben sie auch von Hungersnöten verschont. Quinoa wird als Ganzkorn mit etwas kürzerer Garzeit wie Reis zubereitet oder zu Schrot, Mehl und Flocken verarbeitet.

Kartoffeln und Kartoffelerzeugnisse

Neben Getreide zählen Kartoffeln zu den stärkehaltigen Lebensmitteln. Dadurch unterscheiden sie sich auch hinsichtlich der Energiedichte von den Gemüsen, denen sie in anderen Ländern zum Teil zugeordnet werden. Wegen des hohen Kohlenhydratgehalts und der hohen glykämischen Wirkung können sie deshalb auch nicht in die Verzehrsempfehlung für Gemüse einbezogen werden. Bedenklich ist unter diesem Gesichtspunkt auch, dass Kartoffeln immer mehr als meist fetthaltige Kartoffelerzeugnisse verzehrt werden, was deren Energiedichte zunehmend erhöht.

Kartoffeln sind von Natur aus kohlenhydratreiche und gleichzeitig fett- sowie eiweißarme Lebensmittel. In der Kartoffel enthaltene Nährstoffe sind Wasser (80 Prozent), Stärke (15 Prozent), Protein (2 Prozent) und Ballaststoffe (2 Prozent). Der Stärkeanteil von Kartoffeln setzt sich zu etwa 80 Prozent aus Amylopektin und zu etwa 20 Prozent aus Amylose zusammen, was den hohen glykämischen Index erklärt. Das Protein ist von hoher biologischer Wertigkeit. Enthaltene Vitamine sind B1, B2, B6, Niacin, C und Pantothensäure. Enthaltene Mineralstoffe sind Kalium und Magnesium. Damit die günstige Nährstoffdichte erhalten bleibt, sollten Kartoffeln mit möglichst wenig Wasser oder in der Schale gegart werden.

Kartoffelerzeugnisse können zum Teil aufgrund der Zubereitung/Fettanreicherung eine erhebliche Zunahme der Energiegehalte aufweisen, wie die obenstehende Tabelle zeigt.

Die Kartoffel ist nach wie vor ein typischer Begleiter der Mahlzeit in Deutschland. In vielen Haushalten finden wir sie vorrangig als einfache Salzkartoffel auf dem Tisch. Eigentlich schade, denn als Pellkartoffel ist sie viel wertvoller. Außerdem kann man viele Gerichte daraus herstellen, wie Cremesuppen, Pürees, Klöße, Eintopfgerichte, Aufläufe und Salate.

Damit Kartoffeln aber bei der Zubereitung die für den Sportler wichtigen Nährwerte möglichst gut erhalten, sollte man folgende Grundregeln beachten:

☐ Kartoffeln als Pell- oder Folienkartoffeln verlieren weniger Nährstoffe als geschälte in Wasser gekochte.

☐ Kartoffeln sollten mit möglichst wenig Wasser im geschlossenen Topf gegart werden und weder vor dem Garen unnötig lange in Wasser liegen bleiben noch nach dem Garen lange warmgehalten werden!

>> **Tipp: Am wenigsten gehen Nährstoffe beim Kochen verloren, wenn sie mit Schale (als Pellkartoffeln) zubereitet werden.**

Die frische Kartoffel wird heute immer häufiger durch Kartoffel-Fertigprodukte ersetzt. Sie gibt es in vielfältigen Verarbeitungsformen zur Herstellung von Kartoffelknödeln, Kartoffelpuffern, Reibekuchen, Fertigpüree sowie als Kartoffelsuppenpulver, tiefgefrorene Pommes frites, Kartoffelkonserven sowie Knabbergebäck aus Kartoffeln.

Auf Zubereitungen, bei denen viel Fett eingesetzt wird, zum Beispiel Bratkartoffeln, Kartoffelpuffer (Reibekuchen) und Pommes frites, sollten Sportler am Aktionstag möglichst verzichten, vor allem wenn man die Qualität und Sorgfalt der Zubereitung nicht kennt.

Übrigens: 100 Kartoffelchips können bis zu 40 g Fett enthalten.

Weitere kohlenhydratreiche Lebensmittel sind Obst und daraus hergestellte Produkte. Den höchsten Kohlenhydratgehalt weisen Bananen und durch den Wasserentzug vor allem Trockenfrüchte auf. Diese sind in Form sogenannter Fruchtschnitten ein beliebter und empfehlenswerter Energieriegel für sportlich Aktive, ohne mit Fett belastet zu sein, wie es bei vielen herkömmlichen Riegeln der Fall ist.

Bei Obst ist generell auf die persönliche Verträglichkeit zu achten. Dies gilt insbesondere bei Fruktoseintoleranz (Fruchtzuckerunverträglichkeit) und im Hinblick auf die unterschiedlichen Säuregehalte.

Das eigentliche Nährstoffplus von Obst liegt jedoch im hohen Gehalt an Vitaminen, Mineralstoffen und gesundheitsfördernden Pflanzenstoffen. Deshalb werden Früchte an anderer Stelle im Buch nochmals ausführlicher vorgestellt (siehe Kapitel 7)..

GLYX-TABELLE NACH LEBENSMITTELGRUPPEN

Brot und Backwaren

niedriger GLYX

Haferkleiebrot

Haferkleiekekse und

ungezuckertes Hafergebäck

Knäckebrot, ballaststoffreich

Mehrkornvollkornbrot

(Körner- und Saatenmi-

schung)

Nusskuchen

Pumpernickel

Roggenvollkornbrot, grob-

körnig

Sojabrot mit Leinsamen

Vollkornbrot mit Kürbisker-

nen

Vollkornbrot mit Leinsamen

mittlerer GLYX

Bagels

Gebäck, Kräcker, Biskuits,

Butterkekse

Pitabrot

Pizza mit Käse und Tomaten

Pizzabrot

Reiskräcker

Vollkornbrot, fein geschrotet

Vollkornknäckebrot

hoher GLYX

Croissants

Französisches Baguette

Waffeln

Weißbrot/Brötchen

Frühstückscerealien und Getreideflocken

niedriger GLYX

Kleieflocken

Vollkornhaferflocken

Vollkornmüsli ohne Zucker

Weizenkeime

mittlerer GLYX

Fertigmüslis mit Zuckerzu-

satz

Instant-Haferflocken

Porridge, Haferbrei

hoher GLYX

Cornflakes, Pops & Co.

Getreide, Teigwaren, Kartoffeln

niedriger GLYX

Bulgur

Getreidekörner, geschrotet

Glasnudeln aus Mungboh-

nen

Spaghetti und .andere

Teigwaren aus Hartweizen

Vollkornspaghetti

mittlerer GLYX

Basmatireis

Couscous

Gnocchi

Hirse

Kartoffelbrei

Kartoffelchips

Langkornreis, gekocht

Mais (Gemüsemais)

Neue Kartoffeln, gekocht

Popcorn

Vollkornreis

Wilder Reis

hoher GLYX

Kartoffeln,

in der Mikrowelle gegart

Kartoffeln, gebacken

Kartoffelpulver (Instantpro-

dukt)

Pommes frites

Weißer Reis, gekocht

Hülsenfrüchte, Nüsse, Ölsaaten

niedriger GLYX

Erdnüsse

Hülsenfrüchte

Kidneybohnen

Kürbiskerne

Leinsamen

Linsen

Mandeln

Sesamsaat

Sojabohnen

Sonnenblumenkerne

Trockenerbsen

Walnüsse

Weiße Bohnen

Gemüse

niedriger GLYX

Auberginen

Blattsalate

Brokkoli

GLYX-TABELLE NACH LEBENSMITTELGRUPPEN

Chicorée

Grüne Bohnen

Gurken

Kohlgemüse aller Art

Möhren, roh

Paprika

Pilze

Radieschen/Rettich

Sellerie

Sojasprossen

Spinat

Tomaten

Zucchini

Zwiebeln

mittlerer GLYX

Grüne Erbsen, frisch,

TK oder in Dosen

Kürbis

Möhren, mit Biss gegart

Rote Bete

Zuckermais

Obst

niedriger GLYX

Äpfel

Aprikosen, frisch

Aprikosen, getrocknet

Beeren

Birnen

Grapefruits

Kirschen

Kiwis

Orangen

Pfirsiche

Pflaumen

Trauben

mittlerer GLYX

Ananas

Aprikosen in Dosen

Bananen

Mangos

Melonen

Papayas

Rosinen

Getränke

ohne GLYX

Mineralwasser

Tee und Kaffee ohne Zucker

niedriger GLYX

Apfelsaft

Apfelsaftschorle

Buttermilch

Grapefruitsaft

Orangensaft

Sojadrink

Tomatensaft

Trinkmilch

mittlerer GLYX

Bier

Fruchtsaftgetränke, Frucht-
nektare

Sportgetränke, z.B. isotonische Drinks

hober GLYX

Colagetränke

Limonaden

Zucker und Süßes

niedriger GLYX

Bitterschokolade, mehr als
70 % Kakaoanteil

Fruktose (Fruchtzucker)

Laktose (Milchzucker)

mittlerer GLYX

Eiscreme

Haushaltszucker

Honig

Konfitüre, Marmelade

Müsliriegel

Schokolade

hoher GLYX

Maltodextrin
(Kohlenhydratkonzentrat)

Maltose (Malzzucker)

Traubenzucker

Milchprodukte

niedriger GLYX

Buttermilch

Joghurt

Käse

Kefir

Milch

Molke

Quark

mittlerer GLYX

Milchprodukte mit viel Zuckerzusatz

Hoher GLYX

kommt bei Milchprodukten
nicht vor

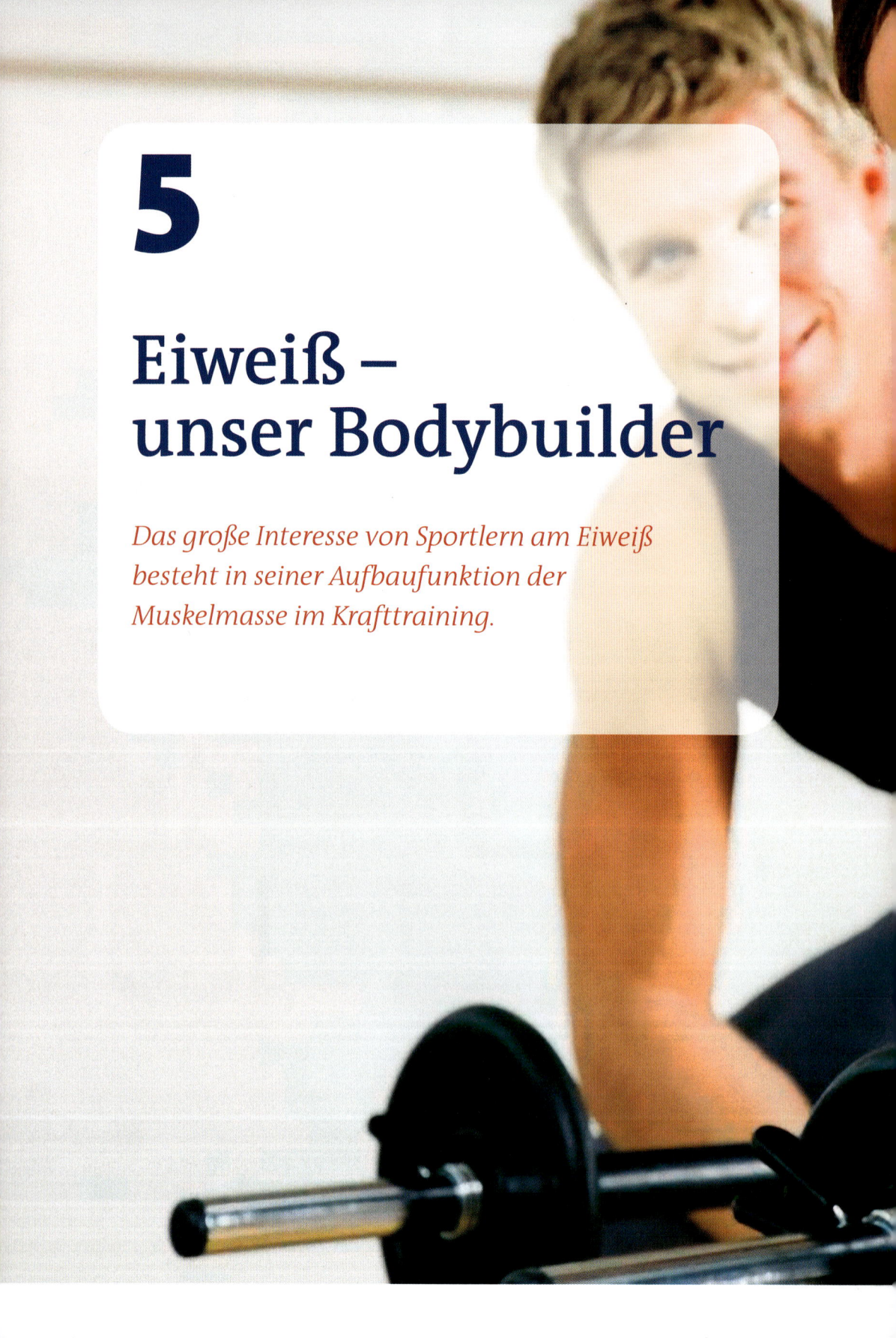

5

Eiweiß – unser Bodybuilder

Das große Interesse von Sportlern am Eiweiß besteht in seiner Aufbaufunktion der Muskelmasse im Krafttraining.

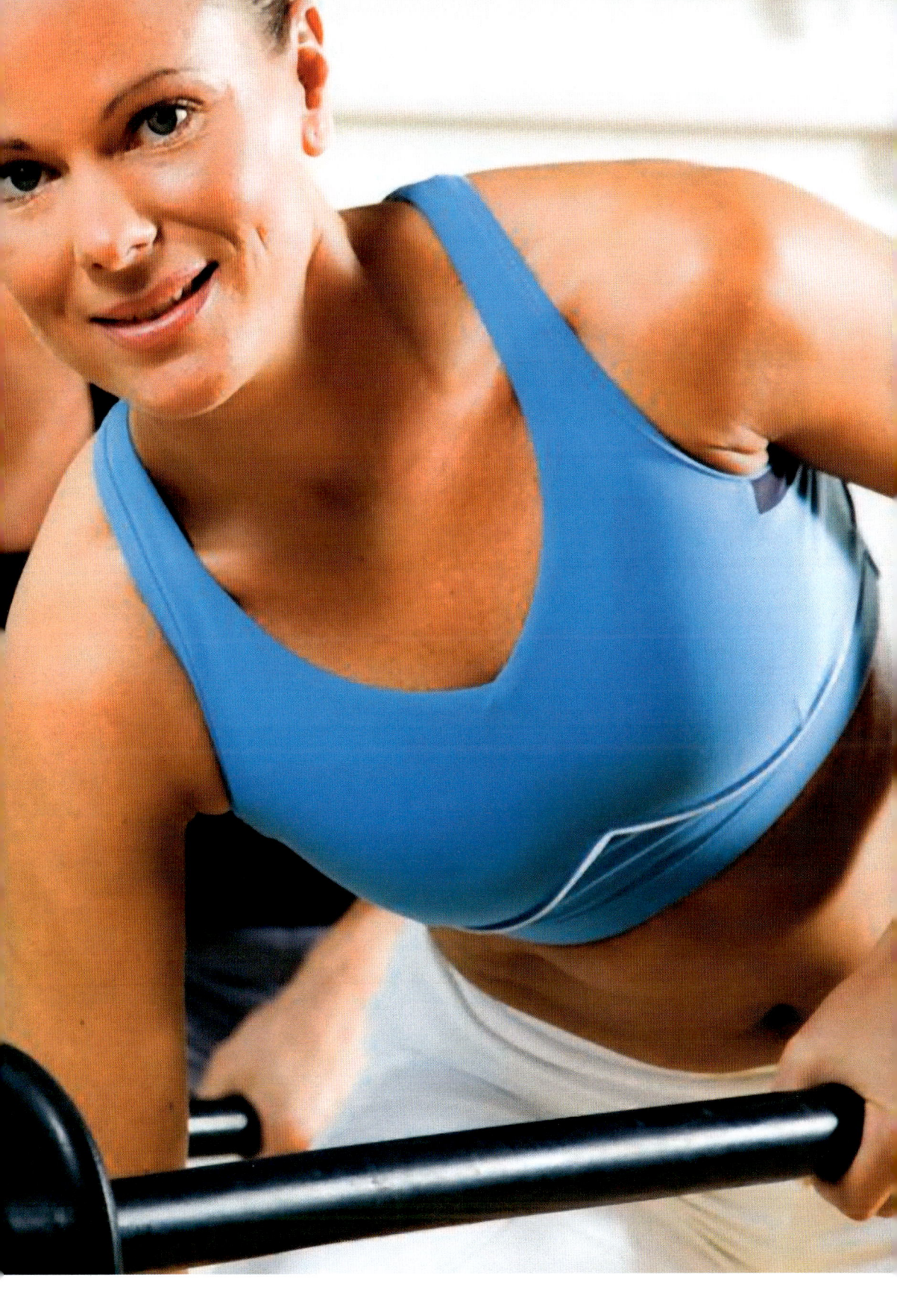

Eiweiß – unser Bodybuilder

Eiweiß – beziehungsweise seine Fachbezeichnung »Protein« – hat traditionell in der Sportlerernährung eine besondere Bedeutung. Daraus resultieren zum Teil unnötig hohe Proteinzufuhrempfehlungen, die sich mittlerweile auf ein vernünftiges Maß eingependelt haben und in einem Bereich von 1,2–1,7 g Eiweiß pro Kilogramm Körpergewicht bei engagiert trainierenden Ausdauer- und Kraftsportlern liegen. Im Fitnessbereich genügen die allgemein empfohlenen 0,8 bis 1,0 g Eiweiß pro Kilogramm Körpergewicht.

Wichtig ist der Hinweis, dass beim Wunsch abzunehmen und die Körperzusammensetzung positiv zu beeinflussen, das Eiweiß-Soll nicht zu niedrig veranschlagt werden sollte. Oft sind rigide Schlankheitsdiäten Mangeldiäten auch am wichtigen Aufbaunährstoff Protein. In Verbindung mit körperlichem Training sorgt Protein für eine Erhaltung oder sogar für einen Zuwachs an Muskelgewebe. Unter diesem Aspekt dürfen es gerne 1,0–1,5 g Protein pro Kilogramm Körpergewicht sein. Außerdem sättigt Eiweiß besonders gut und erhöht das Durchhaltevermögen bei einer Schlankheitsdiät. Auch wird Eiweiß infolge nährstoffspezifischer Stoffwechselvorgänge unökonomisch als Energiequelle genutzt, indem bis zu 25 Prozent seiner Energie als Wärmeenergie abgegeben werden (sogenannte Thermogenese). Aber genau aus diesem Grund ist Protein auch kein guter Energielieferant im Sport, weil ein Teil seiner Energie in Form der gesteigerten Wärmeabgabe verloren geht.

Das große Interesse von Sportlern am Eiweiß besteht in seiner Aufbaufunktion im Krafttraining. Das gilt nicht nur im Hinblick auf eine verstärkte Proteinsynthese zum Aufbau der Muskulatur, sondern auch zur Erhaltung der vermehrten Muskelmasse. Zur Optimierung des Aufbaueffekts empfiehlt sich vor allem in dem Zeitfenster von bis zu drei Stunden nach dem Training eine kombinierte Gabe von Kohlenhydraten und Eiweiß etwa durch ein Milchmischgetränk, eine Quarkspeise mit Obst oder einen Proteinshake. Durch die Kohlenhydrate wird Insulin ausgeschüttet, das sich günstig auf den Muskelaufbau (anabole Wirkung) auswirkt. Das trifft auch für Proteinkonzentrate zu, die immer zusammen mit Kohlenhydraten aufgenommen werden sollten, um einen für den Ei-

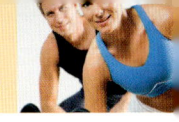

weißaufbau günstigen Hormonspiegel zu erreichen. Ebenfalls werden durch die »Kohlenhydratzumischung« die Energiereserven wieder aufgefüllt. In der Praxis erreicht man das durch gemischte Mahlzeiten wie Brot mit Käse, Obst oder Energieriegel zum Eiweißshake.

Ein über den Tag verteiltes Eiweißangebot ist besser als zu hohe Einzeldosierungen. So kann der Körper bei einer angestrebten Menge von 100 g Protein diesen Nährstoff besser in fünf Portionen zu je 20 g nutzen oder entsprechend 150 g Protein verteilt auf fünf mal 30 g Eiweiß. 20 bis 30 Gramm wären auch das richtige Maß einer Proteindosierung nach dem Training.

Eiweiß ist aber nicht nur Muskelbaustein sondern hat viele Stoffwechselfunktionen, unter anderem als Enzym und Transportprotein. Auch wichtige Hormone sind Eiweiße, zum Beispiel Insulin und sein Gegenspieler Glukagon.

Die primäre Funktion von Eiweiß liegt im Aufbau bestimmter Körperstrukturen und Wirkstoffe. Darüber hinaus kann Eiweiß aber auch bei hoch intensiven, lang andauernden Belastungen als Energiequelle genutzt werden.

Auch bei längerer energiereduzierter

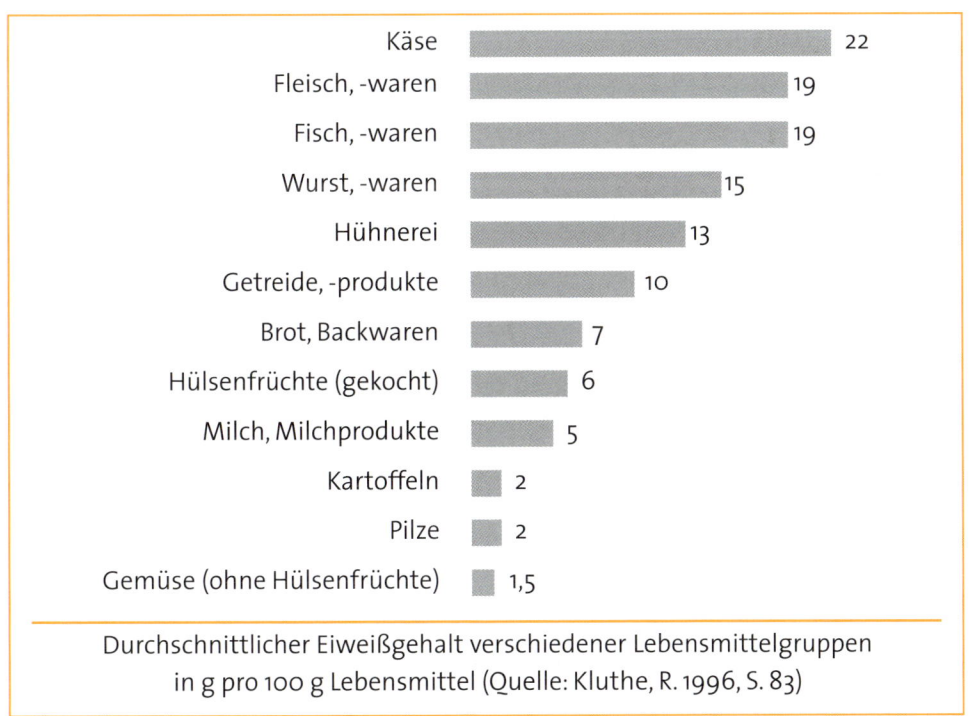

Durchschnittlicher Eiweißgehalt verschiedener Lebensmittelgruppen in g pro 100 g Lebensmittel (Quelle: Kluthe, R. 1996, S. 83)

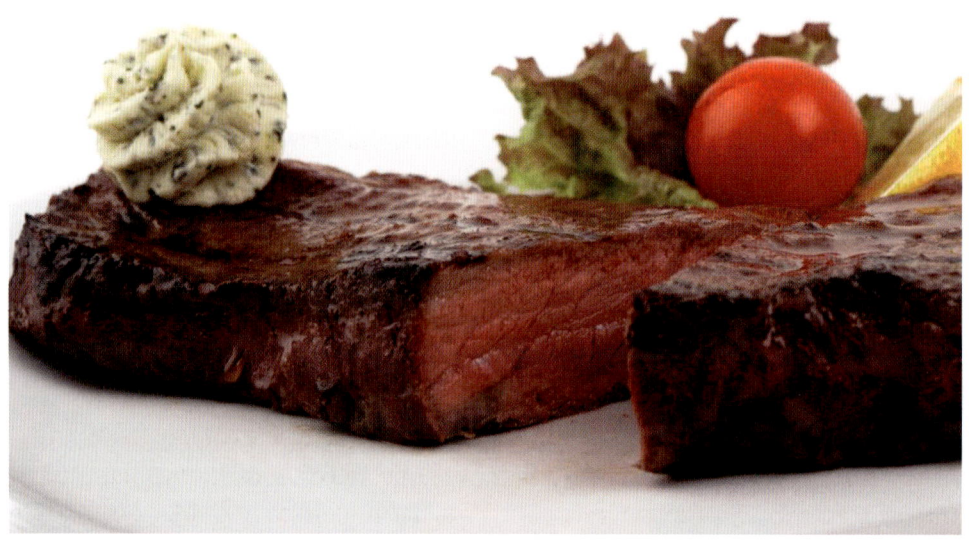

▲ Sprechen wir von Nahrungseiweiß, denken wir zunächst an das Steak.

Kost und/oder ungenügender Anlage der körpereigenen Kohlenhydratspeicher (Glykogenreserven der Muskulatur) fällt dieser katabole Stoffwechsel der Proteine zur Energiegewinnung ins Gewicht.

Bei Ausdauerbelastungen ist deshalb auch nach dem Sport in der Regenerationsphase ein gemischtes Eiweiß-Kohlenhydrat-Angebot zweckmäßig zur Glykogenneubildung und zur Einleitung von Reparaturvorgängen. Auch in diesem Fall eignen sich die genannten Kombinationen/Snacks aus fettarmen Milchprodukten mit Früchten ebenfalls in einem Zeitfenster von bis zu drei Stunden nach der Belastung.

Aminosäuren – die Bausteine des Proteins

Eiweiße sind Makromoleküle und bestehen aus 100 und mehr Aminosäuren, die in essenzielle (nicht entbehrliche), konditionelle essenzielle und nicht essenzielle (entbehrliche) Aminosäuren eingeteilt werden. Durch die Mischung tierischer und pflanzlicher Eiweißquellen bekommt der Körper in der Regel alle benötigten Aminosäuren. Die Mischung stimmt, wenn wir Getreide mit Milch-

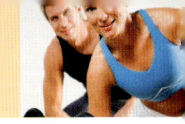

produkten oder auch Hülsenfruchtgerichte mit Getreide – also eine rein vegane Proteinkombination – zusammen in einer Mahlzeit verzehren.

Aminosäuren werden in der Wissenschaft zusätzlich in Bezug auf ihre ernährungsfunktionellen beziehungsweise pharmakologischen Eigenschaften untersucht.

Aminosäuren sind zum Beispiel Vorstufen von Neurotransmittern bzw. Nervenbotenstoffen (Dopamin, Serotonin) oder regen die Synthese von Hormonen an. Andere Aminosäuren können bei entsprechenden Belastungen direkt in der Muskulatur zur Energiegewinnung »verbrannt« werden, wie die verzweigtkettigen Aminosäuren (im Englischen »Branched-Chain Amino Acids«, abgekürzt: BCAA, genannt).

Aktuell ist die Diskussion um den besonderen Muskelaufbau stimulierenden Effekt der Aminosäure Leucin. Es wird gewissermaßen als Signalgeber für den Eiweißaufbau in der Muskelzelle angesehen. Leucin ist reichlich in Fleisch, Fisch, Eiern und Käse oder in Hülsenfrüchten und Nüssen vorhanden. Das sind bekanntlich die typischen Vertreter eiweißreicher Lebensmittel aus dem tierischen und pflanzlichen Bereich.

Die isolierte und zum Teil hoch dosierte Zufuhr von Aminosäuren ist dagegen noch nicht ausreichend erforscht. Wie bei vielen isolierten hoch dosierten Einzelnährstoffen sind Imbalancen (Ungleichgewichte) im Stoffwechsel und sich untereinander »behindernde« Effekte – unter anderem auch bei der Nährstoffaufnahme im Darm – zu bedenken.

Fleisch, Wurstwaren und Innereien

Wenn von Nahrungseiweiß gesprochen wird, denken Sportler häufig zunächst einmal an Fleisch. Legendär ist das Sportlersteak als das Symbol für eine proteinbetonte Aufbaukost. Dabei hat Fleisch auch im Bereich der Mikronährstoffe (B-Vitamine, Eisen und Zink) einiges zu bieten, sollte aber keineswegs einseitig den Speiseplan dominieren und ist auch in der Leistungskost kein unverzichtbarer Bestandteil.

Man kann sich sowohl mit als auch ohne Fleisch gesundheits- und fitnessbewusst ernähren.

Fleischsorten

Die hauptsächlich in Deutschland verzehrten Fleischsorten sind Schweinefleisch, Geflügelfleisch, Rind- und Kalbfleisch sowie Schaf- und, seltener, Ziegenfleisch.

Außerdem werden Pferd, Kaninchen und Wild wie Reh, Hirsch, Wildschwein und Feldhase verzehrt. In anderen Ländern werden auch Rentier, Strauß und Känguru verwendet. Zu den Geflügelarten zählen Hühner, Pute, Ente, Gans, Perlhuhn, Wachtel, Fasan und Taube.

Unter Innereien fallen alle essbaren Organe wie Leber, Niere und Herz von Schlachttieren einschließlich Wild und Geflügel.

Fleischerzeugnisse sind zum Beispiel Pökelfleischerzeugnisse wie Rohschinken und Kassler. Ebenso zählen Bratenerzeugnisse wie Roastbeef und Hackfleisch als stark zerkleinertes, rohes Fleisch dazu.

Kochwurst

Bei der Herstellung der Kochwürste werden überwiegend gekochte oder gebrühte Fleischteile und rohe Innereien verarbeitet. Nach dem Einfüllen der Wurstmasse in die Hülle erfolgt eine weitere Hitzebehandlung. Gepökeltes Fleisch wird nicht eingesetzt. Die Würste können schnittfest, aber auch streichfähig sein. Zu den Kochwürsten zählen Leberwurst, Blutwurst und Sülzwürste wie Presssack und Schwartemagen.

Rohwurst

Rohwürste werden aus rohem, grob oder fein zerkleinertem Fleisch und Speck produziert. Sie werden während der Herstellung nicht erhitzt, können aber gepökelt, geräuchert oder luftgetrocknet sein. Es gibt schnittfeste und streichfähige Formen. Beispiele sind Cervelatwurst, Salami und Teewurst.

Ernährungsphysiologische Bewertung

Die Zusammensetzung und die Qualität des Fleisches sind abhängig von der Art, der Rasse, des Alters, des Geschlechts und den Lebensbedingungen der Schlachttiere. So ist das gleiche Fleischteil eines Rindes in qualitativ unterschiedlichem Zustand, wenn es von einem Ochsen, einem Jungbullen, einem Kalb oder einer Färse stammt. Während einige Fleischteile überwiegend aus Muskelfleisch bestehen, sind andere bindegewebe-, sehnen- oder fettreich. Daraus resultieren auch Unterschiede in der Verwendung sowie besonders der Be- und Verarbeitung der einzelnen Fleischteile.

Der Fettanteil wird differenziert in subkutanes Fettgewebe, intermuskuläres und intramuskuläres Fett. Das subkutane bzw. auf dem Fleisch aufliegende Fett ist deutlich sichtbar und bei der Schlachtung oder Zubereitung entfernbar. Das intermuskuläre Fett befindet sich zwischen den Muskelfasern. Je nach Ausprägung ist es als Marmorierung zu erkennen. Das intramuskuläre Fett ist in den Muskelfasern eingelagert und kann optisch nicht erkannt werden. Auch in optisch mager erscheinenden Fleischteilen ist intramuskuläres Fett enthalten.

Bindegewebsreiche Fleischteile sind zum Kurzbraten ungeeignet, da sie sehr zäh sind. Kochen und Schmoren sind hier

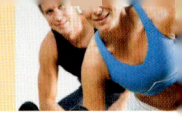

vorzuziehen. Solche Fleischteile sind im Handel meistens billiger im Vergleich zu zart marmorierten bindegewebsfreien Stücken, zum Beispiel Filet. Fleischteile mit intra- und intermuskulärem Fett bzw. gleichmäßiger Marmorierung bleiben beim Garen saftig und zart.

Mageres Fleisch enthält 75 Prozent Wasser, 21 Prozent Protein und 2 Prozent Fett. Das Protein ist aufgrund der Aminosäuren-Zusammensetzung von hoher biologischer Wertigkeit. Die Qualität des Fettes, das heißt das Fettsäurespektrum, ist von der Fütterung der Tiere abhängig. Vor allem interessiert aber die Frage, wie

viel Fett in Fleisch und Wurst vorhanden sind. Anhand der folgenden Tabellen zeigt sich, dass die Fettgehalte in vielen Teilstücken von Rind-, Schweine- und Geflügelfleisch relativ gering sind. Bei den Wurstwaren können die Fettgehalte erheblich höher sein.

Mageres Fleisch und fettarme Wurstwaren sowie der gelegentliche Verzehr von Innereien können einen sehr guten Beitrag zur Mikronährstoffversorgung leisten. Im Vordergrund steht das gut bioverfügbare Hämeisen, das vom Körper besser als Nicht-Hämeisen aus pflanz-

FETTGEHALT VON SCHWEINE- UND RINDFLEISCH (PRO 100 G)			
SCHWEINEFLEISCH		RINDFLEISCH	
Teilstück	Fett in g	Teilstück	Fett in g
Nuss, schier	1,3	Rolle	2,0
Schnitzelfleisch	1,9	Leber	2,1
Filet	2,0	Hüfte	2,4
Steak/Lende	2,1	Oberschale	2,6
Hüfte, schier	2,4	Nuss (runde/flache)	2,9
Leber	4,9	Unterschale (Roulade)	3,1
Stielkotelett, lendenseitig	5,2	Filet	4,0
Hals, kotelettseitig	9,6	Roastbeef	4,5
Stielkotelett, halsseitig	9,9	Beinscheibe (hinten)	5,4
Vorderhaxe	10,8	Hochrippe	8,1
Hinterhaxe	12,2	Tafelspitz	12,3
Kamm	13,8		
Schwartenbraten, Unterschale	15,4		
Dicke Rippe	15,6		

FETTGEHALT VON WURSTWAREN UND GEFLÜGEL (PRO 100 G)			
WURSTWAREN		GEFLÜGEL	
Sorte	Fett in g	Sorte	Fett in g
Kochschinken	3,7	Hähnchenbrust ohne Haut	0,7
Schinkensülze	5,0	Putenbrust ohne Haut	1,0
Bierschinken	11,4	Putenkeule ohne Haut	3,6
Jagdwurst	16,2	Hähnchenbrust mit Haut	6,2
Wiener	28,3	Pute mit Haut	6,8
Fleischwurst	28,4	Brathähnchen mit Haut	10,6
Leberwurst	29,2	Hähnchenschenkel mit Haut	11,2
Salami	33,0	Ente mit Haut	17,2
		Gans mit Haut	31,0

lichen Lebensmitteln verwertet werden kann. Ebenfalls enthalten sind die Spurenelemente Zink und Selen. Fleisch und die weiteren dazu gehörenden Produkte sind außerdem reich an B-Vitaminen (insbesondere B1, B6, B12 und Niacin). Fleisch gehört zu einer ausgewogenen Ernährung und erleichtert die Versorgung mit den genannten Nährstoffen, wobei insbesondere die B-Vitamine als Coenzyme steuernd in den Energie- und Baustoffwechsel eingreifen und somit für sportlich Aktive von großer Bedeutung sind.

Da mit Fleisch und Fleischwaren aber auch gesättigte Fettsäuren, Cholesterin und harnsäurebildende Purine aufgenommen werden, empfiehlt sich im Rahmen einer ausgewogenen Ernährung eine maßvolle Verzehrsbeschränkung dieser Lebensmittelgruppe auf 300 bis 600 Gramm/Woche, vorzugsweise fettarme Produkte. Diese Menge wird aber von Männern bereits im wöchentlichen Verzehr um das Doppelte der oberen Angabe überschritten. Innereien sind einerseits reich an B-Vitaminen, Eisen und Zink und enthalten darüber hinaus Vitamin A (Leber), liefern jedoch andererseits gleichzeitig viel Cholesterin und Purine. Zum maßvollen Fleischverzehr gehört unbedingt eine reichhaltige Portion Gemüse und Salat. Ebenso genügend Trinkflüssigkeit, um die Nierenfunktion zu gewährleisten.

Fisch und Fischerzeugnisse

Fisch ist ein bedeutendes Lebensmittel in der Ernährung des Menschen und wurde schon sehr früh von Menschen gefangen, die in der Nähe von Flüssen, Seen und Meeren lebten.

Die Einteilung der Fische erfolgt nach ihrem Lebensraum in Süß- und Salzwasserfische sowie nach dem Fettgehalt. Der Fettgehalt bei Fettfischen beträgt über 10 Prozent. Dazu zählen Hering, Makrele, Lachs, Thunfisch und Sardine. Diese sogenannten Kaltwasserfische zeichnen sich in ihrem Fettgehalt allerdings durch einen hohen Anteil an langkettigen Omega-3-Fettsäuren (EPA und DHA) aus, die in der Sportlerernährung wegen ihres entzündungshemmenden Potenzials eine wichtige Rolle im Sinne des präventiven Gesundheitsschutzes spielen.

Magerfische weisen weniger als 2 Prozent Fett auf, zum Beispiel Kabeljau (Dorsch), Schellfisch, Scholle und Seezunge.

Meeresfisch und Meeresfrüchte sind zudem reiche Quellen für die lebensnotwendigen und unter anderem im Bereich der Immunfunktion wichtige Spurenelemente wie Jod, Selen und Zink. Hinzu kommen vor allem im Bereich der Fettfische günstige Vitamin-D-Gehalte, die ja in Lebensmitteln ohnehin nur vereinzelt zu finden sind.

Auch B-Vitamine einschließlich Vitamin B12 sind im Fisch in nennenswerter Menge vorhanden. Das Fischeiweiß ist mit etwa 20 Prozent dem Proteingehalt von Fleisch ebenbürtig, gilt allerdings aufgrund seines geringen Bindegewebsanteils als besonders leicht verdaulich. Kohlenhydrate sind im Fisch nicht enthalten. Meeresfrüchte wie Muscheln und Krustentiere sind ebenfalls reich an Eiweiß und den genannten Mikronährstoffen.

Als Fischerzeugnisse werden haltbar gemachte Produkte aus Fischen bezeichnet, die mit Ausnahme der Fischkonserven im Kühlschrank gelagert werden müssen. Auch Räuchern ist ein Haltbarmachungsverfahren für Fisch.

Je nach Zubereitung kann sich der Fettgehalt des Fischgerichtes oder Fischerzeugnisses erheblich verändern. So ist es leicht einzusehen, dass in Sahnesoßen, Mayonnaise und Öl eingelegte bzw. damit zubereitete Fische und Fischerzeugnisse vor einer sportlichen Aktion fehl am Platz sind. Fischkonserven in einer leichten Tomatensoße sind dagegen je nach Verträglichkeit akzeptabel. Nicht empfehlenswert ist paniertes Fischfilet mit Remouladensoße. Nichts spricht dagegen gegen gedünsteten oder pochierten Fisch wie Lachs oder Kabeljau.

Es versteht sich, dass beim Fischverzehr besondere Sorgfalt bei der Qualität – vor allem in hygienischer Hinsicht – bestehen muss.

Legendär ist das Zitat von dem Radrennfahrer Hennes Junkermann nach seiner Aufgabe bei der Tour de France im Jahr 1962: »Hätt isch doch dä Fisch nit gejesse.« Diese Gefahr ist dank der modernen (Tief-)Kühltechnologie jedoch weitgehend gebannt.

Exkurs: Omega-3-Fettsäuren und Entzündungsreaktionen

Für (Leistungs-)Sportler sind aufgrund der hohen Belastungen die Omega-3-Fettsäuren aus marinen Quellen wichtig, denn sie können neben dem positiven Effekt auf Herz und Kreislauf sowie die Blutgefäße entzündlichen Reaktionen in Muskeln und Gelenken vorbeugen. Intensive körperliche Belastung steht mit vermehrten Entzündungsreaktionen in Zusammenhang.

Bei einer dauerhaft gesteigerten Entzündungsreaktion werden im Überschuss Botenstoffe, sogenannte Entzündungsmediatoren wie Cytokine und Eicosanoide, freigesetzt. Diese stoßen eine Kaskade von weiteren zellschädigenden Entzündungsreaktionen an.

Die nur im tierischen Fett vorkommende und im Körper gebildete Omega-6-Fettsäure Arachidonsäure ist Ausgangssubstanz für entzündungsfördernde Botenstoffe. Ihre natürlichen Gegenspieler sind Omega-3-Fettsäuren (EPA, DHA) aus Kaltwasserfischen und in einer Vorstufe Vorstufe Alpha-Linolensäure aus Raps-, Walnuss- und Leinöl. Die Nahrungsauf-

 Omega-3-Fettsäuren beugen entzündlichen Reaktionen vor.

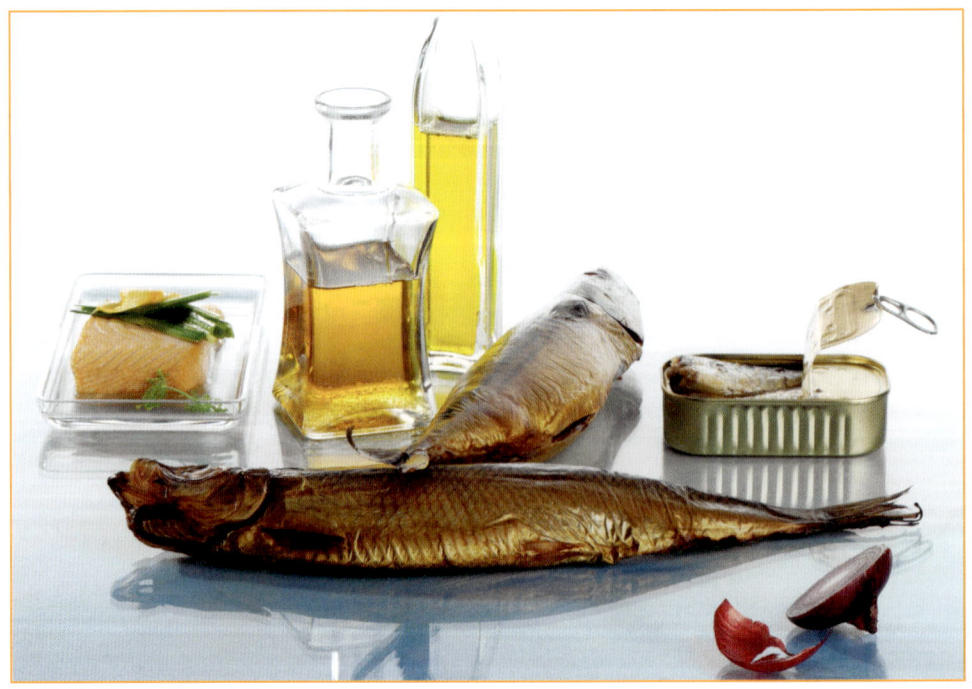

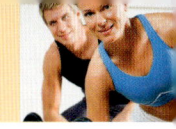

nahme von Omega-3-Fettsäuren zum Beispiel durch Meeresfisch bewirkt, dass im Körper weniger entzündungsfördernde Botenstoffe gebildet werden. Neue Erkenntnisse zeigen, dass Omega-3-Fettsäuren nicht nur antientzündlich wirken, sondern auch zur Auflösung bereits bestehender Entzündungen beitragen.

Eine aktuelle Pilotstudie aus dem Jahr 2014 mit 106 deutschen Leistungssportlern aus dem Bereich Winter-/Ausdauersport zeigt, dass wie viele andere Bevölkerungsgruppen auch die untersuchten Leistungssportler einen niedrigen HS-Omega-3-Index (Maß für den Versorgungszustand mit EPA/DHA) hatten und zwar niedriger als Patienten mit Arteriosklerose. Dies bedeutet ein hohes Risiko für kardiovaskuläre Ereignisse und Depressionen und signalisiert suboptimales kardiovaskuläres Leistungsvermögen und sub-optimale kognitive Leistungen. Ursache für die schlechte Omega-3-Versorgung könnte der bevorzugte hohe Fleischverzehr bei Sportlern ebenso wie die an sich empfehlenswerte hohe Aufnahme von Vollkornprodukten als Kohlenhydratträger sein. In beiden Lebensmittelgruppen überwiegen die Omega-6-Fettsäuren. Die Omega-3-Versorgung ist im Leistungssport ein hoch aktuelles Thema.

Ist eine höhere Zufuhr notwendig, kann dies auch durch Nahrungsergänzungsmittel geschehen.

Leistungssportlern wird eine hohe Zufuhr von täglich ein bis zwei Gramm EPA/DHA angeraten. Für Breitensportler werden mindestens 0,3 Gramm EPA/DHA empfohlen. EPA und DHA sind langkettige und biologisch wirksame Omega-3-Fettsäuren aus fetthaltigem Meeresfisch und Mikroalgen. Mit ein bis zwei Portionen (100 bis 200 Gramm) Makrele, Hering, Lachs, Thunfisch oder Sardine pro Woche lässt sich die täglich empfohlene Aufnahme von mindestens 300 mg EPA/DHA bereits erreichen.

Eier

Eier sind in der Küche des Sportlers ein äußerst vielseitig einsetzbares Lebensmittel. Die üblichen Zubereitungen sind gekochte Eier, Rühreier, Spiegeleier, Omeletts und Eierpfannkuchen.

Mit Eigelb lassen sich Suppen, Soßen und Flammeri binden und gleichzeitig aufwerten.

Werden Eier fettarm zubereitet und nicht hart gekocht, sind sie ein leicht verdauliches Lebensmittel. Eier enthalten hochwertiges Eiweiß und leicht verdauliches Fett sowie lebensnotwendige Vitamine und Mineralstoffe. Kohlenhydrate sind praktisch keine vorhanden.

1 Ei enthält 84 kcal bzw. 350 kJ, 7 g Eiweiß, 6 g Fett und etwa 250 mg Cholesterin, das im Eidotter (Eigelb) vorhanden ist. 3 bis 4 Eier in der Woche sind ein guter Anhaltspunkt, zumal Eier auch in vielen

anderen Lebensmitteln verarbeitet sind. Das Eiklar sollte aufgrund des Salmonellenrisikos und des Gehalts an Avidin, einem Antivitamin, das die Biotinverwertung herabsetzt, nur erhitzt genossen werden.

Milch und Milchprodukte

Zu diesem sogenannten weißen Sortiment im Lebensmittelhandel zählen alle Sorten von Kuh-, Schaf- und Ziegenmilch sowie alle daraus hergestellten Sauermilchprodukte und Käse. In der Ernährung des Menschen spielt hauptsächlich die Milch von Kühen eine Rolle. Die fettreichen Milchprodukte Butter, Sahne, Schmand und Crème fraîche müssen von ihren Nährwerteigenschaften den Fetten zugeordnet werden. Zu den Produkten, die aus Milch hergestellt werden, zählen ebenfalls Kondensmilch, Milchpulver und Molke sowie Milch- und/oder Molkenproteinkonzentrate. Letztere werden in der Sportlerernährung als Nahrungsergänzung wegen ihrer hohen biologischen Wertigkeit geschätzt.

Der Fettgehalt von Rohmilch ist aufgrund der Kuhrasse, der Fütterung und der Jahreszeit unterschiedlich. Rohmilch entspricht demnach nicht im Handel erhältlicher standardisierter Milch. In Separatoren werden Rahm und Magermilch getrennt und anschließend so gemischt, dass Konsummilch mit standardisiertem Nährstoff- und Fettanteil

entsteht. Die standardisierten Milchsorten sind damit von gleichbleibender Qualität und gleichbleibendem Fettgehalt. Im Handel erhältliche Konsummilch kann je nach ihrem Fettgehalt oder anhand der Erhitzungsart unterschieden werden.

Milchsorten

Nach dem Milchfettgehalt unterscheidet man:

□ Roh- und Vorzugsmilch mit einem natürlichen Milchfettgehalt zwischen 3,5 bis 4,0 Prozent

□ Vollmilch mit einem konstant eingestellten Fettgehalt von 3,5 Prozent

□ Fettarme Milch – auch als »teilentrahmte Milch« bezeichnet – mit einem konstant eingestellten Fettgehalt von mindestens 1,5 Prozent und höchstens 1,8 Prozent Milchfett

□ Magermilch – auch als »entrahmte Milch« bezeichnet – mit einem Fettgehalt von maximal 0,5 Prozent.

Fettarme und Magermilch werden zum Teil auch mit Milcheiweiß unter entsprechender Kennzeichnung auf der Packung angereichert.

Falls Milch nach den Anforderungen der EG-ÖKO-Verordnung erzeugt worden ist, kann sie unter der Bezeichnung »Bio« oder »Öko« als Biomilch verkauft werden.

Neben der Roh- und Vorzugsmilch, die einer besonderen Sorgfaltspflicht im

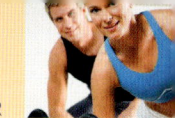

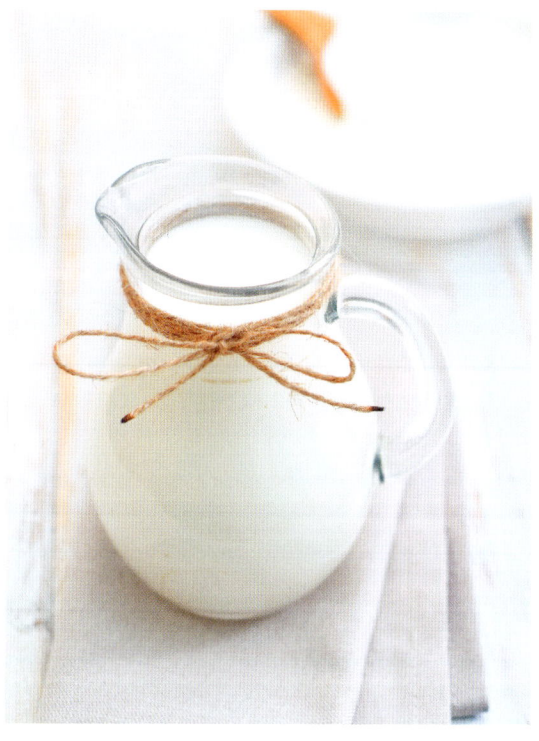

In unserer Ernährung spielt hauptsächlich die Milch von Kühen eine Rolle.
Milchsorten werden auch anhand der Erhitzungsverfahren unterschieden.

Hinblick auf hygienische Anforderungen unterliegen, werden Milchsorten auch anhand ihrer Erhitzungsverfahren eingeteilt:

☐ Frischmilch (pasteurisierte Milch; Temperaturbereich 65–85 °C mit zirka 6-tägiger Haltbarkeit bei Kühlung)

☐ H-Milch (ultrahocherhitzte Milch, Temperatur zirka 140 °C bei einigen Sekunden mit einer Haltbarkeit von 6–8 Wochen)

☐ Sterilmilch (erhitzt über 100 °C während 20–40 Minuten mit einjähriger Haltbarkeit)

☐ Länger haltbare Frischmilch (kombi-niertes Behandlungsverfahren zwischen Pasteurisierung und Ultrahocherhitzung stehend; als »hocherhitzt« gekennzeichnet; in der Kühlung 2–3 Wochen haltbar). Diese sogenannte ESL-Milch (Extended Shelf Life) hat einen höheren Vitamingehalt und geringere Geschmacksveränderungen im Vergleich zur H-Milch.

☐ Kondensmilch wird durch Wasserentzug/Eindickung gegebenenfalls unter Zuckerzusatz bei Temperaturen bis zu 120 °C haltbar gemacht. Ihre Haltbarkeit beträgt in der ungeöffneten Verpackung ein Jahr.

Ein weiteres Verfahren zur Bearbeitung von Milch ist die Homogenisierung. Sie verhindert, dass sich das in der Milch enthaltene Fett nach einiger Zeit auf der Milch absetzt, das heißt »aufrahmt«. Die Milch wird dabei mit hohem Druck durch feine Düsen gespritzt, sodass die Fetttröpfchen in der Milch zerkleinert werden und eine stabile Emulsion entsteht. Konsummilch im Handel ist in der Regel homogenisiert.

Sauermilchprodukte

Zu der Gruppe der Sauermilchprodukte, die als Milchfrischprodukte in den Handel kommen, zählen aber vor allem Dickmilch, Kefir und Joghurt einschließlich der probiotischen Milchprodukte mit ausgewählten gesundheitsfördernden Milchsäurebakterien. Die jeweils eingesetzten Milchsäurebakterienkulturen entscheiden über die Eigenschaften der verschiedenen milchsauren Erzeugnisse. Ein Teil der Laktose (Milchzucker) wird zu Milchsäure abgebaut. Durch den säurebedingten Abfall des pH-Wertes flockt das Milcheiweiß fein aus und ist gut bekömmlich.

Joghurt wird in verschiedenen Konsistenzstufen – vom Trinkjoghurt bis zum stichfesten Joghurt – angeboten. Die Herstellung erfolgt in vier Fettgehaltsstufen: mager mit 0,3 Prozent; fettarm mit 1,5 bis 1,8 Prozent; Vollmilchjoghurt mit 3,5 bis 4 Prozent sowie schließlich Sahnejoghurt mit 10 Prozent Milchfett. Bei Kefir findet eine gemischte Milchsäure- und alkoholische Gärung statt. Das leicht schäumende Getränk ist kohlensäurehaltig.

Käse

Weltweit sind 3000 Käsesorten bekannt. Davon stammen zirka 600 aus Deutschland. Die europäischen Hauptproduzenten sind Frankreich, die Niederlande, Dänemark, die Schweiz, Italien und Großbritannien.

Faktoren, die die zu produzierende Käsesorte beeinflussen, sind die Milchart, die Gerinnungsmethode, die verwendeten Schimmelpilzkulturen und die Art der Reifung. Käse wird hauptsächlich aus Kuhmilch, jedoch auch aus Ziegen-, Büffel- und Schafmilch hergestellt. Zur Gerinnung bzw. Dicklegung der Milch wird Lab – ein Ferment (Enzym) ursprünglich aus dem Kälbermagen – zugesetzt. Es entsteht der sogenannte Süßmilchkäse. Verwendet man zur Gerinnung Milchsäurebakterien, dann entsteht Sauermilchkäse. Oftmals werden beide Verfahren gleichzeitig angewendet. Das Lab-Enzym gewinnt man heute nicht mehr aus dem Kälbermagen, sondern aus speziellen Mikroorganismen.

Soll ein Edelschimmelkäse erzeugt werden, wird vor oder nach dem Gerinnen der gewünschte Weiß-, Blau- oder Edelschimmel zugesetzt.

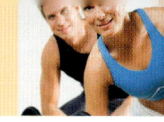

Bis auf Frischkäse benötigen alle anderen Käsesorten zur Ausprägung des typischen Geschmacks, des Aromas und des Aussehens eine entsprechende Reifezeit. Die Konsistenz von Käse reicht von streichfähig, weich bis hart.

Nach dem Lebensmittelgesetz erfolgt die Unterscheidung der Käsegruppen in Abhängigkeit vom Wassergehalt. Nach der Art der Gerinnungsmethode unterscheidet man Süßmilch- und Sauermilchkäse, der Konsistenz nach Frischkäse, Weichkäse, halbfesten Schnittkäse, Schnittkäse und Hartkäse. Eine weitere Unterscheidung findet entsprechend des Trockenmasseanteils und des Fettgehalts statt.

Gemäß der Käse-Verordnung werden Käse je nach Fettgehalt in der Trockenmasse in acht Klassen eingestuft:

Doppelrahmstufe 60–87 Prozent
Rahmstufe > 50 Prozent
Vollfettstufe > 45 Prozent
Fettstufe > 40 Prozent
Dreiviertelfettstufe > 30 Prozent
Halbfettstufe > 20 Prozent
Viertelfettstufe > 10 Prozent
Magerstufe < 10 Prozent

Für die Ernährungsberatung ist es wichtig, daraus den absoluten Fettgehalt abzuleiten, denn die oben genannten Angaben beziehen sich auf die Trockenmasse, die bei Weichkäse ungefähr 50 Prozent

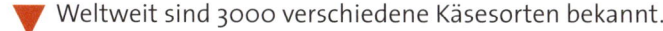

▼ Weltweit sind 3000 verschiedene Käsesorten bekannt.

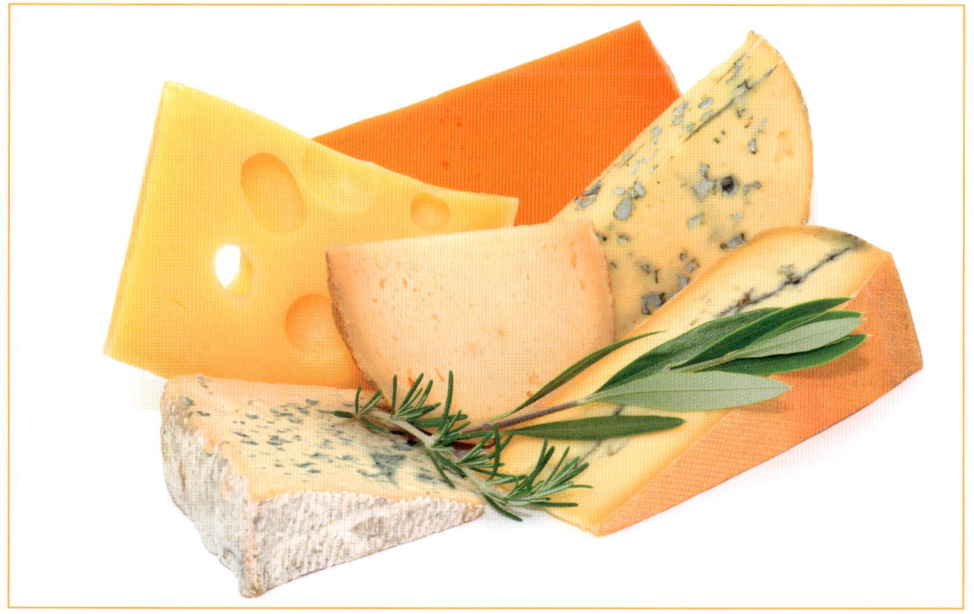

KÄSEANGEBOT NACH KÄSESORTEN UND FETTGEHALTSSTUFEN			
Käsesorten	Möglicher (Mindest-) Fettgehalt (% Fett i. Tr.)	Handelsüblicher Fettgehalt (% Fett i. Tr.).	Fett absolut (g Fett in 100g)
Hartkäse			
Emmentaler, Bergkäse, Chester (Cheddar), Appenzeller, Gruyère, Parmesan	45	45	30
Schnittkäse			
Gouda, Maribo, Danbo,	30–50	30, 40, 45	15, 22, 25
Edamer, Geheimratskäse, Dänischer Steppenkäse	30–50	30, 40, 45	16, 22, 28
Tilsiter, Havarti	30–60	30, 40, 45, 50	17, 23, 28, 31
Wilstermarschkäse	45–50	45, 50	24, 28
Halbfeste Schnittkäse			
Edelpilzkäse, Roquefort, Bleu de Bresse, Gorgonzola, Danablu, Blue Stilton Italco	45–60	55	31
Butterkäse	45–60	30, 60	15, 35
Weichkäse			
Camembert	30–60	30, 45, 60	13, 22, 33
Brie	45–60	50	28
Romadur	20–60	20, 30	9, 14
Weinkäse	20–60	20, 30	7, 11
Limburger	20–50	20, 40	9, 20
Münsterkäse	45–50	45, 50	20, 23
Frischkäse			
Speisequark Magerstufe	unter 10	unter 10	0,3
Speisequark 10 Prozent	10	10	2
Speisequark 20 Prozent	20	20	5
Speisequark 40 Prozent	40	40	11

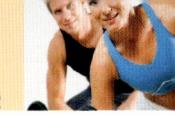

Käseangebot nach Käsesorten und Fettgehaltsstufen			
Käsesorten	**Möglicher (Mindest-) Fettgehalt (% Fett i. Tr.)**	**Handelsüblicher Fettgehalt (% Fett i. Tr.).**	**Fett absolut (g Fett in 100g)**
Schichtkäse	10–60	10, 20, 40	2, 6, 12
Rahmfrischkäse	50	50	20
Doppelrahmfrischkäse	60	60	32
Sauermilchkäse			
Harzer, Mainzer	unter 10	2	0,7
Schmelzkäse/-zubereitungen fettarm	unter 10	9	5
Schmelzkäse/-zubereitungen	10–60	20, 30, 40, 50, 60	10, 15, 20, 26, 32
Kochkäse	10–60	10, 20, 40	3, 7, 14

am Käse ausmacht. Bei Hartkäse liegt sie höher (bis zu 70 Prozent) und bei Frischkäse deutlich niedriger (bis zu 30 Prozent). Der Rest ist Wasser.

Bei einem Käse mit 50 Prozent Fett in der Trockenmasse sind deshalb rund 25 Gramm Fett absolut pro 100 Gramm Käse enthalten. Einen genaueren Anhaltspunkt ergibt die folgende Umrechnung:

Hartkäse: Fett i. Tr. × 0,7 = Fettgehalt absolut

Schnittkäse: Fett i. Tr. × 0,6 = Fettgehalt absolut

Weichkäse: Fett i. Tr. × 0,5 = Fettgehalt absolut

Frischkäse: Fett i. Tr. × 0,3 = Fettgehalt absolut

Zum Fettgehalt verschiedener Käsesorten siehe auch Tabelle links und oben.

Ernährungsphysiologische Bedeutung

Milch und Milchprodukte – allen voran Käse – sind unsere Hauptnahrungsquelle für den Knochenbaustein Kalzium. Käse enthält die Inhaltsstoffe der Milch in konzentrierter Form. Darüber hinaus liefern Milch und Milchprodukte ein biologisch hochwertiges Protein, das insbesondere eine ideale Ergänzungswirkung in Bezug auf das pflanzliche Eiweiß in Getreide und Getreideprodukten darstellt.

Das Eiweiß der Milch besteht aus den zwei Fraktionen Casein und Molkeneiweiß. Das Kohlenhydrat der Milch ist der Milchzucker (Laktose), ein Disaccharid, das durch das Enzym Laktase im Darm gespalten werden muss. Bei nicht ausreichender

Laktaseaktivität kommt es zur Milchzuckerunverträglichkeit. Meistens werden dann Joghurt und Käse dennoch relativ gut vertragen, weil durch die Milchsäurebakterien ein Großteil des Milchzuckers zu Milchsäure verstoffwechselt wird. Ansonsten gibt es laktosefreie – sogenannte L-Minus-Trinkmilch oder als laktosefreie Alternativen zur Kuhmilch Sojadrinks oder milchähnliche Erzeugnisse auf Hafer- oder Reisbasis. Milch, Joghurt und Käse sind auch wichtige Quellen für die Vitamine B2, B6 und B12 sowie in Abhängigkeit vom Fettgehalt auch für die fettlöslichen Vitamine A und D. Aus energetischen Gründen ist insbesondere bei Käse auf den Fettgehalt zu achten. Das Protein-Fettverhältnis in Käse verbessert sich mit abnehmenden Fettgehaltsstufen. Magerquark und Harzerkäse stehen diesbezüglich an der Spitze.

Das Milchfett korreliert gleichzeitig mit dem Cholesteringehalt. Milchfett enthält relativ viel gesättigte Fettsäuren. Beim Käse ist zusätzlich der Kochsalzzusatz zu beachten. Milch und Milchprodukte sind jedoch arm an Harnsäure bildenden Proteinen.

Hülsenfrüchte

Als »Hülsenfrüchte« bezeichnet man die reifen, getrockneten Samen der Leguminosen (Schmetterlingsblütler). Erbsen, Bohnen, Sojabohnen, Linsen und Erdnüsse sind die bekanntesten Vertreter. Im Handel zählt man nur die getrockneten Erbsen, Bohnen und Linsen zu den Hülsenfrüchten. Sojabohnen und Erdnüsse sind wegen ihres hohen Fettgehalts Ölfrüchte und die frischen Erbsen und Bohnen gehören zum Gemüse. Kichererbsen sind eine unregelmäßig geformte, nussartig schmeckende Erbsenart. Erbsen, Linsen und Bohnen einschließlich der roten Kidneybohnen werden vor allem zu Eintopfgerichten zubereitet.

Ungeschälte Hülsenfrüchte werden vor dem Garen über Nacht in reichlich Wasser eingeweicht. Dadurch quillt die Zellulose und die Garzeit wird verkürzt. Geschälte Hülsenfrüchte benötigen eine kürzere Einweich- und Garzeit.

Rohe Hülsenfrüchte enthalten unerwünschte Substanzen (Hämagglutinine). Sie werden durch 15-minütiges Kochen inaktiviert. Bei der Keimung von Hülsenfrüchten werden diese Stoffe teilweise abgebaut. Daher reicht es, Sprossen von Hülsenfrüchten zu blanchieren (mit heißem Wasser überbrühen).

Erdnüsse werden für die Herstellung von Erdnussöl und Erdnussbutter verwendet oder geröstet (und zum Teil) gesalzen und direkt verzehrt.

Eine besondere Bedeutung auch als Ersatz/Alternative für Fleisch und Milchprodukte haben die eiweißreichen Sojabohnen. Das gilt zum Beispiel für Vegetarier – insbesondere Veganer – und Menschen, die Kuhmilch nicht vertragen.

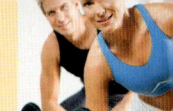

Soja – die große Bohne

China ist vermutlich das Ursprungsland der Sojabohnenkultivierung und im alten China zählte sie auch zu den fünf heiligen Pflanzen. Seit über 4000 Jahren wird Soja im asiatischen Raum wegen ihres Nährwerts und ihrer gesundheitsfördernden Eigenschaften geschätzt. Mittlerweile hat sich Soja aufgrund der günstigen Klima- und Bodenbedingungen auch in den USA und Kanada sowie in bestimmten Regionen (zum Beispiel Frankreich) als bedeutende Feldfrucht etabliert. Der weltweite Verbrauch steigt ständig. Dazu tragen die überaus vielfältigen Verwendungsmöglichkeiten in Lebensmitteln und Speisen bei und zwar sowohl aufgrund ihrer wertvollen Inhaltsstoffe als auch funktionellen Eigenschaften bei der Lebensmittelherstellung.

Die Begriffe »Soja, Soya, Soy und Soybean« gehen wahrscheinlich auf die chinesische Bezeichnung »sou« zurück, was so viel wie »große Bohne« bedeutet.

Aufgrund des für pflanzliche Lebensmittel außergewöhnlich hohen Eiweißgehalts wurde die Sojabohne im asiatischen Raum zutreffend als »Fleisch des Feldes« bezeichnet und gehört dort traditionell zu den Grundnahrungsmitteln. Ebenso anschaulich ist das Bild der Sojabohne als »Chinas« Kuh, da sich eine Alternative zur Kuhmilch daraus herstellen lässt.

Etwa seit Anfang des 18. Jahrhunderts kennt man die Sojapflanze auch in Europa. Die ernährungsphysiologischen Vorteile, die Sojabohnen und auch andere Hülsenfrüchte mit ihrem hohen Eiweiß- und Ballaststoffgehalt gegenüber

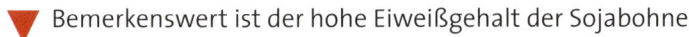

Bemerkenswert ist der hohe Eiweißgehalt der Sojabohne.

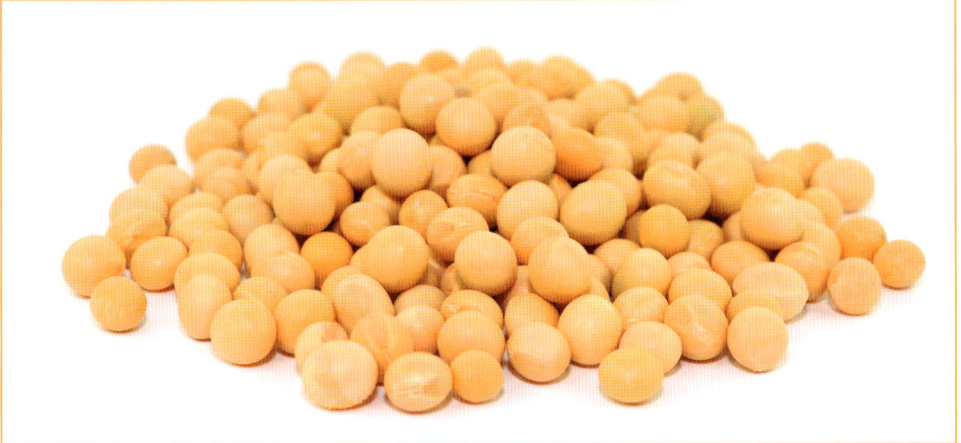

den meisten pflanzlichen Lebensmitteln haben, wurden jedoch hierzulande in den letzten Jahrzehnten immer weniger genutzt. So ist der traditionell wöchentliche Eintopf mit Hülsenfrüchten keineswegs mehr regelmäßiger Bestandteil der Alltagskost. Vielmehr blieben die Sojabohne und ein Großteil ihrer Produkte – mit Ausnahme des Sojaöl – lange Zeit ein Fleischersatz für Vegetarier und ein Austauschprodukt für Menschen, die Kuhmilch nicht vertragen oder aus anderen Gründen ablehnen. Darüber hinaus finden sich Teilprodukte der Sojabohne recht häufig auf unserem Speiseplan wie das bereits erwähnte Sojaöl als Speiseöl oder Rohstoff für Margarine sowie Sojasoße und nicht zuletzt das bekannte Sojalecithin als Emulgator in einer Vielzahl von Nahrungsprodukten wie Backwaren, Schokolade und Eiscreme.

Sojabohnen werden meistens in Form ihrer Verarbeitungsprodukte gegessen. Die Hauptinhaltsstoffe – das biologisch hochwertige, dem tierischen Eiweiß ebenbürtige Sojaprotein und das an mehrfach ungesättigten Omega-6- und Omega-3-Fettsäuren reiche Sojaöl – kann man in konzentrierter Form gewinnen. Es gibt entsprechende Sojaproteinkonzentrate. Die Sojabohne liefert ebenso ein feines, weiches Mehl mit nussigem Aroma. Es ist eiweißreicher als Getreidemehle und frei von Gluten (Klebereiweiß). Neben vollfetten Mehlen gibt es fettreduzierte Varianten. Ebenso eignen sich geröstete Sojakerne als Snackprodukt. Ein weiteres Grundprodukt ist ein milchähnliches Sojabohnengetränk, das zu einem quarkähnlichen Produkt, dem Tofu weiterverarbeitet werden kann. Ein dem Joghurt ähnliches Produkt ist der Yofu, der ebenfalls aus Sojadrink hergestellt wird. Darüber hinaus findet Sojasoße als Würzmittel Verwendung in der Küche ebenso wie Miso – eine Sojapaste für Suppen und Soßen. Sojasprossen eignen sich für Salate, Frühlingsrollen, Gemüsepfannen und zusätzlich als Brotbelag.

Ernährungsphysiologische Eigenschaften von Hülsenfrüchten

Hülsenfrüchte haben von den pflanzlichen Lebensmitteln den höchsten Eiweißgehalt. Er ist deutlich höher als bei Gemüse und im Vergleich zum Getreide bis zu dreimal höher. Damit sind Hülsenfrüchte eine wichtige pflanzliche Proteinquelle. Sie eignen sich ebenfalls zur Steigerung der biologischen Wertigkeit in Kombination mit Getreideprotein oder anderen tierischen Eiweißquellen (sogenannte Ergänzungswirkung).

Die fettreichen Sojabohnen und Erdnüsse weisen eine sehr gute Fettqualität auf, wobei die Fettsäurezusammensetzung der Erdnuss derjenigen von Oliven ähnelt, das heißt einen hohen Anteil einfach ungesättigter Fettsäuren aufweist. Ernährungsphysiologisch bedeutsam sind

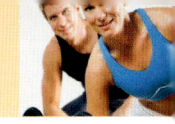

auch die Ballaststoffe sowie Mengen- und Spurenelemente wie Kalium, Magnesium und Eisen sowie Vitamine der B-Gruppe. Ebenso von Bedeutung sind die sekundären Pflanzeninhaltsstoffe aus der Gruppe der Phytosterine und Phytoöstrogene (Isoflavone), die gesundheitsschützende Eigenschaften entwickeln.

Als unerwünschte Inhaltsstoffe von Hülsenfrüchten gelten die Purine (Harnsäurebildner), die allerdings in Form der modernen Verarbeitungsverfahren von Sojaprodukten wie Sojadrinks und den daraus abgeleiteten Sojaerzeugnissen im Rahmen einer ausgewogenen Ernährung keine besondere Belastung darstellen. Während 100 Gramm getrocknete Sojabohnen knapp 200 mg Purine enthalten, liegt der Gehalt in Sojadrinks aufgrund des Herstellungsverfahrens bei 20 mg pro 100 Gramm.

Als Anregung für europäische Geschmacksgewohnheiten empfehlen sich der wöchentliche Verzehr eines Eintopfgerichts auf Hülsenfruchtbasis sowie eventuell ein Teilaustausch von Milch und Milchprodukten durch Sojadrinks und Sojaerzeugnisse.

Nicht zuletzt wegen des hohen Eiweißgehalts haben Sojabohnen mit zirka 35 g Protein/100 g (im Vergleich liegt Fleisch bei zirka 20 g Protein/100 g) auch Einzug in die Sportlerernährung gefunden. Studien mit Sojaproteinen zeigen eine überzeugende Wirkung hinsichtlich des Muskelaufbaus und aufgrund der antioxidativen Wirkung von Sojaeiweiß soll auch dem oxidativen Stress, der zu Ermüdung und Muskelschädigung führen kann, vorgebeugt werden. Sojaprotein gilt als perfekte Ergänzung zum Molkenprotein, da sich durch die unterschiedlich lange Verfügbarkeit dieser Proteine im Magen-Darm-Trakt ein größtmögliches Absorptionsfenster (Aufnahme im Darm) für diese Mischung ergibt. Das spricht eindeutig für mehr Komponenten-Proteine im Bereich der Ergänzungsprodukte.

Allerdings gibt es auch Vorbehalte bzw. negative Stimmen zu Sojaprodukten aufgrund ihres natürlichen Gehalts an schwach östrogenwirksamen Isoflavonen, die zur Erhöhung des Östrogenspiegels führen sollen. Jedoch bestehen bei Soja-Lebensmitteln einschließlich Proteinkonzentraten in Bezug auf die geringen Mengen (gilt nicht für isolierte Sojaisoflavone in Kapseln) keine diesbezüglichen Bedenken, wenn man die Mehrheit der Untersuchungsergebnisse dazu berücksichtigt.

Ein weiteres Thema ist die gentechnologische Veränderung von Soja. Es gibt jedoch auch Sojalebensmittel ohne Gentechnik (auf entsprechende Hinweise achten!). Eine aktuelle Soja-Alternative ist die einheimische Lupine, deren Samen ebenfalls sehr einweißreich sind und bei der sich die Gentechnikfrage nicht stellt.

6

Fett – wichtige Energiequelle

Im Körper gespeichertes Fett ist vor allem ein Energiedepot und hat von allen Energieträgern in der Nahrung die höchste Energiedichte.

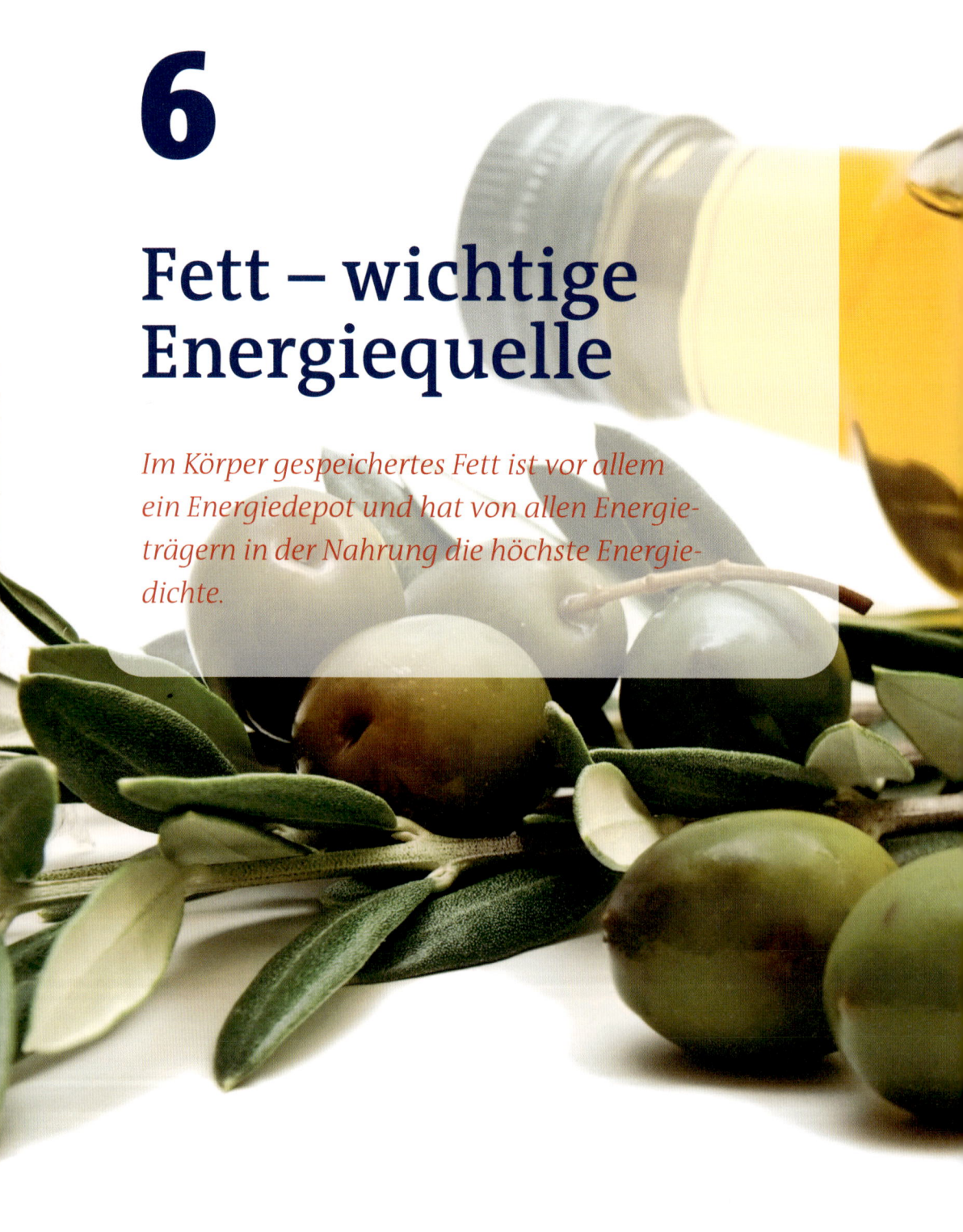

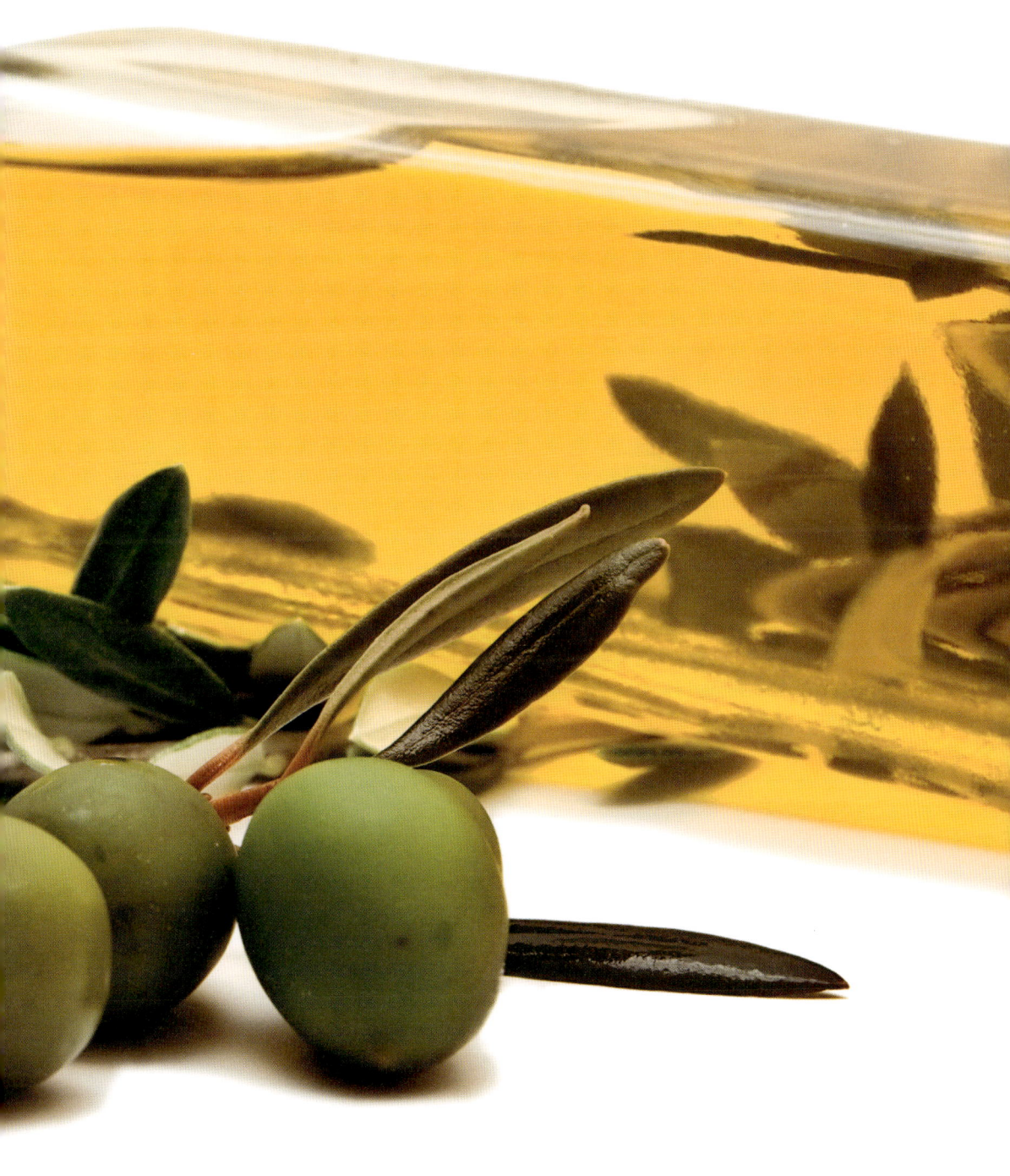

Fett – Energiequelle und mehr

Ziemlich einseitig hat man in den letzten Jahren Fett als Hauptverursacher von Übergewicht und Krankheiten hingestellt. Am bekanntesten wurde die Low-Fat-Diätwelle. Doch »low fat« heißt nicht »no fat« und bei richtiger Fettauswahl überwiegen sogar die gesundheitlichen Vorteile. Aus ernährungsphysiologischer Sicht ist Nahrungsfett und im Körper gespeichertes Fett vor allem ein Energiedepot.

Fette stellen auch beim schlanken Sportler das größte Energiereservoir im menschlichen Organismus dar und haben von allen Energieträgern in der Nahrung die höchste Energiedichte. Ein Kilogramm Körperfettgewebe entspricht einem Energiepotenzial von zirka 7000 Kilokalorien.

Fette sind eine konzentrierte Energiequelle und vor allem bei Ausdauerleistungen wichtig, da die Fettreserven die Kohlenhydratreserven um ein Vielfaches übersteigen. Hier sind im Durchschnitt 100 000 kcal gespeichert – eine Energiemenge, die ausreichen würde, um zum Beispiel eine fast 400 Stunden lange Wanderung zu unternehmen.

Im Sport und auch allgemein im Alltag gilt es jedoch, diese angelegten Fettreserven richtig zu nutzen und vor allem auch im Zusammenhang mit Übergewicht deren erwünschten Abbau nicht zu blockieren bzw. sogar noch zu fördern. Hierzu sind Trainingsmaßnahmen und diätetische Maßnahmen am besten in Kombination geeignet (Stichworte: Nüchterntraining, Training der Grundlagenausdauer, intermittierendes Fasten, Beschränkung der Kohlenhydratzufuhr unter Beachtung von glykämischem Index und von glykämischer Last). Bei bequemen Leben haben die Muskelzellen die Fettverbrennung weitgehend verlernt. Gut trainierte Leistungssportler haben ihren Fettstoffwechsel dagegen so aktiviert, dass sie auch bei intensiven Belastungen noch Fett verbrennen. Bei gleicher Belastung verbrauchen sie ungefähr vier- bis fünfmal so viel Fett wie untrainierte, übergewichtige oder sogar adipöse Menschen.

Fett, der Nährstoff mit der höchsten Energiedichte, hat mehr als doppelt so viele Kalorien wie Kohlenhydrate. Fettreiche Lebensmittel sind darüber hinaus Träger der fettlöslichen Vitamine A, D und E, der lebensnotwendigen mehrfach ungesättigten Fettsäuren sowie vieler Geschmacksstoffe in unserer Nahrung.

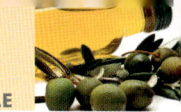

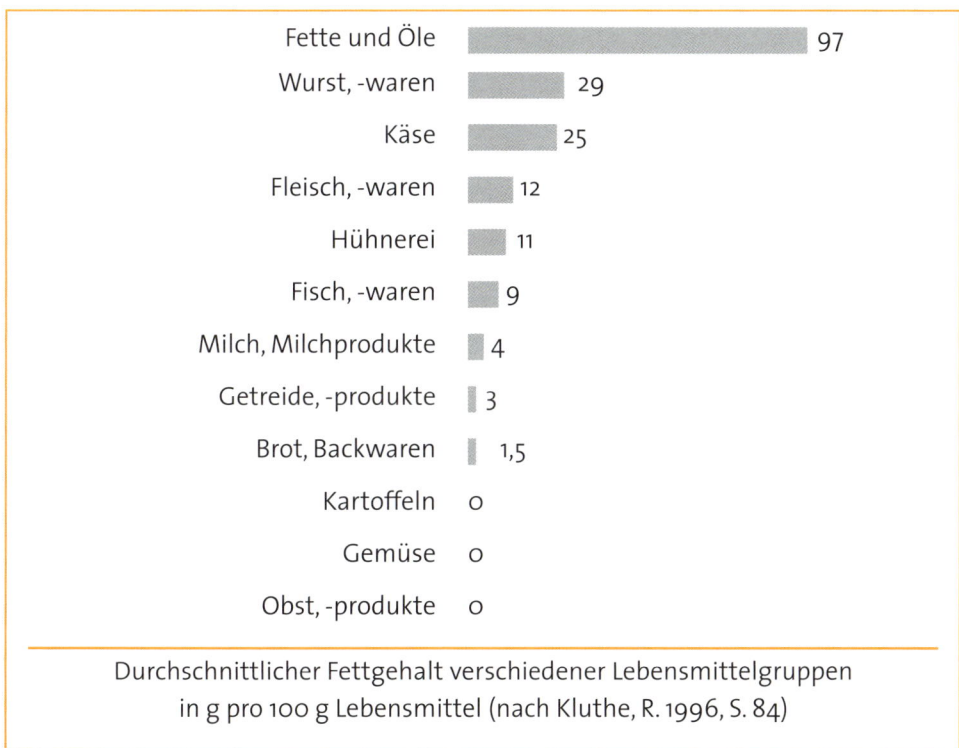

Fette und Öle	97
Wurst, -waren	29
Käse	25
Fleisch, -waren	12
Hühnerei	11
Fisch, -waren	9
Milch, Milchprodukte	4
Getreide, -produkte	3
Brot, Backwaren	1,5
Kartoffeln	0
Gemüse	0
Obst, -produkte	0

Durchschnittlicher Fettgehalt verschiedener Lebensmittelgruppen in g pro 100 g Lebensmittel (nach Kluthe, R. 1996, S. 84)

Einfach und mehrfach ungesättigte Fettsäuren – insbesondere die sogenannten Omega-3-Fettsäuren (vgl. Seite 66) – haben wichtige gesundheitsfördernde Eigenschaften und dienen auch dem präventiven Gesundheitsschutz sportlich Aktiver.

Im Organismus dienen Fette als Energiespeicher und Isoliermaterial, Fettgewebe ist darüber hinaus ein schützendes Polster für lebenswichtige innere Organe.

Jedes Fettmolekül hat einen einfachen Bauplan. Es besteht aus einem Teil Glyzerin und drei Fettsäureresten. Wissenschaftler sprechen deshalb auch von Triglyzeriden.

Fettstoffwechsel

Unser Körper ist bekanntlich nicht auf einen »Brennstoff« festgelegt. Bei längeren Belastungen muss der Organismus auf seine Fettreserven zurückgreifen. So ist am Ende von Dauerbelastungen ein deutlich gesteigerter Fettabbau zwecks Energiegewinnung aus Fettsäuren zu beobachten. Bei geringer Belastungsintensität kann der Körper 60 bis 70 Prozent der Energie aus Fetten beziehen.

Fette stellen, auch bei schlanken Menschen, das größte Energiereservoir im Körper dar. Selbst bei extremen Ausdauerleistungen kann die gespeicherte Fettenergie nicht erschöpft werden. Die Glykogendepots, das heißt die Kohlenhydratspeicher in der Muskulatur, stellen im Vergleich zum Fett die knapperen Energiereserven dar.

Ausdauertraining kann die Fähigkeit steigern, Fettgewebe als Energiequelle zu mobilisieren. Vor allem durch das Training der Grundlagenausdauer nimmt die Sauerstoffversorgung der Muskulatur und damit auch ihre Fähigkeit zur Fettverbrennung zu. Dies hilft gut trainierten Ausdauersportlern, Glykogen zu sparen.

Die Tatsache, dass körpereigene Fettreserven entscheidend zur Energieversorgung bei Ausdauerleistungen beitragen, darf nicht zu dem Schluss führen, dass eine fettreiche Ernährung unbedingt notwendig sei. Im Gegenteil, an Wettkampf- und Trainingstagen und in der Vorbereitungs- sowie in der Regenerationsphase sollten Sportler kohlenhydratreich und fettbewusst essen, um nicht die Glykogenspeicherung zu mindern, denn Kohlenhydrate sind bei intensiven Belastungen und zur Versorgung des Nervensystems und des Gehirns mit Energie unverzichtbar. Der Anteil der Fette an der täglichen Energiebereitstellung sollte etwa 30 Prozent betragen.

Nur bei sehr hohen Energieumsätzen, beispielsweise bei über 4500 kcal, kann es sinnvoll sein, den Fettanteil auf 35 Prozent zu steigern, damit die aufzunehmende Nahrungsmenge nicht zu groß wird.

Fettreiche Lebensmittel sind eben kleine »Kraftpakete« und haben bezogen auf das Gewicht und Volumen eine hohe Energiedichte. Nicht umsonst sind bei bestimmten Sportaktivitäten deshalb zum Beispiel bei Bergsteigen, intensivem Bergwandern und Mountainbiking Snacks (wie Trockenwurstspezialitäten) beliebt. Andererseits verbrauchen Fette bei der Energiegewinnung viel Sauerstoff, sodass sie in hohen Lagen nur begrenzt aufgenommen werden sollten. Besser wäre da schon eine Nuss-Trockenfruchtmischung (sogenanntes Studentenfutter) oder eine Nuss-Fruchtschnitte. Nachfolgend sollen die typischen Nahrungsfette vorgestellt werden.

Fette und Öle

Bei den Nahrungsfetten unterschieden wir Fette tierischer und pflanzlicher Herkunft, die der Verbraucher überwiegend als Streichfette (Butter und Margarine) und Speiseöle kennt und verwendet. Neben dem »sichtbaren« Fett, zu dem auch der Fettrand an einem Fleischstück oder Schinken zählt, kommt Fett noch als Bestandteil fetthaltiger Lebensmittel wie Avocados und Nüssen vor. Ebenso liegt

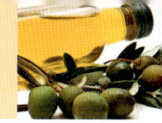

Fett in verarbeiteter Form (sogenanntes verstecktes Fett) zum Beispiel in Wurst, Gebäck, Chips und Schokolade vor. Die Tabelle auf der vorhergehenden Seite gibt eine erste Orientierung darüber, wie viel Fett in der Nahrung steckt.

Eigenschaften und Verwendung von Fetten in der Küche

Kalt gepresste Öle mit ihrem hohen Gehalt an ungesättigten Fettsäuren sind empfindlich gegen Luft, Licht und hohe Temperaturen. Sie sollten kühl und dunkel aufbewahrt und nach Anbruch bald verbraucht werden. Deshalb werden sie für den Haushalt auch in kleinen Mengen angeboten. Zum Braten sind sie viel zu schade. Dafür und zum Frittieren nimmt man besser Kokosfett oder einfaches Pflanzenöl. Butter und Margarine enthalten Wasser und spritzen bei stärkerem Erhitzen. Das ebenfalls enthaltene Eiweiß verbrennt, und die Butter wird schwarz. Sie bekommt einen bitteren Geschmack. Darum wird Butter zum Braten geklärt, das heißt bei niedrigen Temperaturen geschmolzen, damit sich Wasser und Eiweiß absetzen. Im Handel ist sie als Butterschmalz erhältlich.

Je nach Zusammensetzung beginnt aber jede Fettsorte bei einer bestimmten Temperatur zu rauchen (Rauchpunkt).

Welches Fett zu welchem Zweck? (Matthäus 2009)					
Fett	**Verwendungszweck**				
	Salate	Backen	Braten	Kurzbraten	Frittieren
Pflanzenfett	-	+++	+++	+++	+++
Olivenöl, kalt gepresst	+++	-	+	+	+
Rapsöl, kalt gepresst	+++	-	+	+	+
Rapsöl, raffiniert	+++	-	+++	+++	++
HO-Pflanzenöl [1]	+++	-	+++	+++	+++
Pflanzencremes.	+	+++	++	++	-
Butter	-	+++	+	++	-
Erdnussöl	+	+	+++	+++	+++
Leinöl	+++	-	-	-	-
Distelöl	+++	-	-	-	-
Schmalz	-	+++	+++	+++	+++
1) HO-Pflanzenöl: Pflanzenöl mit hohem Ölsäure-Gehalt (high oleic-Öl)					
+++ sehr gut geeignet, ++ geeignet, + weniger geeignet, - ungeeignet					

Quelle: AID (Hrsg.) Lebensmittelverarbeitung im Haushalt, 2010, S. 181

Dies und ein stechender Geruch sind deutliche Anzeichen für eine Fettzersetzung. Dabei entstehen gesundheitsschädliche Substanzen, insbesondere wenn die Erhitzung über längere Zeit erfolgt oder die Fette öfter verwendet werden, zum Beispiel beim Frittieren.

Die vorhergehende Übersicht gibt Aufschluss über den richtigen Fetteinsatz bei der Nahrungszubereitung und Speisenherstellung.

Fazit: Fette weisen unter den Makronährstoffen die höchste Energiedichte auf und versorgen uns je nach Herkunft mit lebensnotwendigen mehrfach ungesättigten Fettsäuren sowie dem fettlöslichen Vitamin E. Insgesamt sollten zirka 30 Prozent der Kalorien aus Fett stammen.

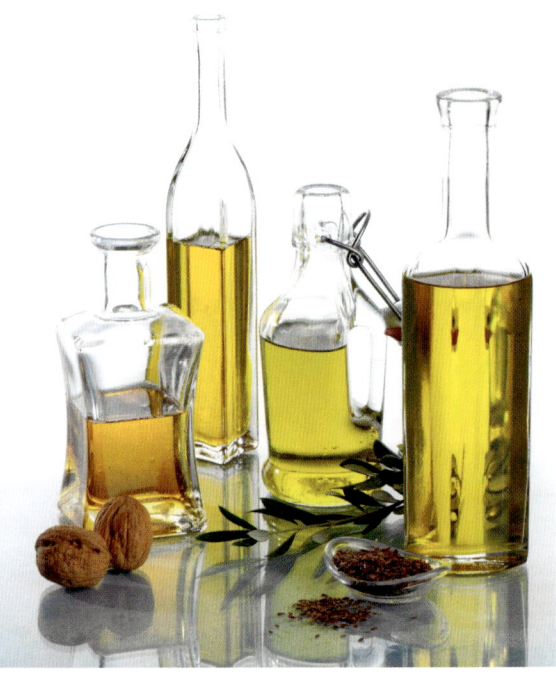

▲ Fette enthalten lebensnotwendige Vitamine.

Daraus ergibt sich für die sichtbaren Fette (Streich- und Zubereitungsfett) ein Anteil von 30 bis 40 Gramm pro Tag bei einem Energieumsatz von 2000 bis 2500 kcal.

Für das in Lebensmitteln verarbeitete Fett (oft als »verstecktes Fett« bezeichnet) verbleibt ebenfalls ein Anteil von etwa 30 bis 40 Gramm pro Tag. Bevorzugt werden sollten daher fettarmer Käse und Aufschnitt sowie mageres Fleisch und weniger Gebäck, Nüsse, Chips, Schokolade, Pralinen und Schokoriegel gegessen werden.

Bei Käse, Quark oder Wurst als Brotbelag sollte auf das Streichfett verzichtet werden.

Für Salate sind Olivenöl oder Rapsöl besonders empfehlenswert.

Fette/Öle sollten nicht zu lange und zu hoch erhitzt werden. Kokosfett oder spezielle Frittierfette eignen sich zum Braten oder Frittieren.

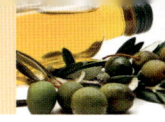

Stechender Geruch und Rauchbildung deuten auf zu häufige und zu hohe Fetterhitzung und giftige Fettzersetzungsprodukte hin.

Saure Sahne (10 Prozent Fett) oder Sojacreme (ca. 20 Prozent Fett) statt süßer Sahne (30 Prozent Fett) und Crème fraîche (30 Prozent Fett) sind für Saucen zu bevorzugen.

Es empfiehlt sich, den Fettrand am Fleisch erst nach dem Braten abzuschneiden. So bleibt das Fleisch saftig.

Ein- bis zweimal wöchentlich sollte man omega-3-haltige Kaltwasserfische genießen – allerdings in fettarmer Zubereitung, zum Beispiel gedünstet, pochiert, gegrillt oder in Folie gegart statt paniert und gebraten. Herings- oder Makrelenfilet in Tomatensoße, Hering mariniert und Makrele geräuchert sind ebenfalls zu empfehlen.

Obwohl Fett und fettreiche Speisen einen gewissen Sättigungseffekt haben, sollte man sich lieber an volumenreichen ballaststoffhaltigen Lebensmitteln satt essen.

Fettsparen ohne Genussverlust

Fett ist bekanntlich ein Geschmacksträger. Doch wer die Tricks der leichten Küche beherrscht und Kräuter und Gewürze entsprechend großzügiger dosiert, muss sich um den Genuss beim Essen keine Sorgen machen. Außerdem bleiben bei der neuen, leichten Art zu garen

auch die Vitamine und andere wertvolle Inhaltsstoffe optimal erhalten.

So sparen Sie Fett schon beim Zubereiten Ihrer Speisen:

☐ Grillen im Backofen oder auf dem heißen Stein,

☐ Dämpfen im Siebeinsatz oder Dämpfkörbchen,

☐ Garen in der Folie oder in einem Bratschlauch,

☐ Garen im Tontopf (»Römertopf«) im eigenen Saft,

☐ Braten in beschichteten Pfannen,

☐ Garen im Wok (dem Universalgerät der asiatischen Küche) durch sogenanntes Pfannenrühren,

☐ Bratensoßen mit püriertem Gemüse binden,

☐ Johannisbrotkernpulver als pflanzliches Bindemittel verwenden,

☐ Für die Salatsauce Joghurt statt Mayonnaise nehmen,

☐ Vinaigrette mit Brühe oder Tomatensaft verlängern,

☐ Fisch nicht mit Semmelbröseln, Ei und Mehl panieren,, sondern nur in Mehl oder Speisestärke wenden,

☐ Reichlich frische Kräuter und Gewürze verwenden, wenn Speisen fettarm zubereitet werden.

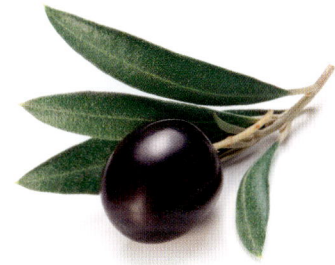

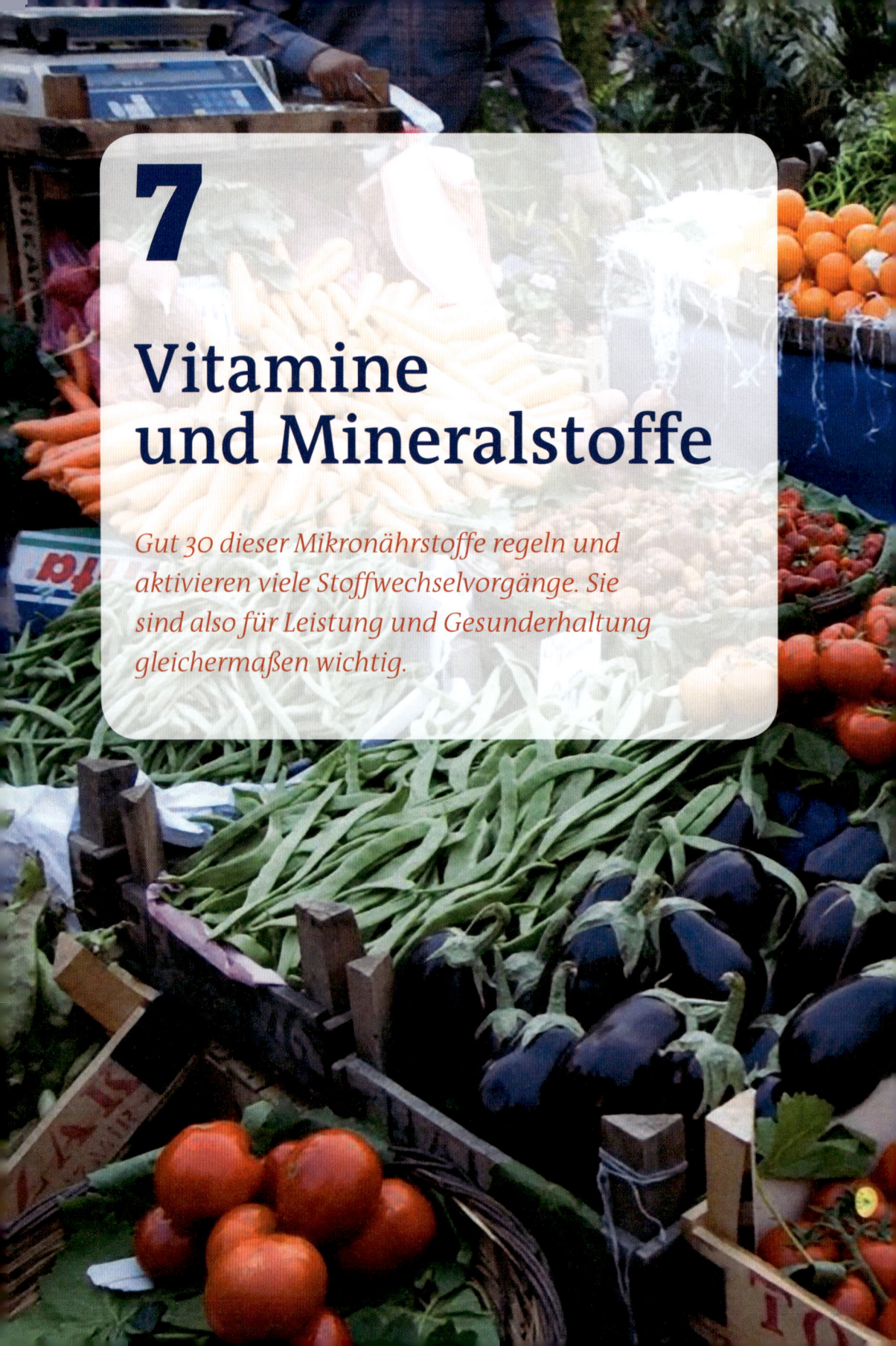

7
Vitamine
und Mineralstoffe

Gut 30 dieser Mikronährstoffe regeln und aktivieren viele Stoffwechselvorgänge. Sie sind also für Leistung und Gesunderhaltung gleichermaßen wichtig.

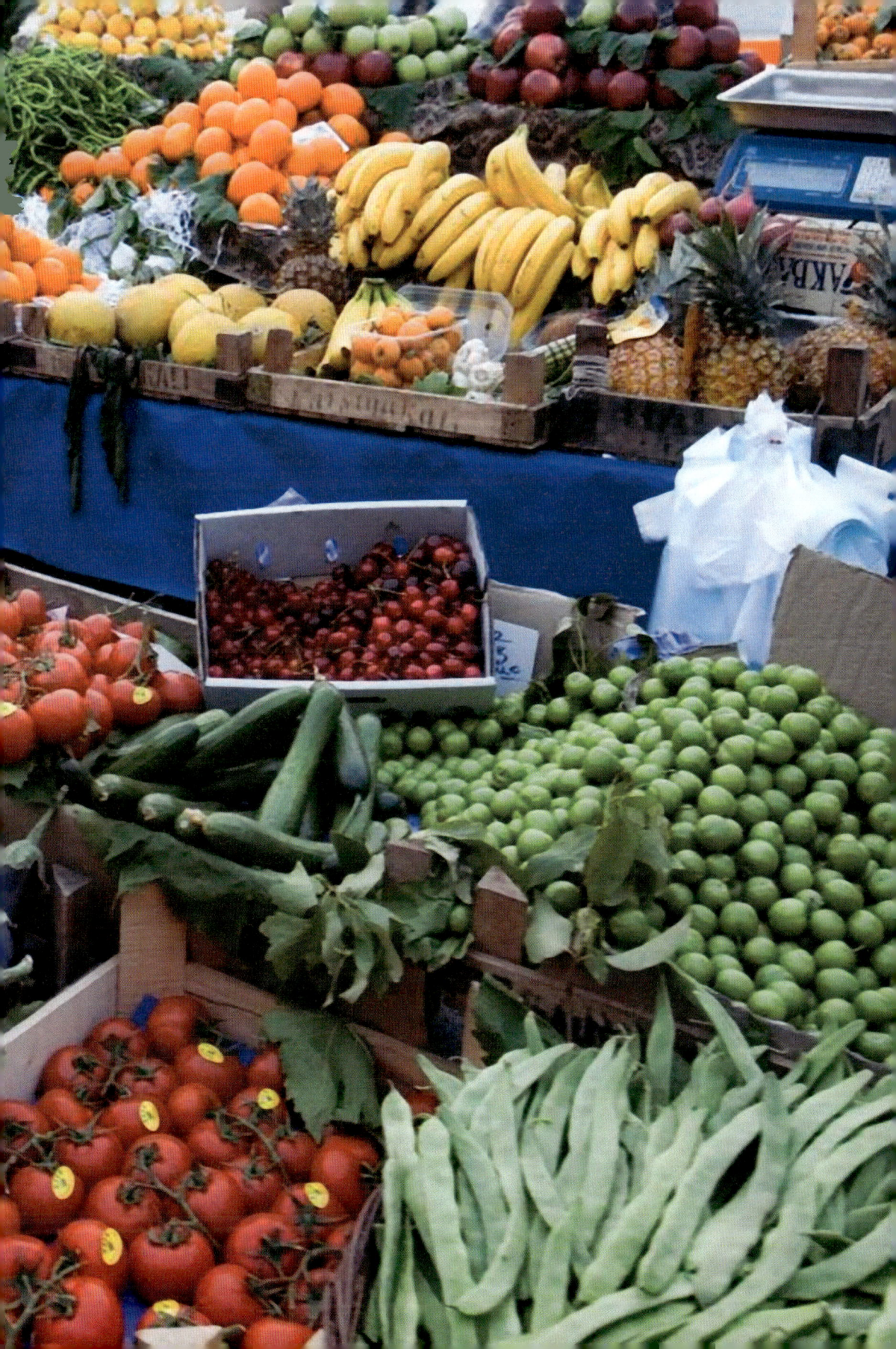

Vitamine und Mineralstoffe

Vitaminreich zu essen, ist für viele der Inbegriff einer gesunden Ernährung. Auch Sportler schätzen sie als wichtige Fitmacher und setzen besonders häufig auf Vitamine in Form von Nahrungsergänzungsmitteln. Am bekanntesten sind die Vitamine C und E. Allerdings benötigen wir insgesamt 13 Vitamine für Gesundheit und Leistungsfähigkeit.

Ohne diese sogenannten Mikronährstoffe läuft nichts im biochemischen Stoffwechselbetrieb. B-Vitamine sind an der Umsetzung von Kohlenhydraten in Energie und am Aufbau von Muskelsubstanz aus Protein bzw. Aminosäuren beteiligt. Andere Vitamine schützen unsere Gesundheit (zum Beispiel Vitamine E und C) und sind für den Kalziumhaushalt und Knochenstoffwechsel (zum Beispiel Vitamin D) unverzichtbar.

Nicht zuletzt greifen einige Vitamine in die für sportlich Aktive besonders wichtige Blutbildung ein. Dazu zählen die Vitamine B12, Folsäure aber auch Vitamin B2 und B6 sowie das Spurenelement Eisen. Damit kommen wir zu den anorganischen Mikronährstoffen den Mineralstoffen, die sich je nach mengenmäßigem Vorkommen im Körper und dem damit verbundenen Nahrungsbedarf in Mengen- und Spurenelementen unterteilen lassen. Für die Muskelfunktion wichtig sind Magnesium, Kalzium und Kalium, während Letzteres zusammen mit Natrium wichtig für den Wasserhaushalt ist. Zink spielt eine zentrale Rolle im Eiweißstoffwechsel und ist für die Immunabwehr wichtig.

Gut 30 dieser Mikronährstoffe insgesamt regeln und aktivieren viele Stoffwechselvorgänge, sind also für Leistung und Gesunderhaltung gleichermaßen wichtig.

Mit der Ausnahme von konzentrierten Kalorienträgern wie Zucker, Alkohol und hauptsächlich daraus bestehenden Produkten liefern alle Lebensmittelgruppen den einen oder anderen oder sogar eine ganze Palette dieser in kleinsten Mengen unentbehrlichen Wirkstoffe. Im Allgemeinen stehen Früchte und Gemüse, vor allem als Rohkost, für eine vitamin- und mineralstoffreiche Ernährung. Weniger bekannt sind Vollkornprodukte, Fleisch, Fisch, Ei und Milchprodukte als reiche Quellen für B-Vitamine und Spurenelemente wie Eisen und Zink. Die verschiedenen Obst- und Gemüsesorten enthalten vor allem Vitamin C sowie Carotinoide und weitere sekundäre Pflan-

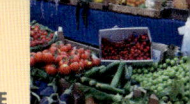
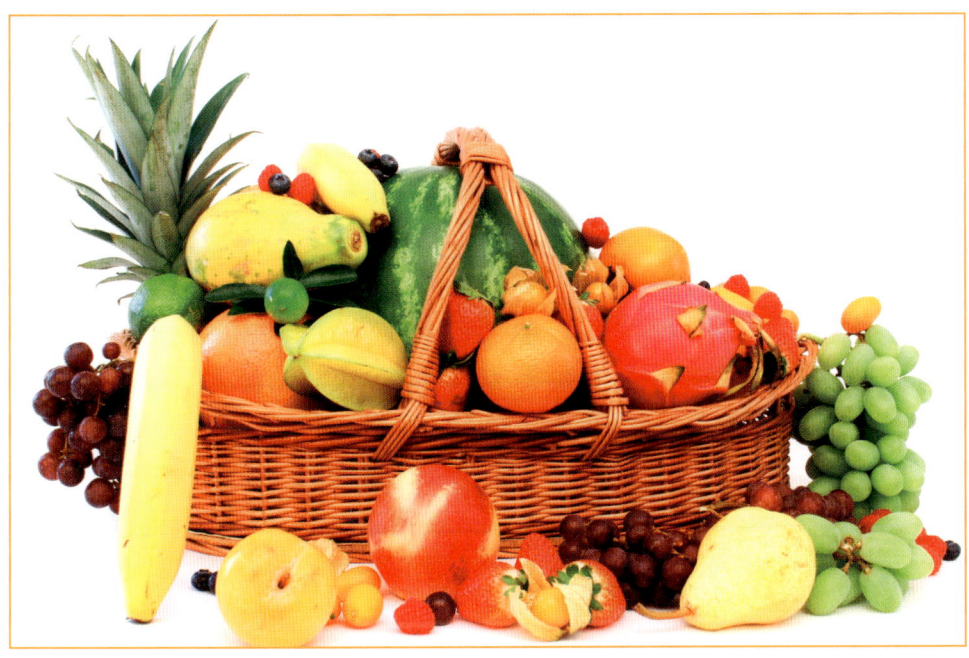

▲ Obst ist gesund. Aber vor dem Genuss unbedingt waschen.

zenstoffe sowie Magnesium und Kalium und zum Teil auch Eisen.

Viel hilft nicht viel

Auch für sportlich Aktive ist das oberste Gebot, sich so vielseitig wie möglich mit den verschiedenen Lebensmitteln zu versorgen. Auch die häufig diskutierte Frage nach einem erhöhten Vitamin- und Mineralstoffbedarf im (Leistungs-) Sport lässt sich einfach beantworten. Wer entsprechend seinem gesteigerten Energiebedarf mehr isst, bekommt auch das gesteigerte Quantum an Mikro-

nährstoffen – vorausgesetzt er wählt insgesamt bewusst aus. Der Bedarf an Mikronährstoffen steigt nämlich nicht überproportional zum Energiebedarf. Menschen mit höherem Energieumsatz haben grundsätzlich die bessere Karte, um sich vollwertig zu ernähren. Nur bei unterkalorischer Ernährung – im Sport auch in bestimmten Disziplinen mit Gewichtsklassen oder strenger Bewertung des äußeren sehr schlanken Körperbilds – können ebenso wie in Phasen der Gewichtsreduktion Defizite an einzelnen Vitaminen und Mineralstoffen auftreten. In diesem Fall ist gegebenenfalls eine entsprechende Nahrungsergänzung zu empfehlen. Ansonsten – auch vor dem Hintergrund der Gewichtskontrolle – raten wir möglichst viel Gemüse und Obst auf den Speiseplan zu bringen. Diese Lebensmittel haben fast alle eine geringe Energiedichte und dafür eine hohe Dichte an Vitaminen und Mineralstoffen. Besonders Obst ist wasserreich und erfrischt als leichter Snack in der Pause und nach dem Sport.

Obst – einheimisch bis exotisch

Das Angebot der frischen und saftigen Fitmacher ist umfangreich und nimmt insbesondere im Bereich der exotischen Spezialitäten ständig zu. Beim einheimischen Obstangebot unterscheiden wir Beerenfrüchte (zum Beispiel Erdbeeren, Heidelbeeren und Johannisbeeren), Steinobst (Kirschen, Pflaumen, Aprikosen und Pfirsiche) sowie Kernobst (Äpfel, Birnen und auch Granatäpfel).

Da sich die gesundheitsfördernden antioxidativen Farbstoffe und Verbindungen oft in der Schale befinden, sollte diese – wenn möglich – mitgegessen werden. Vorher sollte das Obst aber unbedingt sorgfältig abgerieben, geputzt oder gewaschen werden. Früchte aus ökologischem Anbau sind eine Alternative, denn sie wurden weniger behandelt. Ein besonders hohes antioxidatives Schutzpotenzial haben Kirschen, Pflaumen, rote Weintrauben, Heidelbeeren, Schwarze Johannisbeeren, Erdbeeren, Apfelbeeren (Aronia) und nicht zuletzt der Apfel – das Symbol für Obst schlechthin.

Die bunte Vielfalt der einheimischen und europäischen Früchte wird ergänzt durch ein fast noch größeres und stets zunehmendes Sortiment von Zitrusfrüchten, tropischen und exotischen Obstsorten. Das Angebot an Zitrusfrüchten und Exoten ist riesig: Zitronen, Limetten, Orangen, Grapefruits und Kumquats – eine nur olivengroße Zitrusfrucht, die roh mit Schale gegessen wird. Ananas, Papaya, Guave, Passionsfrucht, Mango, Kiwi, Kaki, Kaktusfeige, Granatapfel und Feige sind weitere Vertreter der großen Palette exotischer Fitmacher. Schließlich soll nicht die Banane vergessen werden, die der gehaltvollste Energiespender unter den Früchten und praktisch wie ein Sportriegel zu verwenden ist. Bananen sollen aber nicht das einzige Obst sein, das man genießt. Von der Energiedichte und vom Gehalt an gesundheitsfördernden Inhaltsstoffen sind die wasserreichen Obstsorten zu bevorzugen – auch als erfrischender Durstlöscher beim Sport

Tropische Früchte spenden außer Vitamin C auch reichlich Carotinoide – was an ihren leuchtenden Farben leicht zu erkennen ist. Ananas, Papaya und Mango enthalten außerdem eiweißspaltende

Enzyme, die die Verdauung dieses Aufbaustoffes aus der Nahrung unterstützen. Kalium und eine Fülle an Aromastoffen (insbesondere ätherischer Öle) kommen hinzu. Zitrusfrüchte sind reich an den zu den sekundären Pflanzenstoffen zählenden Zitrusflavonoiden, die die biologische Aktivität von Vitamin C unterstützen.

Tipp: Obst schmeckt frisch am besten. Das Angebot kann aber auch durch Tiefkühlware, Konserven, Trockenfrüchte, Fruchtschnitten und Fruchtsäfte sowie Smoothies ergänzt werden.

Nüsse und Ölsaaten: kleine Powerpakete mit Gesundheitsplus

Hätten Sie es gewusst? Nüsse sind Obst und gehören zu den Schalenfrüchten: Der essbare Samen wird von einer harten, ungenießbaren Schale umschlossen. Streng botanisch gesehen, ist aber nicht alles, was Nuss heißt, tatsächlich eine. Wir richten uns lieber nach der handelsüblichen Zuordnung.

Zu den bekanntesten und beliebtesten Nüssen zählen Walnüsse, die in der Antike auch als »Götterspeise« bezeichnet wurden, sowie Haselnüsse, Mandeln, Macadamianüsse, Cashewnüsse, Para-

 Nussfett ist ausgesprochen gesund.

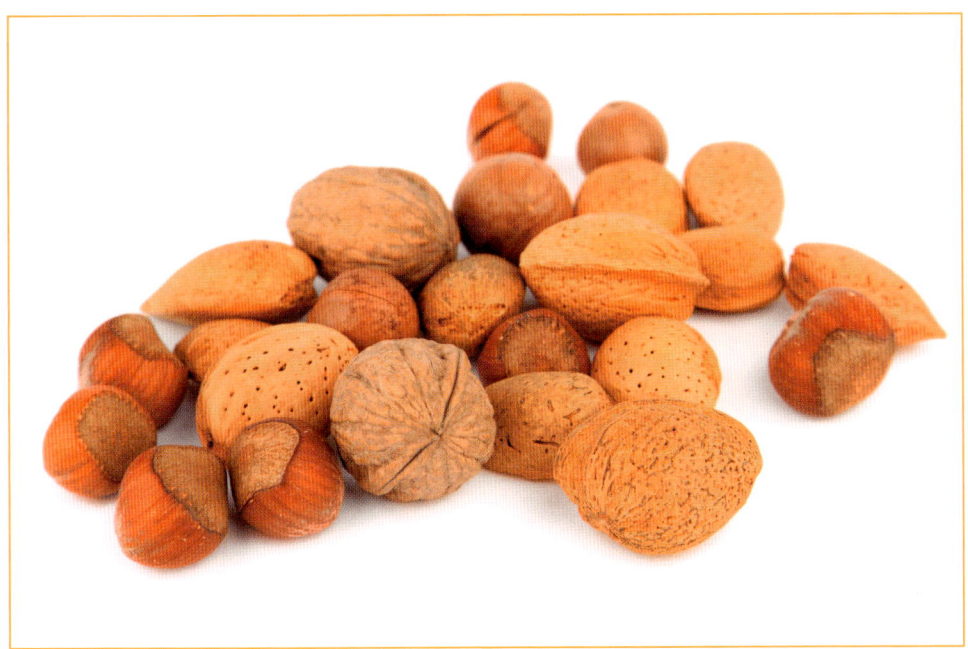

nüsse, Pekannüsse, Pistazien und Pinienkerne. Der Vollständigkeit halber soll auch die Kokosnuss erwähnt werden, deren Kernfleisch das feste und hoch erhitzbare Kokosfett enthält. Die beliebten Erdnüsse zählen botanisch nicht zum Obst, sondern zu den Hülsenfrüchten.

Einige Nussarten wie Cashewnüsse oder Pekannüsse gedeihen nur in ausgesprochen warmen Regionen, andere wie Walnüsse oder Haselnüsse wachsen auch bei uns. Ungeschälte Nüsse werden hauptsächlich im Spätherbst – nur nach der Ernte – angeboten. Geschälte Nüsse sind das ganze Jahr über erhältlich.

Wegen des hohen Fett- und Energiegehalts ist der Nussverzehr oft mit einem schlechten Gewissen verbunden. Nuss-

fett ist aber ausgesprochen gesundheitsförderlich, denn es ist reich an einfach ungesättigten Fettsäuren, sowie zum Beispiel bei den Walnüssen an mehrfach ungesättigten Omega-3-Fettsäuren.

Nüsse zu knacken, lohnt sich. Denn auch die anderen Inhaltsstoffe können sich sehen lassen. Die kleinen Powerpakete sind reich an pflanzlichem Eiweiß und eine gute Quelle für verschiedene Vitamine und Mineralstoffe. Dazu gehören B-Vitamine sowie das fettlösliche Vitamin E und die Mineralstoffe Magnesium, Kalium, Eisen und Zink. Darüber hinaus sind Nüsse reich an sekundären Pflanzenstoffen, die antioxidativ und antientzündlich wirken.

Nussgenuss ist Prävention mit Biss. Eine

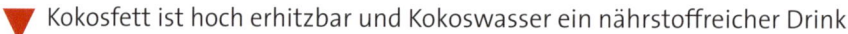

Kokosfett ist hoch erhitzbar und Kokoswasser ein nährstoffreicher Drink.

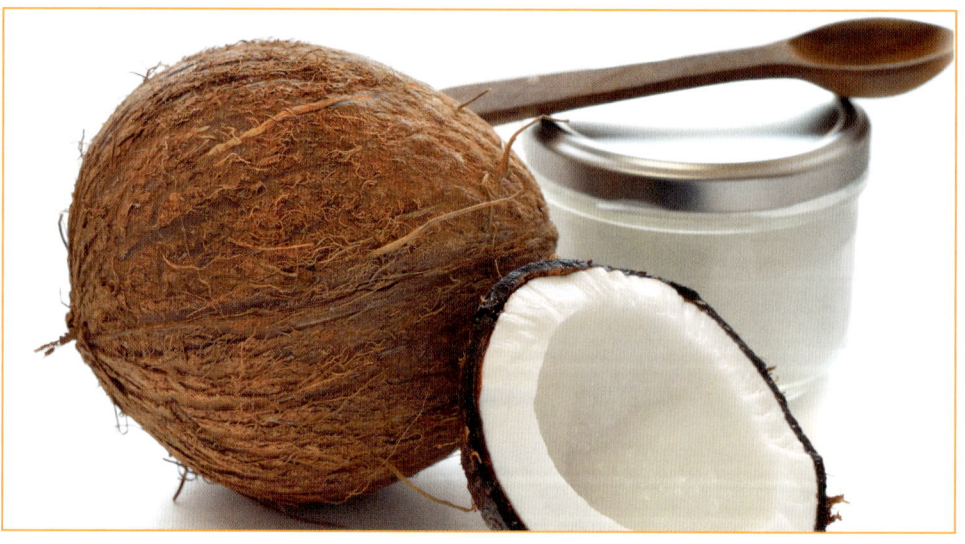

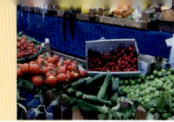

Handvoll Nusskerne (etwa 30 g) – am besten frisch aus der Schale – dürfen es pro Tag sein. Dies ist auch ein gut sättigender Snack ohne Kohlenhydrate und passt zu einer kohlenhydratbewussten und -reduzierten Ernährung mit einem niedrigen glykämischen Index. Fitnessbewusste können im Vergleich zu den meisten Süßigkeiten Nüsse und ebenfalls einen Teil der nachfolgend beschriebenen Ölsaaten/Ölsamen unbeschwert knabbern.

»Ölsamen« sind ein Sammelbegriff für Samenkerne mit einem Ölgehalt von mindestens 35 Prozent in der Trockenmasse. Nach dieser Definition gehören die Nussarten dazu. Zu den Ölsamen, die alle auch zur Ölgewinnung dienen, zählen ebenfalls die Sojabohnen. Sie sind eine der bedeutendsten Ölfrüchte überhaupt. Die Samen verschiedener Kürbisarten, die Kürbiskerne, werden entweder zur Ölgewinnung genutzt oder zum Knabbern geröstet. Zu den Ölsaaten gehören Leinsamen, Mohn, Raps, Sesam und Sonnenblumenkerne. Im Vergleich zu den Ölsaaten sind sie kleinkörniger. Auch aus ihnen wird überwiegend Öl gewonnen, doch werden sie – mit Ausnahme von Raps – ebenfalls direkt verzehrt. Sie sind Bestandteil von Müslimischungen, Müsliriegeln, Knabbermischungen und Backwaren. Bekannte Spezialitäten sind Mohn- oder Sesambrötchen, Leinsamen- oder Sonnenblumenkernbrot.

Auch das aktuelle Superfood Chiasamen kann hier eingeordnet werden.

Fitnessplus

Die verschiedenen Ölsamen und Ölsaaten zeichnen sich durch vergleichbare Nährwerteigenschaften aus:

☐ Sie weisen ein gesundheitlich wertvolles Fettsäurenspektrum auf.

☐ Sie enthalten ein hochwertiges Pflanzeneiweiß.

☐ Sie sind reich an Mineralstoffen, unter anderem an Kalium, Magnesium, Eisen, Zink und Kalzium – Letzteres vor allem in Sesam und Sonnenblumenkernen.

☐ Sie tragen zur Versorgung mit Vitamin E und verschiedenen B-Vitaminen bei.

☐ Sie liefern viele gesundheitsfördernde Ballaststoffe und bioaktive Schutzstoffe in unserer Ernährung.

Gemüse und Salat – oft unterschätztes Grünzeug

Dabei gibt es sogar für Kraftsportler ein legendäres Vorbild. In der Welt der Comics und Zeichentrickfilme gibt es eine Figur, die ohne Spinat nicht leben kann: Popeye. Eine Dose des grünen Gemüses verhilft dem Seemann zu übermenschlichen Kräften.

Warum der Comiczeichner Elzie Segar im Jahr 1929 gerade Spinat als Wundermittel auswählte, mag vielleicht an der

93

allgemeinen und sich lange haltenden Auffassung gelegen haben, dass Spinat außerordentlich viel Eisen enthält. Diese Annahme stellte sich später als falsch heraus. Man hatte den Eisengehalt von getrocknetem Spinat bestimmt und den Wert versehentlich auf frischen Spinat übertragen. Der hohe Wassergehalt des Frischgemüses wurde nicht berücksichtigt. Dennoch sind Blattgemüse unter den pflanzlichen Lebensmitteln nach wie vor eine geschätzte Eisenquelle. So haben 100 Gramm Spinat etwa 4 mg und 100 g Feldsalat etwa 2 mg Eisen. Im Vergleich dazu liefern Rinderfilet etwa 2,5 mg und 100 g Schweinefilet 1,5 mg Ei-

sen. Es lohnt sich also, Fleisch, Fisch oder Ei zusammen mit einer reichlichen Portion Spinat oder Feldsalat zu genießen.

Gesunde Vielfalt

Die Vielfalt an Gemüsen ist so bunt wie die Auswahl bei den verschiedenen Früchten. Wir unterscheiden Blattgemüse, Fruchtgemüse, Wurzeln, Knollen und Sprossen sowie Kohlgemüse.

Blattgemüse steht ganz oben auf der Liste empfehlenswerter Lebensmittel. Das liegt vor allem an ihrer niedrigen Energiedichte bei gleichzeitig großem Nahrungsvolumen. Eine große Schüssel bunter Blattsalate birgt eine Fülle wich-

▼ Reichlich Gemüse gehört zu jeder Jahreszeit auf den Einkaufszettel.

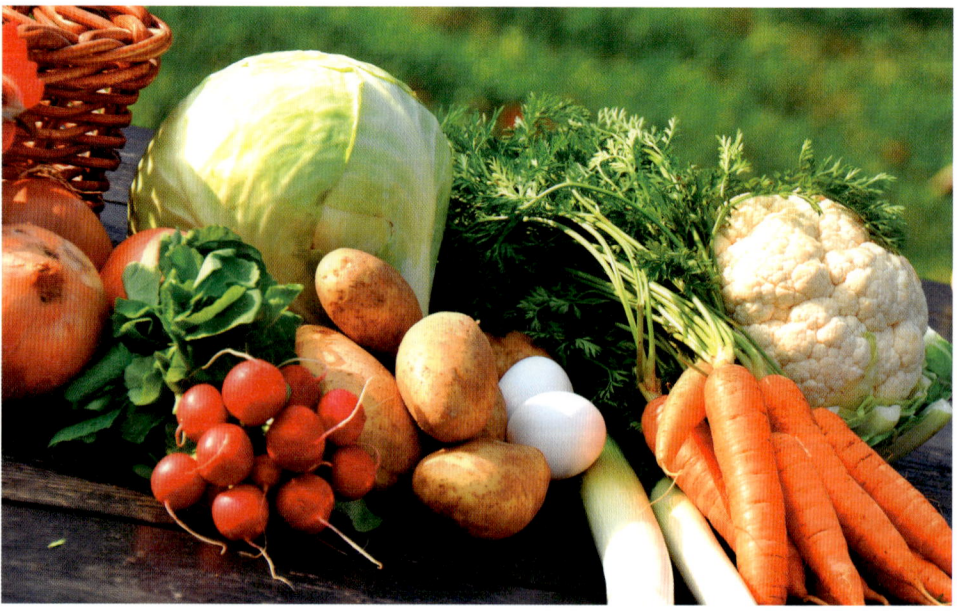

tiger Gesundheitsschützer und hat in Bezug auf die (wenigen) Kalorien eine hohe Nährstoffdichte an Vitaminen und Mineralstoffen. Ein leichtes Joghurtdressing oder eine Vinaigrette aus Oliven- oder Rapsöl mit Zitronensaft oder Balsamico-Essig mit frischen Kräutern wertet den knackig-frischen Vitamingenuss zusätzlich auf.

Zum Blattgemüse gehören die verschiedensten Salatarten: milder grüner Kopfsalat ebenso wie die leicht bittere Endivie, der rote würzige Radicchio, der frische saftige Chicorée und der Sauerampfer mit seiner ausgeprägten Säure.

Salat in allen Varianten gibt es das ganze Jahr über. Doch auch hier haben Sie den besten Nutzen in Bezug auf Geschmack und Inhaltsstoffe, wenn Sie die Produkte der Saison einkaufen. Typische Wintersalate sind Feldsalat, Endivie, Frisée und Chicorée. Eisbergsalat können Sie das ganze Jahr über kaufen. Er ist knackig-fest und hält sich länger als die meisten anderen Salatsorten.

Besonders beliebt sind die herzhaften und kräftiger gefärbten Varianten: Römersalat, Rauke (auch »Rucola« genannt), Eichblattsalat und Lollo rosso. Diese feinen Blätter sind besonders reich an wertvollen sekundären Pflanzenschutzstoffen.

Wildgemüse wie Sauerampfer und junge Brennnesselblätter gehören ebenso zum Blattgemüse wie Brunnen- und Gartenkresse, Portulak, Spinat, Mangold und Weinblätter. Diese gesunden Fitmacher könnten durchaus häufiger auf den Tisch kommen. Sie sorgen für Abwechslung und geben dem Gaumen neue Impulse.

Die wichtigsten gesundheitsfördernden Inhaltsstoffe des grünblättrigen Gemüses sind Magnesium, Kalium und Kalzium, die beiden Schutzvitamine C und Folsäure sowie die neben dem Chlorophyll ebenfalls farbgebenden antioxidativen Carotinoide. Die Carotinoide von Blattgemüse sind die sogenannten Xanthophylle, die gegenüber Erhitzen viel empfindlicher sind als zum Beispiel die Carotinoide Lykopin und Beta-Carotin in Tomaten und Möhren.

Empfindliche Blättchen brauchen schonende Behandlung

Leider sind Blattgemüse auch das empfindlichste Grünzeug im Hinblick auf Nährstoffverluste bei der Lagerung und Zubereitung. Deshalb sollten sie so erntefrisch wie möglich zum Verzehr gelangen – am besten roh als Salat.

Genießen Sie deshalb möglichst einmal täglich eine Portion Blattsalate. Auch bei längerer Lagerung sind die Vitaminverluste bei Blattgemüse deutlich höher als bei anderen Gemüsearten. Bei Raumtemperatur aufbewahrt büßt Blattsalat bereits nach zwei Tagen 50 Prozent seines ursprünglichen

Vitamin-C-Gehalts ein. Bei Spinat sind unter diesen Bedingungen nach drei Tagen bereits zwei Drittel der extrem empfindlichen Folsäure abgebaut. Demgegenüber bietet zum Beispiel das Tiefgefrieren von erntefrischem Spinat wirklich Frische auf Vorrat.

Küchentipp: Blattgemüse sollte nicht zu lange gelagert oder gegart werden – Licht, Sauerstoff, Wärme und zu viel Wasser meiden!

Blattgemüse – als Rohkost besonders wertvoll

Es ist empfehlenswert, das meiste Blattgemüse jung und zart als Salat roh zu verzehren – gerne natürlich gemischt mit Fruchtgemüse wie Tomate, Gurke oder Paprika und angemacht mit einem schmackhaften Kräuterdressing. Der Artenreichtum der verschiedenen Salatsorten macht gesundes Genießen einfach wie nie zuvor. Längst ist der typische – oft langweilige – Hauptvertreter der grünen Fitmacher, der Kopfsalat, von einer bunten Vielfalt interessanter Salatvarianten abgelöst worden, die außerdem noch robuster und nährstoffreicher sind.

Die bunte Vielfalt an Blattsalaten geht von bekannten Sorten wie Eissalat, Feldsalat, Lollo rosso und Lollo bianco bis hin zu Bataviasalat, Radicchio, Rucola, rotem Mangold oder Senfblättern.

Sauerampfer, junge Brennnessel- oder Spinatblätter, Brunnenkresse und Portulak können Sie als Salat genießen. Sie können sie aber auch zu Püree oder Suppen verarbeiten. Mangold und Spinat werden überwiegend gegart gegessen. Durch schonendes Dünsten erhalten Sie den Nähr- und Genusswert am besten. Weinblätter gehören ebenfalls zum Blattgemüse. Gefüllt mit Reis und Hackfleisch sind sie aus der griechischen und türkischen Küche nicht wegzudenken.

Rohkost und Verträglichkeit

Oft wird abgeraten, am Abend Rohkost zu essen, weil sie schwer verträglich sei und Magen-Darm-Probleme verursachen könnte. Das mag für rohe Paprika, Gurken, Zwiebeln und Kohl zutreffen. Aber Blattsalate werden diesbezüglich in der Regel keine Probleme bereiten, ebenso nicht eine Möhrenrohkost. Auch püriert (wie ein grüner Smoothie) oder als Gemüsesuppe sind praktisch alle Gemüse gut bekömmlich. Individuelle (Un-)Verträglichkeiten müssen natürlich jeweils beachtet werden – also ausprobieren, was persönlich zuträglich ist.

Fruchtgemüse – je bunter desto aromatischer und gesünder

Tomaten, Paprika, Chilis, Auberginen und Co. überzeugen nicht nur durch ihren bunten Anblick – es sind vor allem die leuchtenden Farben, die diese Frucht-

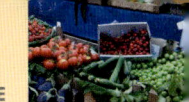

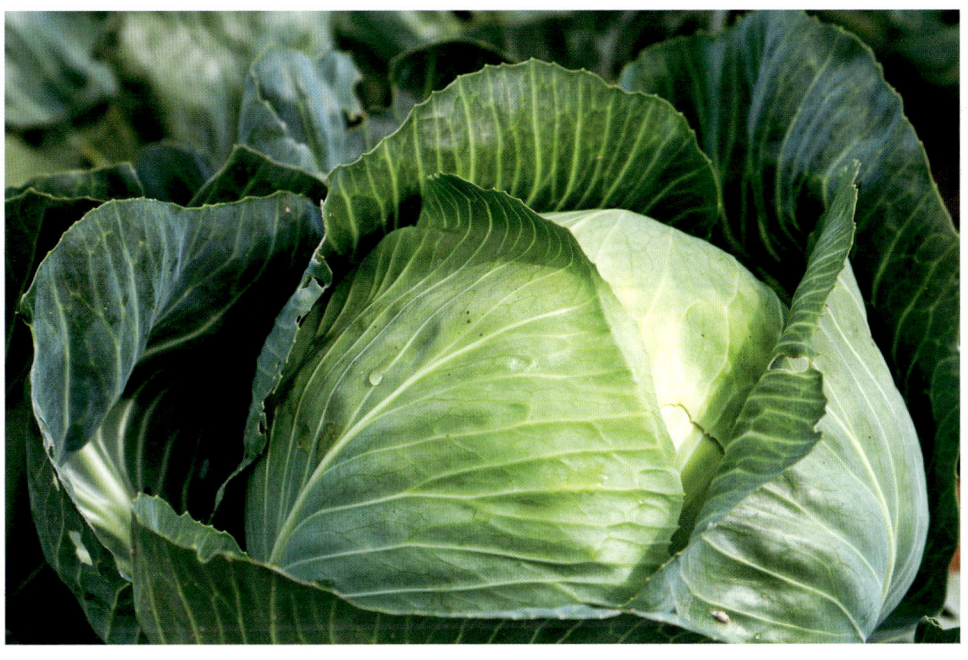

▲ Alle Kohlsorten sind aus ernährungswissenschaftlicher Sicht empfehlenswert.

gemüse so gesund machen. Auf einem Wochenmarkt greift man daher gerne zu Gemüse, das knackig aussieht. Die Farbenpracht der Märkte mit ihrem vielfältigen Angebot an frischem, aromatischem und sonnengereiftem Fruchtgemüse gehört auch zu den eindrucksvollen Erlebnissen eines Urlaubs am Mittelmeer.

Tomaten, Paprika, Auberginen und Zucchini kommen in vielen mediterranen Gerichten vor, oft sind sie sogar deren Hauptbestandteil. Typische Speisen, die reichlich sekundäre Pflanzenstoffe aus der Gruppe der antioxidativen Carotinoide und Polyphenole enthalten, sind zum Beispiel der französische Gemüseeintopf Ratatouille, griechischer Salat mit reichlich Tomaten, italienische Gemüse-Antipasti oder eine herzhafte Minestrone. Kürbisgemüse enthält darüber hinaus wie auch Blattgemüse noch zwei weitere Carotinoide (Lutein und Zeaxanthin), die vor Alterssehschwäche schützen können. Um auch im Sport stets einen guten »Durchblick« zu haben, ist besonders die Kombination aus der Omega-3-Fettsäure DHA (siehe Seite 66) und dem Pflanzenfarbstoff Lutein wichtig. Lachs mit Blattspinat ist ein schmackhaftes Rezept dafür.

Hinsichtlich ihrer gesundheitsfördernden Eigenschaften und der vielseitigen Verwendungsmöglichkeiten in der Küche stehen zwei Fruchtgemüse ganz vorn: Tomaten und Paprika, mit ihren hohen Carotinoid- und Vitamin-C- sowie Kaliumgehalten.

Tomatensaft, Tomatensuppe, Tomatenmark, Tomatensauce – sogar Tomatenketchup und Pizza (besser mit Thunfisch oder Lachs anstatt Salami belegt) sind keine Sünde. Der leuchtende Tomatenfarbstoff Lykopin ist nämlich im Gegensatz zum Ausgangsprodukt der rohen Tomate in allen Verarbeitungsprodukten besonders gut bioverfügbar.

▼ Kohlrabi schmeckt auch roh.

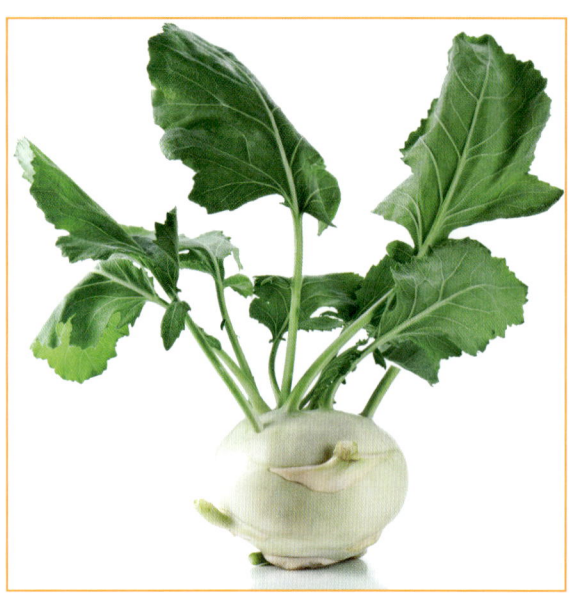

Gemüse in jeder Form – Wurzeln, Knollen und Co.

Die vorwiegend unterirdisch wachsenden verdickten Endteile zahlreicher Blattgewächse sind entweder Wurzeln oder Knollen. Das bekannteste Wurzelgemüse sind die Möhren – auch »Karotten, Mohrrüben, gelbe Rüben« oder einfach »Wurzeln« genannt. Demgegenüber gehören die Kartoffeln zu den Knollen.

Wurzeln und Knollen sind eine außerordentlich umfassende Pflanzengruppe, zu der auch Sellerie, Steckrübe, Kohlrübe, Pastinake, Topinambur, Batate (Süßkartoffel), Rote Bete, Radieschen, Rettich und Schwarzwurzeln zählen. Die Gruppe von diesem erdigen Gemüse wird durch die knackige Frische der zu allen Zeiten hoch geschätzten Stiele und Sprossen ergänzt – wie Spargel, Fenchel, Bleichsellerie, Bambussprossen und nicht zuletzt die Artischocke. Oftmals können bei jungen und zarten Gewächsen auch die Blätter mitverwendet werden.

An Nährwerten haben diese verschiedenen schmackhaften Gemüsevertreter einiges zu bieten: Kalium, Magnesium, Carotinoide, Vitamine und viele Spurenelemente. Neben dem Rohverzehr gilt beim Garen kürzere Gardauer und wenig Wasser, zum Beispiel beim schonenden Dünsten. Garen mit Biss erhält den Eigengeschmack und bewahrt das Nährstoffplus dieser pflanzlichen Fitmacher.

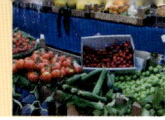

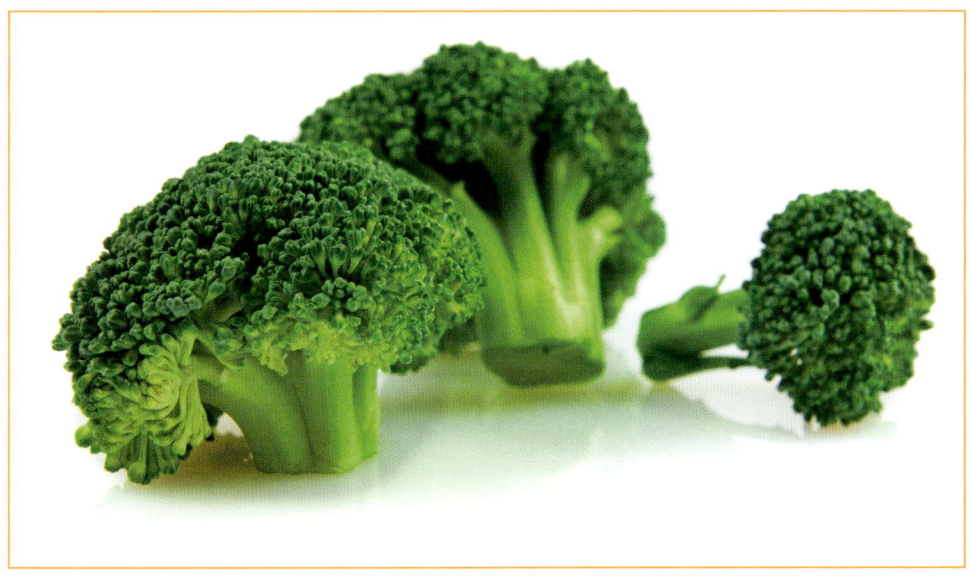

▲ Brokkoli gehört zu den Spitzenreitern bei der Nährstoffdichte.

Kohlgemüse – kulinarisch überraschende Vielfalt

In der modernen Küche hat sich Kohlgemüse nach leichten Anlaufschwierigkeiten heute inzwischen einen der oberen Plätze gesichert. Kulinarisch gesehen gilt es als überaus abwechslungsreich und interessant. Kohlgemüse ist außerdem aus ernährungswissenschaftlicher Sicht ein ausgesprochen empfehlenswertes Lebensmittel.

Bei Kohl handelt es sich um eine Sammelbezeichnung für Gemüse aus der Gattung der Kreuzblütler. Dazu zählen beispielsweise Weißkohl, Rotkohl, Wirsing, Rosenkohl, Blumenkohl, Brokkoli in grüner oder rotvioletter Variante, Romanesco, Grünkohl, Schnittkohl, Kohlrabi, Spitzkohl und Chinakohl.

Eine interessante Abwechslung bietet auch die chinesische Kohlart Pak-Choi, die keinen Kopf bildet und an Spinatblätter erinnert. Sie kann roh als Salat gegessen oder mit Reis gebraten werden. Der Miniaturkohl Rosenkohl – wegen seiner ursprünglichen Herkunft auch »Brüsseler Kohl« genannt – gilt als besonders feine Variante dieser gesunden Gemüsegruppe. Die Röschen schmecken am besten, wenn sie noch knackig und bissfest sind, deshalb werden sie nur kurz gegart.

Der wohl ungewöhnlichste Gemüsekohl ist der Kohlrabi, ein verdickter essbarer Stiel, der roh und gegart gegessen wird. Was viele nicht wissen – auch die Blätter können in der Küche weiterverwendet werden. Frische Kohlrabiblätter werden wie Grünkohl zubereitet, die zarten Blättchen können Sie auch wie Kräuter über das fertige Gericht streuen.

Brokkoli gibt es inzwischen übrigens in vielen farbigen Varianten. Er wird auch als »Spargelkohl« bezeichnet, weil neben den Knospen auch die geschälten Stiele zubereitet werden.

Ein typisches und in der einheimischen Winterküche beliebtes Kohlgericht ist schließlich noch das Sauerkraut. Sauerkraut wird aus Weißkohl unter Verwendung von Speisesalz durch natürliche Milchsäuregärung hergestellt. Es ist begrenzt haltbar, daher wird es in Konserven hitzesterilisiert. Frischkost-Sauerkraut aus dem Fass ist in der kalten Jahreszeit ein beliebtes Gemüse. Es wird gerne roh verzehrt und eignet sich für die Zubereitung vielfältiger, herzhafter Krautgerichte.

Pluspunkte für den Kohl

Grünkohl und Brokkoli sind Spitzenreiter hinsichtlich der Nährstoffdichte, die ein Maßstab für das Verhältnis von Vitaminen und Mineralstoffen zum Kaloriengehalt eines Lebensmittels ist. In 100 Gramm Weiß- oder Rotkohl sind durchschnittlich 50 Milligramm Vitamin C enthalten. Dieses Kohlgemüse gehört somit zu den preiswertesten und kontinuierlich zur Verfügung stehenden Vitaminquellen in den Wintermonaten. Zum Vergleich: In einer Zitrone (zirka 100 Gramm) sind etwa 53 Milligramm Vitamin C enthalten.

Das trifft übrigens auch für Sauerkraut zu. Neben Ballaststoffen, Milchsäurebakterien und Milchsäure sowie sekundären Pflanzenstoffen liefert Sauerkraut zusätzlich 20 Milligramm Vitamin C pro 100 Gramm. Durch diese beeindruckende Nährstoffkombination werden die Darmfunktion und Darmflora sowie die körpereigenen Abwehrkräfte überaus wirksam unterstützt.

Gilt für Gemüse und Obst: Nutzen Sie das saisonale Angebot

Außerhalb der natürlichen Wachstumsperioden können viele Gemüse- und Obstsorten nur mithilfe eines stärkeren Einsatzes von Pflanzenschutzmitteln angeboten werden. Bei der täglichen Lebensmittelauswahl der pflanzlichen Gesundheitsschützer sollten Sie sich daher unbedingt am Angebot des Jahres orientieren. Essen Sie zum Beispiel Erdbeeren und Spargel dann, wenn sie bei uns Saison haben, und kaufen Sie nicht im Winter importierte Ware aus fernen Ländern. Natürlich gereifte Produkte der Jahreszeit schmecken am besten, haben

GEWÜRZE UND IHRE WIRKUNGEN

Gewürze	Wirkungen
Chili, Ingwer, Paprika, Piment, Senf, Pfeffer	regen den Speichelfluss und Appetit an
Kurkuma, Pfeffer, Senf, Paprika, Meerrettich, Nelken	stimulieren die Magensaftproduktion
Anis, Kurkuma, Kümmel, Pfefferminze, Enzian, Wermut, Nelken	fördern die Gallensaftproduktion und -absonderung
Senf, Chili, Nelken, Knoblauch, Basilikum	unterstützen die Verdauung
Anis, Basilikum, Bohnenkraut, Dill, Koriander, Kümmel, Majoran, Wacholderbeeren, Fenchel	mildern Krämpfe und Blähungen
Chili, Paprika, Senf, Rosmarin, Knoblauch	beeinflussen Herzleistung und Durchblutung günstig
Chili, Paprika	erhalten die Fließfähigkeit des Blutes
Fenchel, Knoblauch, Kresse, Meerrettich, Nelken, Kurkuma	wirken antibakteriell

einen optimalen Nährstoffgehalt und sind weniger belastet. Siehe dazu die Saison- Tabelle auf der folgenden Seite.

Freilandgemüse ist nitratärmer als Unterglas- beziehungsweise Treibhausware, weil Sonneneinwirkung den Nitratabbau in der Pflanze fördert. Das ist auch der Grund, warum man Salat aus dem eigenen Garten am besten immer abends, nach einem langen Sonnentag erntet. Im Winter sind statt Blattgemüse aus dem Treibhaus jahreszeitgemäße Gemüse wie Rosenkohl, Möhren, Paprika und Lauch sowie Grünkohl zu bevorzugen. Äußere Blätter, Stiele, Strunk und dicke Blattrippen sollten Sie bei Gemüse entfernen, da sie am meisten Nitrat enthalten. Gründliches Waschen, gegebenenfalls Schälen oder das Entfernen der äußeren Blätter vermindert auch den Gehalt einiger Schadstoffe, zum Beispiel von Schwermetallen wie Blei.

Gewürze und Kräuter als Gesundheitsschutz

Es ist der Gehalt an sekundären Pflanzenstoffen, zu denen auch die ätherischen Öle zählen, der Kräuter und Gewürze zu bewährten und anerkannten Naturarzneien macht. Diese Geschmackszutaten enthalten vielfältige stoffwechselanregende und gesundheitsfördernde Eigenschaften. Man spricht bereits von der Heilkraft der Gemüse beziehungsweise von Gemüseapotheke statt Gemüseküche. Erst recht zur Naturapotheke wird die Küche durch die Verwendung von reichlich Kräutern und Gewürzen.

Gewürze wirken appetitanregend und fördern die Bildung von Speichel und Magensaft, was wiederum der Verdauung und Verwertung der Nahrungsmittel zugutekommt.

Weiteren positiven Einfluss haben Gewürze auf die Gallensekretion und damit die Fettverdauung, auf die Herz-Kreislauf-Tätigkeit und die Durchblutung.

Im Zusammenhang mit dem Gesundheitsschutz ist das antioxidative Potenzial einiger Gewürze besonders hervorzuheben. Hier sind vor allem Kräuter der mediterranen Küche wie Rosmarin, Thymian, Salbei und grüne Minze zu nennen. Gehen Sie verschwenderisch mit Kräutern um. Andere Küchenkräuter – vorausgesetzt, sie werden großzügig verwendet – tragen durchaus zur Versorgung mit Vitamin C und Kalium bei. Dazu zählen krause und glatte Petersilie, Schnittlauch und Kresse sowie frischer Meerrettich. Falls Sie keine frischen Kräutern im Haus haben, können Sie auch tiefgefrorene Kräuter verwenden.

Vom richtigen Umgang mit Gewürzen und Kräutern

Verwenden Sie am besten frische oder tiefgefrorene Kräuter. Geben Sie diese erst am Schluss zur Speise dazu und kochen Sie sie auf keinen Fall mit. Kurkuma sollte mit schwarzem Pfeffer kombiniert werden, damit es im Körper besser verfügbar wird (wie in Curry als Gewürzmischung). Die Wirkung und das Aroma von Gewürzen und Kräutern sinken deutlich durch zu viel Licht, Luft und Wärme. Daher sollten Trockengewürze immer dunkel und kühl aufbewahrt werden.

Obst	Jan	Feb	März	April	Mai	Juni	Juli	Aug	Sep	Okt	Nov	Dez
Erdbeere					X	X	X					
Heidelbeere						X	X	X	X			
Himbeere						X	X	X	X			
Süßkirsche						X	X					
Johannisbeere						X	X	X				
Stachelbeere						X	X	X				
Pflaume							X	X	X			
Mirabelle							X	X				
Sauerkirsche							X	X				
Zwetschge							X	X	X	X		
Brombeere							X	X	X			
Apfel								X	X	X	X	
Birne								X	X	X		

Gemüse & Salat	Jan	Feb	März	April	Mai	Juni	Juli	Aug	Sep	Okt	Nov	Dez
Spinat			■	■	■	■	■	■	■	■		
Rhabarber				■	■	■						
Spargel				■	■	■						
Mairübe					■	■						
Blattsalate					■	■	■	■	■			
Zucchini					■	■	■	■	■			
Mangold					■	■	■	■	■	■		
Kohlrabi					■	■	■	■	■			
Radieschen					■	■	■	■	■			
Lauchzwiebel					■	■	■	■	■			
Blumenkohl					■	■	■	■	■	■	■	
Dicke Bohnen						■	■	■	■			
Erbsen						■	■	■				
Gurken						■	■	■	■			
Rucola						■	■	■	■	■		
Kartoffeln						■	■	■	■	■		
Karotten						■	■	■	■	■		
Chinakohl						■	■	■	■	■	■	
Weißkohl						■	■	■	■	■	■	
Rotkohl						■	■	■	■	■	■	
Fenchel						■	■	■	■	■	■	
Wirsing	■	■				■	■	■	■	■	■	■
Portulak						■	■	■	■	■		
Rettich						■	■	■	■	■		
Küchenzwiebel							■	■	■	■		
Kürbis							■	■	■	■		
Rote Bete							■	■	■	■		
Knollensellerie							■	■	■	■		
Lauch	■	■	■	■			■	■	■	■	■	■
Radicchio								■	■	■	■	■
Steckrübe								■	■	■	■	■
Topinambur	■								■	■	■	■
Rosenkohl	■	■	■						■	■	■	■
Pastinake	■	■	■						■	■	■	■
Feldsalat	■	■	■	■					■	■	■	■
Schwarzwurzel	■	■	■							■	■	■
Grünkohl	■	■								■	■	■

8

Der richtige Durstlöscher

Das für alle Situationen und für alle gleichermaßen geeignete Sportgetränk gibt es nicht. Im Zweifelsfall ist (Mineral-) Wasser immer die beste Lösung.

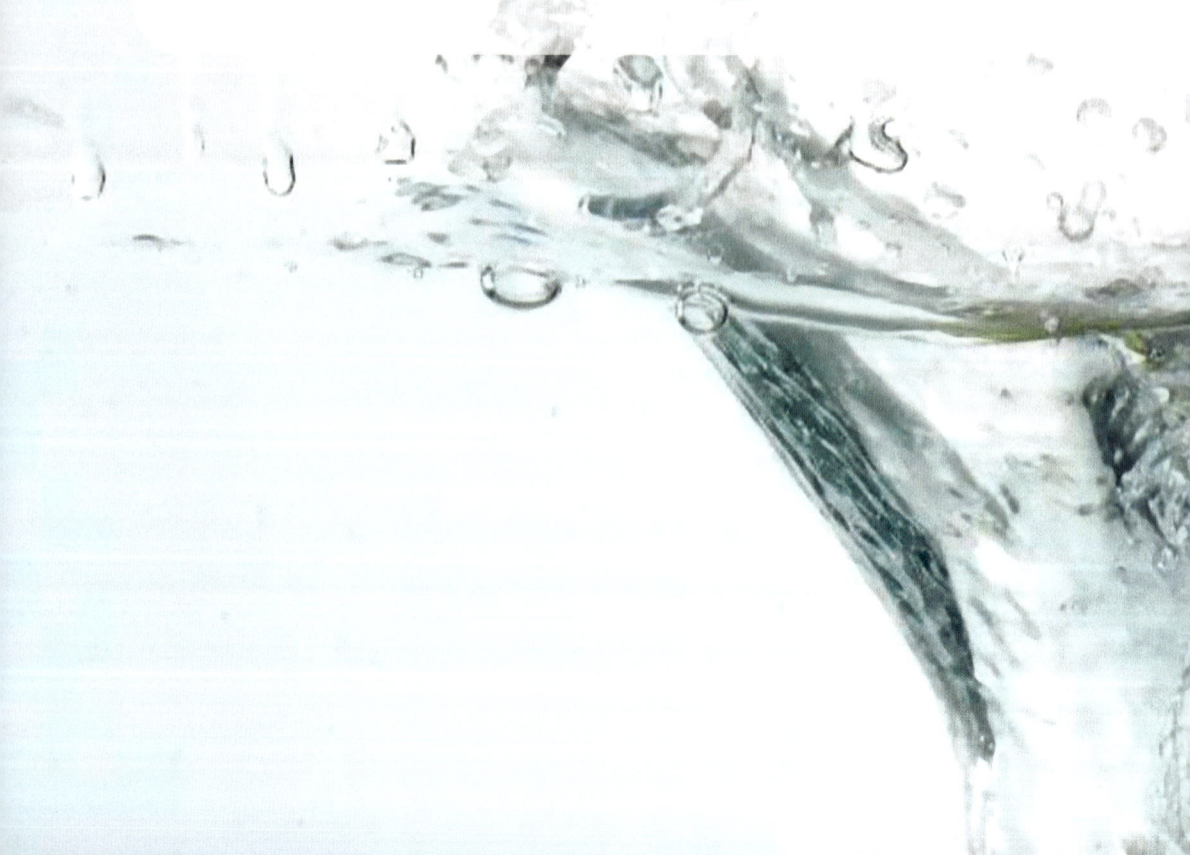

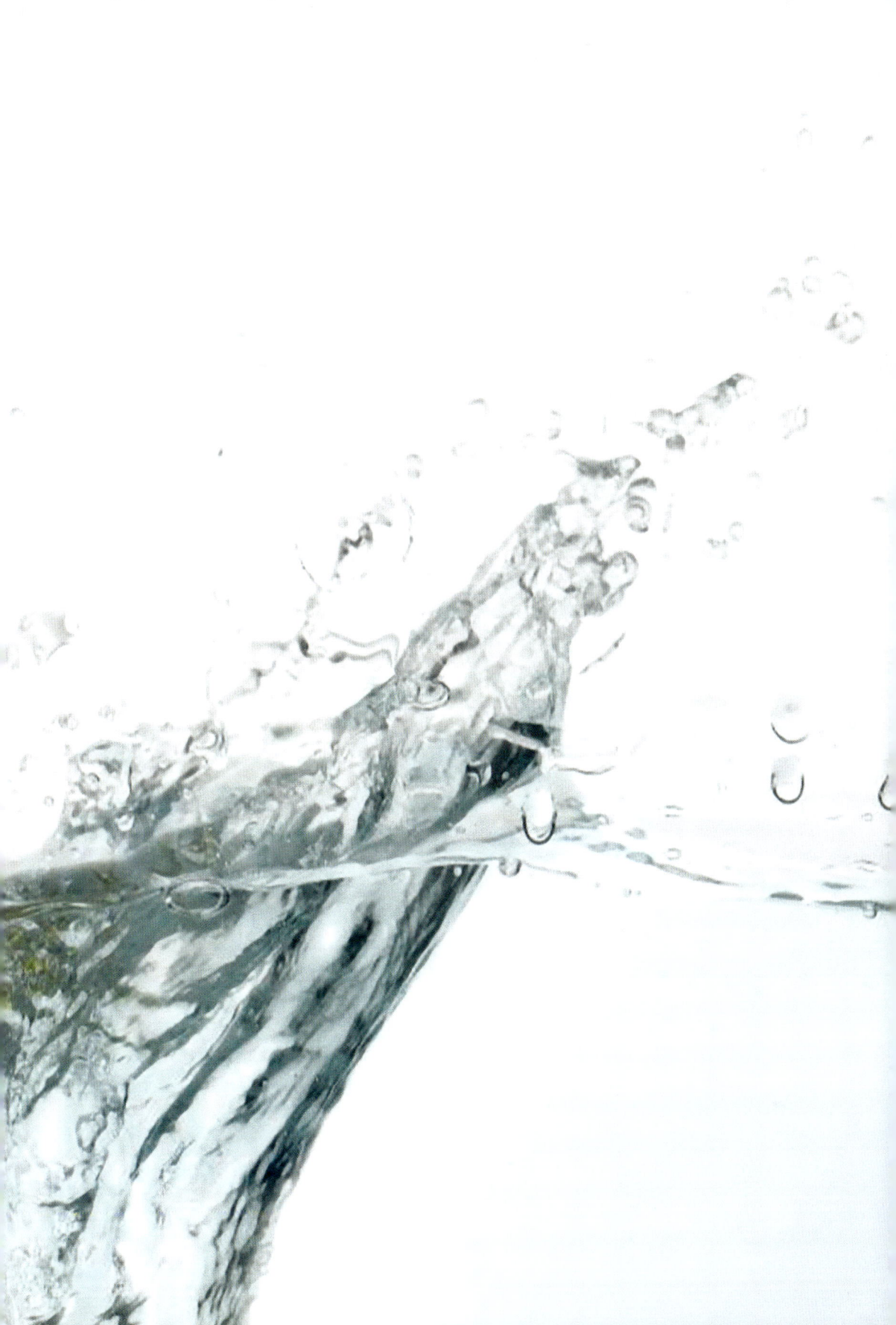

Der richtige Durstlöscher

Trinken ist während lang dauernden sportlichen Einsätzen – insbesondere bei entsprechenden Temperaturbedingungen – unverzichtbar für die Erhaltung von Gesundheit und Leistungsfähigkeit. Ein aktuelles Beispiel aus dem Fußballsport (FIFA WM 2014) bestätigt die Wichtigkeit einer Getränkezufuhr während eines Spiels in Form der zusätzlich »verordneten« offiziellen Trinkpausen für die Athleten.

>> *Wasser ist nach Sauerstoff das zweitwichtigste Mittel zum Leben. Zur Aufrechterhaltung der täglichen Wasserbilanz tragen drei Quellen bei: die Trinkflüssigkeit und Speisen sowie das bei der Energiegewinnung durch Verbrennung der Makronährstoffe im Stoffwechsel gebildete Oxidationswasser. Den größten Anteil bei der täglichen Wasserbedarfsdeckung machen die Getränke aus.*

Für die Gesundheit und Leistungsfähigkeit des Menschen ist neben einer dem Bedarf angepassten vollwertigen Ernährung eine adäquate Flüssigkeitsaufnahme genauso unentbehrlich. Im Sport gilt das vor, während und nach der jeweiligen Belastung.

Trinken ist in jedem Fall wichtig – ganz gleich, ob es sich um fitnessorientierte oder leistungssportliche Einsätze handelt. Dabei können die Zielsetzungen und Anforderungen an den durch Schwitzen notwendig gewordenen Wasserersatz durchaus unterschiedlich sein. Während bei längeren schweißtreibenden Aktivitäten im Leistungssport neben Wasser und Mineralstoffen auch schnell verfügbare Kohlenhydrate mit dem Getränk zur Verfügung gestellt werden müssen, möchte ein Fitnesssportler Schweißverluste möglichst ohne zusätzliche Energie ersetzen – vor allem dann nicht, wenn Gewichtsreduktion oder Gewichtskonstanz das Ziel sind. Bei länger als einer Stunde dauernden Einsätzen oder zum Beispiel in Turniersituationen und wenn längere Zeit nicht gegessen werden konnte, ist ein kohlenhydrathaltiges Sportgetränk sinnvoll, um die allgemeine Leistungsfähigkeit und insbesondere koordinative und konzentrative Fähigkeiten aufrechtzuerhalten.

Im Fall eines Trainings zur Gewichtsreduktion ist dagegen ein kohlenhydratfreies, gegebenenfalls mit Süßstoff ge-

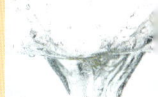

süßtes Getränk vor, während und nach dem Einsatz empfehlenswert.

Das für alle Situationen und für alle gleichermaßen geeignete Sportgetränk gibt es nicht. Im Zweifelsfall ist (Mineral-) Wasser noch die beste Lösung. Dennoch muss die Notwendigkeit einer adäquaten Flüssigkeitsaufnahme immer wieder betont werden.

Ein nicht optimales Trinkverhalten führt nicht nur sofort zu einer deutlichen Minderung der Leistungsfähigkeit, sondern begünstigt darüber hinaus die Entstehung von Verletzungen, verzögert die Regeneration nach Belastungen, die Rehabilitation nach Verletzungen und kann dem Körper langfristig schaden. Kein Nährstoffmangel wirkt sich so schnell leistungsmindernd aus wie ein Wasserdefizit. Bereits ab zwei Prozent Wasserverlust bezogen auf das Körpergewicht kommt es zur Beeinträchtigung der Ausdauerleistungsfähigkeit und kognitiven Fähigkeiten. Leistungsmindernd sind unter anderem die Abnahme des Plasmavolumens und der Anstieg der Körpertemperatur.

Genauso gefährlich wie eine Dehydratation infolge Schweißverlustes ist eine Hyponatriämie als Folge übermäßiger Flüssigkeitszufuhr, vor allem natriumarmer hypotoner Getränke. Ab einer Be-

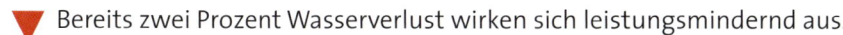

▼ Bereits zwei Prozent Wasserverlust wirken sich leistungsmindernd aus.

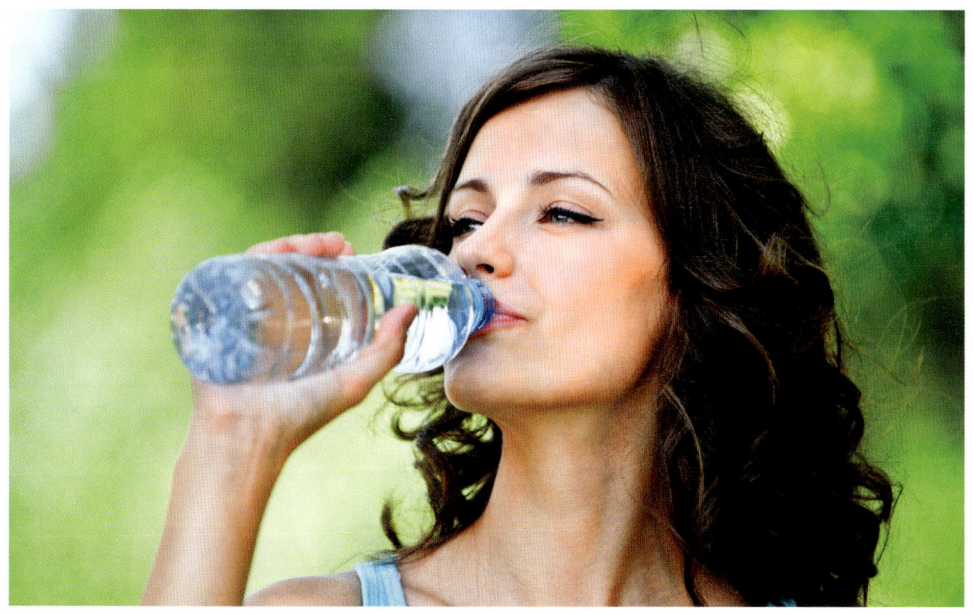

lastungsdauer von einer Stunde muss zwischenzeitlich getrunken werden, wobei Flüssigkeitsmengen von 0,8 Liter pro Stunde akzeptiert werden. Das Getränk sollte schwach hypoton bis isoton sein und einen Natriumgehalt von 400–1200 mg/l aufweisen sowie zur Aufrechterhaltung der Blutglukosehomöostase beitragen (2–8 Prozent Glukose, Saccharose oder 10–15 Prozent Maltodextrin oder lösliche Stärke).

Natrium in Verbindung mit Glukose fördert die Wasserabsorption im Dünndarm über aktive Transportmechanismen.

In der Aufwärmphase kann vorbeugend getrunken werden, während der Belastung etwa alle 15–20 Minuten eine Menge von 150–200 ml entsprechender Sportgetränke oder gut verdünnter (1:2 bis 1:3) Saftschorlen mit einem natriumreichen Mineralwasser. Bei einer Aktivitätsphase von bis zu einer Stunde reicht (Mineral-)Wasser als Getränk. Auch bei der Getränkezufuhr und -zusammensetzung gilt es, die individuelle Verträglichkeit zu beachten.

Wasserbedarf unter Belastung

Sportler können im Verlauf des Trainings oder Wettkampfs ihr Körpergewicht erheblich abbauen. Dieser Gewichtsverlust ist in erster Linie ein Wasserverlust. Durchschnittswerte liegen bei 1,0 bis 1,5 Liter Wasserverlust pro Stunde.

Um genau festzulegen, wie groß sich der individuelle Flüssigkeitsbedarf während der körperlichen Belastung ohne Flüssigkeitszufuhr tatsächlich darstellt, empfiehlt sich folgendes Vorgehen:

1. Wiegen vor der körperlichen Belastung in trockener bzw. ohne Bekleidung.

2. Wiegen nach der körperlichen Belastung in ebenfalls trockener, nicht verschwitzter bzw. ohne Bekleidung.

Die Differenz ergibt den Flüssigkeitsbedarf während der körperlichen Beanspruchung.

Diese Messung sollte nach unterschiedlichen Belastungsformen, zum Beispiel leichtes und anstrengendes Training, sowie unter verschiedenen Bedingungen erfolgen (Sommer, Winter, in Wärme, »Kälte«, an verschiedenen Trainingsorten) und nicht nur einmalig durchgeführt werden. Die Blase sollte jeweils entleert sein.

Auswahl geeigneter Getränke

Bei Getränken wird unterschieden, ob sie zum reinen Flüssigkeitsersatz oder zum Mineralstoff- oder Energieersatz dienen. Weiterhin wichtig ist für einen ausgeglichenen Flüssigkeitshaushalt im Körper die Art des Getränks in Abhängigkeit vom Zeitpunkt. Steht bei körperlicher Belastung zunächst der reine Flüssigkeitsersatz im Vordergrund, werden mit zunehmender Dauer und Intensität auch ein Mineralstoff- und Energieersatz erforderlich.

Getränke zur raschen Wiederauffüllung (Rehydratation) müssen schnell vom Körper aufgenommen werden können. Daher sollten sie die gleiche Konzentration bzw. den gleichen osmotischen Druck wie die Blutflüssigkeit aufweisen (hypo- bis isoton). Der Zuckeranteil soll dabei zwischen 2–8 Prozent liegen und die Natriumkonzentration zwischen 400 und 1100 mg/l betragen. Gut geeignet

▼ Schweißverluste rasch auffüllen.

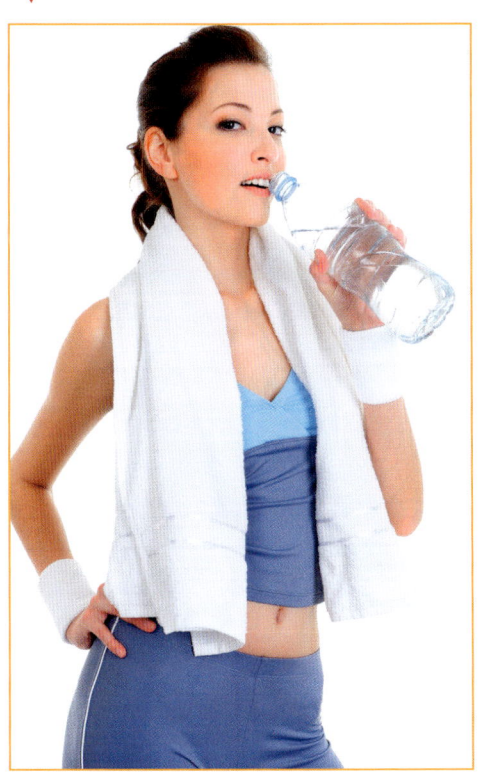

sind dafür Schorlen, das heißt Saft-Mineralwassermischungen (im Verhältnis 1:2 oder 1:3). Bei mehrstündigen Belastungen (zum Beispiel Trainingslager) können Maltodextrine (Stärkeabbauprodukt mit wenigen Saccharidbausteinen) und löslichen Stärken (etwa 12 Prozent) höher konzentriert werden.

Unverdünnte zuckerreiche Fruchtsäfte oder Limonaden sind zur Rehydratation nicht geeignet, da sie so viele Kohlenhydrate enthalten, sodass dadurch die Magenentleerung und die Darmabsorption verzögert werden. Energy-Drinks enthalten neben einer hohen Konzentration an Kohlenhydraten oftmals auch Koffein, was mengenabhängig zu einer vermehrten Diurese (vermehrte Ausscheidung von Flüssigkeit) führt. Aus beiden Gründen sind diese Getränke zum raschen Ausgleich von Wasserverlusten nicht zu empfehlen.

Kaffee und schwarzer Tee sind aufgrund des Koffeingehaltes zum Flüssigkeitsausgleich in größeren Mengen nicht geeignet, weil sie die Ausscheidung von Flüssigkeit zusätzlich fördern. Gegen 3–4 Tassen Kaffee oder schwarzen Tee pro Tag ist allerdings nichts einzuwenden.

Koffeinhaltige Getränke, hohe Gehalte an Zucker und Säure können ebenso wie Alkohol zu Magenunverträglichkeiten (Übersäuerung) führen.

Alkohol ist kein Nährstoff, liefert aber bei Erwachsenen zum Teil bis zu zehn

Prozent der täglichen Energiezufuhr. Ein Gramm Alkohol hat 7 kcal bzw. 30 kJ. Der konzentrierte Energielieferant behindert die Fettverbrennung und kann wichtige Grundnährstoffe (zum Beispiel Kohlenhydrate) verdrängen, ohne selbst zur Versorgung mit lebenswichtigen Mikronährstoffen beizutragen. Außerdem fördert Alkohol die Harnbildung. Dieser Effekt kann so stark sein, dass das Flüssigkeitsdefizit (als Urin) größer ist als die Aufnahme. So wird das Defizit verstärkt. Außerdem verzögert Alkohol die Erholung nach körperlicher Belastung merklich. Die Nachwirkungen einer übermäßigen Alkoholaufnahme können außerdem auch die Vitalität und das Leistungsvermögen am nächsten Tag beeinträchtigen.

Alkoholfreies Bier und Bierschorle: Neben alkoholfreien Bieren kann Bier auch als Schorle getrunken werden. Sie stellt dann eine Möglichkeit zur Rehydratation und geschmacklichen Alternative zu süßen Getränken nach dem Training dar. Darüber hinaus ist sie weniger kalorienreich. Die Bierschorle sollte dann in der Mischung 1 Teil Bier zu 2–3 Teilen natriumhaltiges Mineralwasser getrunken werden.

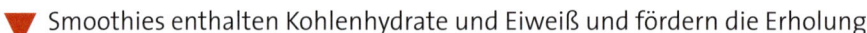 Smoothies enthalten Kohlenhydrate und Eiweiß und fördern die Erholung.

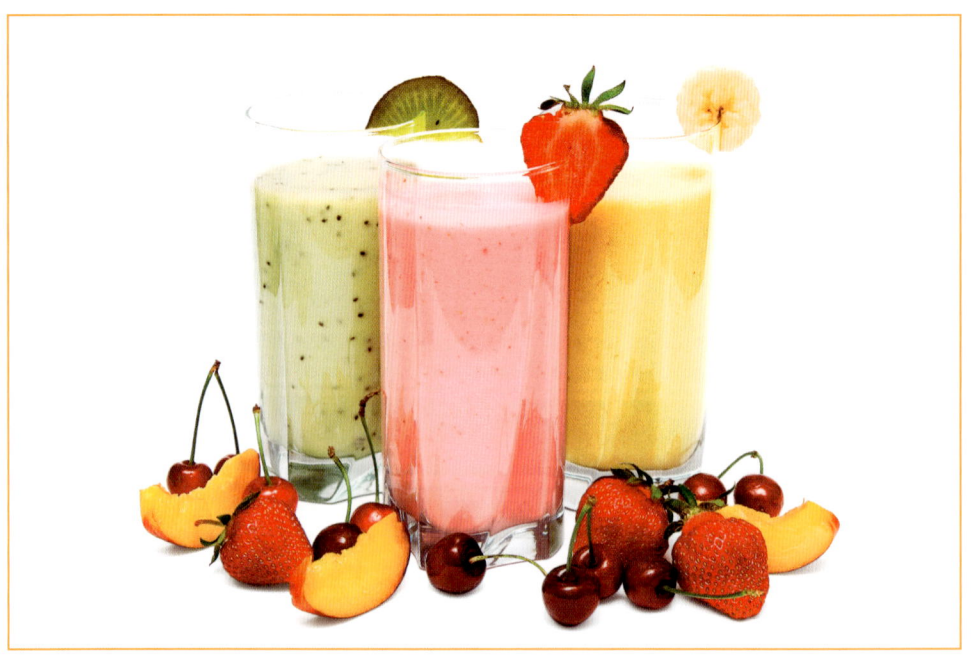

110

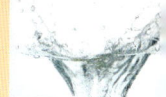

Empfehlungen zum richtigen Trinkverhalten

Feststellung des individuellen Flüssigkeitsbedarf Jeder Sportler reagiert unterschiedlich auf körperliche Belastungen und sollte daher seinen individuellen Bedarf bestimmen. Pro Trinkpause sollten zirka 200 ml (= ein Becher oder eine große Tasse voll) Flüssigkeit aufgenommen werden.

Temperatur Die Getränke sollten angenehm temperiert (etwa 15 °C) und keinesfalls zu kalt sein. Sowohl heiße wie eiskalte Getränke behindern die Magenentleerung.

Absorptionsrate der Flüssigkeit Sie ist abhängig von der Magenentleerungsrate, die vom Gehalt der gelösten Teilchen abhängig ist, das heißt im Wesentlichen von Zucker- und Mineralstoffgehalt. Die akzeptablen Bereiche für Kohlenhydrate und Natrium wurden bereits genannt (vgl. Seite 108).

Ein Getränk, das Kohlenhydrate und Eiweiß enthält, wird nach einer Belastung die Erholung begünstigen, wobei auch Milchshakes und Joghurt-»Smoothies« (im günstigen Fall püriertes, mit Joghurt/Wasser/Fruchtsaft verdünntes Obst) eine gute Wahl wären. Zu viel Kohlensäure in Getränken behindert die Magenentleerung. Außerdem kann Kohlensäure ein Gefühl des Aufgeblähtseins und Unbehagens auslösen. Das sollte auch bei Flugreisen beachtet werden, da sich Kohlensäure in größeren Höhen ausdehnt.

Trinken über den Tag verteilen Viele kleine Mengen, aber dafür über den Tag oder das Training verteilt, sind besser als der Konsum von wenigen großen Mengen an Flüssigkeit. Jedes Training sollte mit einem ausgeglichenen Flüssigkeitshaushalt begonnen werden. In der Aufwärmphase können durchaus noch 250 ml getrunken werden.

Aufwärmen Durch eine gute Aufwärmarbeit kommt es zu einer Verschiebung der Durchblutung zugunsten der Muskulatur. Dies geht mit einer Drosselung der Durchblutung des Verdauungsapparates und der Nieren einher und führt zu einer sinkenden Harnproduktion und einem verminderten Harndrang bei Belastung.

Flüssigkeitsaufnahme während körperlicher Belastung Sportliche Aktivitäten von 45 bis 60 Minuten erfordern nicht unbedingt einen Flüssigkeitsersatz während der Belastung. Die in dieser Zeit auftretenden Schweißverluste können nach Beendigung der sportlichen Aktivität wieder ausgeglichen werden. Dauert das Training oder der Wettkampf länger als 60 Minuten, empfiehlt sich bereits während der Belastung eine Flüssigkeitszufuhr. Dann können alle 15 bis 20 Minuten zirka 150–200 ml getrunken werden. Da der Flüssigkeitsbedarf mit der Dauer der Belastung in der Regel zunimmt, sollte sich die Pausen- bzw. Trinkfrequenz entsprechend anpassen.

Trinken, bevor der Durst kommt Meistens besteht bei einem beginnenden Durstempfinden schon eine negative Flüssigkeitsbilanz mit einem Defizit, das sich bei fortgesetzter Belastung noch vergrößert und nicht mehr rechtzeitig ausgeglichen werden kann.

Umgebung Eine veränderte oder fremde Umgebung, zum Beispiel Training in ungewohnten Höhenlagen oder Belastungen in Wärme oder hoher Luftfeuchtigkeit, führen zu einer Veränderung des Flüssigkeitsbedarfs. Gleichzeitig können Veränderungen der Umgebung oder Situation (zum Beispiel Wettkampfsituation im Ausland) die eigenen (Trink-) Gewohnheiten beeinflussen. Hier muss besonders auf einen ausreichenden Flüssigkeitsersatz geachtet werden.

Optische Hilfe Ein Getränk in Reichweite erinnert an die Notwendigkeit einer regelmäßigen Flüssigkeitsaufnahme.

Rehydratation Trotz aller Flüssigkeitsaufnahmen während der körperlichen Belastung ist ein Ausgleich nach dem Training in Form geeigneter Getränke erforderlich. Wegen des Kaliumbedarfs und zur Auffüllung der Glykogenspeicher sind direkt nach Abschluss der Belastung mit Mineralwasser verdünnte Fruchtsäfte mit einem Gesamtkohlenhydratanteil von 20–80 g/l besonders gut geeignet.

Kleine Mineralwasserkunde

Mineralwasser hat seinen Ursprung in unterirdischen, vor Verunreinigungen geschützten Wasservorkommen. Mineralwasser muss direkt an der Quelle abgefüllt werden. Es darf auch in der Gastronomie nur in Flaschen und nicht aus Zapfanlagen angeboten werden.

Bei natürlichem Mineralwasser sind nur wenige Behandlungsverfahren erlaubt: Entzug von Eisen (»enteisent«) und Schwefel (»entschwefelt«) aus optischen oder geschmacklichen Gründen.

Entzug oder Zusatz von Kohlensäure, über diese Veränderungen oder natürlichen Eigenschaften des Mineralwassers informieren die Angaben auf dem Etikett. Ebenso finden sich dort die Deklaration der charakteristischen Bestandteile (natürlicher Gehalt an Mineralstoffen) in dem jeweiligen Mineralwasser.

Ernährungsphysiologisch relevant sind die Mineralstoffe Kalzium, Magnesium, Natrium und Chlorid. Als Mineralwasser darf das Wasser ab einem Mindestgehalt an gelösten Mineralstoffen bezeichnet werden. Im natürlichen Mineralwasser liegen die Mineralstoffe (Mengen- und Spurenelemente) in gelöster Form vor und können daher gut vom Organismus aufgenommen werden. Je nach Quelle können sie einen wertvollen Beitrag zur Kalzium- und/oder Magnesiumversorgung leisten.

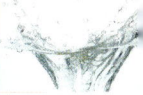

Heilwasser stammt wie Mineralwasser aus unterirdischen, vor Verunreinigungen geschützten Wasservorkommen und muss ebenfalls an der Quelle abgefüllt werden. Aufgrund seiner mineralischen Zusammensetzung erzielt es aber im Körper bestimmte (gesundheitliche) Wirkungen. Die Wirksamkeit eines Heilwassers muss wissenschaftlich nachgewiesen sein und wird durch die amtliche Zulassung bestätigt.

Quellwasser stammt aus unterirdischen Quellen und muss in seiner Zusammensetzung allen Kriterien genügen, die für Trinkwasser gelten. Für Abfüllung und Behandlung gelten die Maßstäbe wie für Mineralwasser.

Tafelwasser ist kein Naturprodukt, sondern eine hergestellte Mischung verschiedener Wasserarten und anderer Zutaten. Es dürfen Trink-, Mineral- oder Meereswasser sowie Natriumchlorid (Kochsalz) enthalten sein. Hinweise auf eine geographische Herkunft sind nicht erlaubt und es kann außer in Flaschen – vor allem in der Gastronomie – auch aus dem Thekenzapfhahn stammen.

Säurepuffer: Bicarbonat

Bicarbonat ist das Synonym für Hydrogencarbonat und das Salz der Kohlensäure. Grundsätzlich geht man davon aus, dass Hydrogencarbonat eine Pufferkapazität aufweist und damit einer Übersäuerung entgegenwirken kann. Interessant ist dieser Inhaltsstoff von Mineralwasser für Leistungssportler, die hoch intensive, kurzzeitige Belastungen ausüben, bei denen die Energie überwiegend anaerob bei Laktatbildung (Milchsäure) gewonnen wird. Dieser Effekt hängt von der Menge des zugeführten Hydrogencarbonats ab. Gehalte von mehr als 1,5 Gramm pro Liter Mineralwasser können diesbezüglich positiv bewertet werden. In der Praxis werden Bicarbonate zum Teil über Pulver oder Tabletten zugeführt, wobei die individuelle Verträglichkeit zu beachten ist und Überdosierungen vermieden werden müssen.

100 Mineralwässer im Vergleich

Wer es ganz genau wissen möchte, unter dem link: »http://www.plus-magazin. com/wp-contentnew/uploads/2013/07/ Wasser-Liste.pdf« findet sich im Internet ein Vergleich der Zeitschrift »Lenz« zu Mineralwässern und ihren Inhaltsstoffen. Sportrelevante Inhaltsstoffe im Mineralwasser sind Natrium, Magnesium und Kalzium ebenso wie Hydrogen- oder Bicarbonat. Im Allgemeinen ist Mineralwasser keine relevante Kaliumquelle. Das stammt hauptsächlich aus Früchten und deren Säften. Als Orientierungswerte für sportgeeignete Mineralwässer können 100 mg Magnesium und mehr, 150 mg Kalzium und mehr sowie mindestens 200 mg Natrium jeweils pro Liter genannt werden.

9

Essen vor dem Workout

»Das gute Gefühl um den Magen herum« ist für alle sportlich Aktiven ein nicht zu unterschätzendes Ernährungsziel.

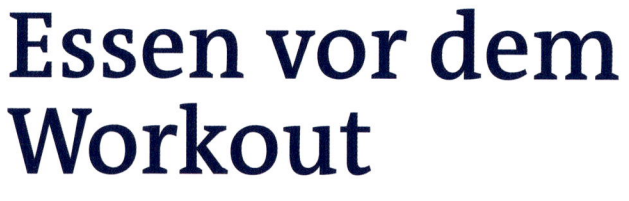

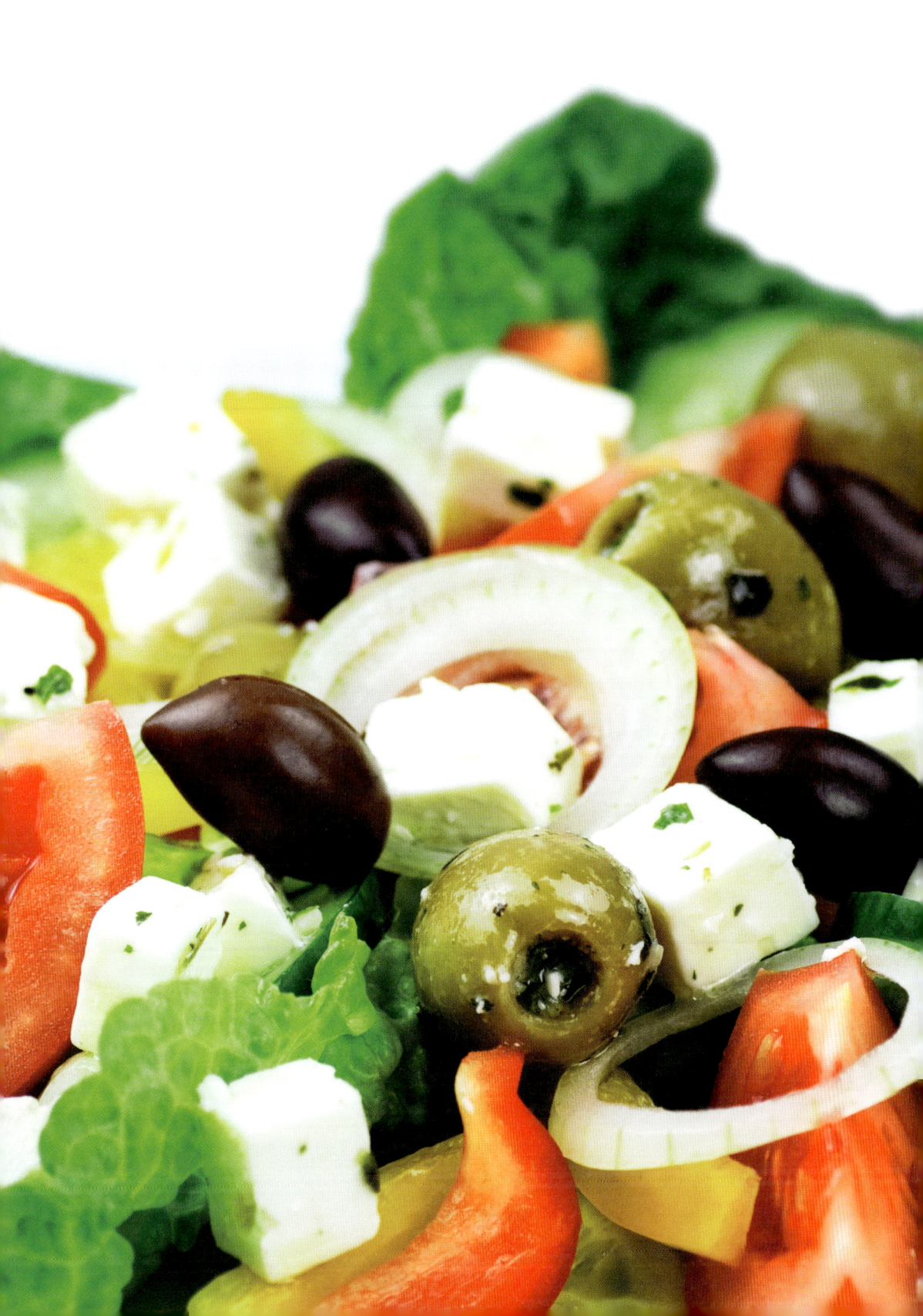

Essen vor dem Workout

Meist entscheiden persönliche Erfahrungen, Gewohnheiten und Vorlieben (sowie Abneigungen) darüber, was man an Sporttagen isst und trinkt. Auf keinen Fall sollte man sich allein vom vor Ort vorhandenen Angebot (Kiosk, Cafeteria, Schnellimbiss) abhängig machen. Eine bewusste Ernährungsplanung der Lebensmittelauswahl und das Ausprobieren persönlich geeigneter Speisen und Getränke geben dem Erfolg im Leistungssport Nahrung und sorgen auch im Fitnessbereich für rundum Wohlbefinden während der Aktion. »Das gute Gefühl um den Magen herum« ist für alle sportlich Aktiven ein nicht zu unterschätzendes Ernährungsziel.

Übrigens: Die Empfehlungslisten sind umfangreicher als die Verbotslisten. Davon dürfen Sie gerne essen!

Lebensmittelempfehlungen an Sporttagen

Gute Kohlenhydratträger

Feinkrumiges Vollkornbrot, besonders Hafer- und Dinkelbrot, Vollkornbrötchen, Knäckebrot, Mischbrot, Zwieback, Popcorn, Haferkekse, Honigkuchen, einfacher Marmorkuchen, Russisch Brot, Reiswaffeln, glutenfreie Backwaren, Haferflocken (auch Schmelz- und Instantflocken), (ungezuckerte) Müslimischungen und Cornflakes, Hirseflocken, (Parboiled) Reis, Basmatireis, Teigwaren, glutenfreie Teigwaren, Quinoa, Amarant, Kartoffeln in fettarmer Zubereitung, Obst, Konfitüre, Fruchtsäfte und Fruchtschnitten je nach Verträglichkeit (Fruktose, Fruchtsäure), Müsliriegel, Honig und Kohlenhydratkonzentrate (zum Beispiel Maltodextrin, Gele).

Gute Eiweißträger

Tierische Proteine Magerquark, Quark 10 bis 20 % Fett, fettarme (1,5 % Fett) Trink- und Sauermilchprodukte wie Joghurt, Buttermilch, körniger Frischkäse, Schichtkäse, fettarmer Käse (unter 30 % Fett i. Tr.), Kabeljau, Dorsch, Seelachs, Schellfisch, Rotbarbe, Scholle, Seezunge, Steinbeißer, Zander, Forelle, Lachs, Thunfisch (frisch oder in Wasser konserviert), alle Fische in fettarmer Zubereitung, nicht paniert oder in reichlich Fett gebraten, Geflügelfleisch ohne Haut, magere Teilstücke von Rind, Lamm und Schwein, fettarmer Aufschnitt wie Geflügelwurst, deutsches Corned Beef, Schinken, Ei und Eiklar, Proteinkonzentrate (Milch-, Molken- und Eiprotein, Mehr-Komponenten-Proteine).

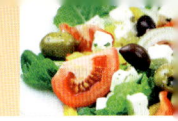

Pflanzliche Proteine Sojalebensmittel (Sojadrink, Yofu, Tofu), Reisdrink, Haferdrink, Sesam, Sonnenblumenkerne, Hafer, Hanfsamen, Weizenkeime, Saitan, Quorn, vegetarische Brotaufstriche (auf Fettgehalt achten!), Proteinkonzentrate auf Basis von Soja-, Lupinen-, Weizen-, Erbsen-, Reisprotein.

Gute Vitamin- und Mineralstofflieferanten.

Alle Salate und Gemüse (frisch oder tiefgefroren), alle Früchte und deren Säfte, auch Smoothies (möglichst frisch zubereitet), frische und tiefgefrorene Küchenkräuter, Weizenkeime, Sprossen und Keimlinge (auf Hygiene achten!), eventuell »Superfruits« wie Aronia- und Goibeeren sowie Chia-Samen und Nahrungsergänzungsmittel im individuellen Bedarfsfall (Mangelausgleich, niedrig kalorische Ernährung).

Empfehlenswerte Getränke und Trinkflüssigkeiten

Trinkwasser, natrium- und magnesiumhaltiges Mineralwasser (still oder mit wenig Kohlensäure), gut verdünnte Säfte (Schorlen im Verhältnis Saft zu Wasser = 1:2 bis 1:3), Molkengetränke, Kokoswasser, Gemüsesäfte, Gemüsebrühe, Tee (Schwarz-, Grün-, Kräuter- und Früchtetee) wenig gesüßt, Kaffee (3–4 Tassen pro Tag), alkoholfreies isotonisches Bier, Bierschorle mit natriumhaltigem Mineralwasser und alkoholfreiem Bier, isotone Sportlergetränke.

Die Empfehlungen sind eine gute (aber unvollständige) Auswahl und sollten stets auf persönliche Verträglichkeit ausprobiert werden. Hochwertige Pflanzenöle (z.B. Oliven-, Rapsöl) sollten ebenso wie Streichfette (Butter und Oliven- oder Rapsölmargarine), Nüsse und Nussmus (Erdnuss, Mandeln, Sesam etc.) sparsam verwendet werden. Sie tragen alle zur Versorgung mit dem wichtigen fettlöslichen Vitamin E bei. Nüsse und Nussmus sind zusätzlich reich an B-Vitaminen, Mineralstoffen und Spurenelementen (unter anderem Zink und Eisen).

Die Nahrung im Bedarfsfall ergänzen

Neben der richtigen fitnessgerechten Lebensmittelauswahl stehen sportlich Aktiven ein breites Sortiment spezieller Sportlernahrungen (Eiweißkonzentrate, Energiekonzentrate, Sportgetränke und Riegel) sowie Nahrungsergänzungsmittel (vor allem Vitamin- und Mineralstoffpräparate) zur Verfügung. An dieser Stelle soll nur ein grundsätzlicher Kommentar erfolgen. Eine detaillierte Kommentierung einzelner Substanzen findet sich im Basiswerk: »Die richtige Ernährung für Sportler«. Angemerkt werden muss, dass es für die Aussagen auf solchen Produkten mittlerweile offizielle von der Europäischen Behörde für Lebensmittelsicherheit (EFSA) genehmigte Healthclaims gibt. Besonders für Vitamine und Mineralstoffe werden Aussagen, die im Bereich der Beteiligung dieser Mikronährstoffe an der normalen Funktion des Energiestoffwechsels, des Immunsystems und der Muskelfunktion liegen, bestätigt und sind somit zugelassen. Viele andere »Wirk«-Aussagen sind nicht oder noch nicht wissenschaftlich ausreichend belegt und dürfen demnach auch nicht auf den entsprechenden Produkten ausgelobt werden.

Mit Pillen gegen Nährstoffmangel?

Bestimmte Bevölkerungsgruppen sind mit einzelnen Nährstoffen wie Vita-min D, Folsäure, Kalzium, Jod, Eisen und Zink knapp ausreichend versorgt oder sogar unterversorgt.

Diese marginale Versorgungslage (»kritische Nährstoffversorgung«) betrifft keineswegs nur Sportler, doch kann ein Nährstoffmangel beim Sporttreibenden eher zu Leistungseinbußen führen. Bei Versorgungsengpässen könnten Nahrungsergänzungsprodukte Abhilfe schaffen. Langfristig sollten Betroffene aber ihre Ernährungsgewohnheiten umstellen und sich dabei professionell beraten lassen.

Auf keinen Fall sollten Nahrungsergänzungspräparate davon abhalten, sich mit den Grundlagen einer vollwertigen Ernährung auseinanderzusetzen. Spezi-

▼ Sind Nahrungsergänzungsmittel manchmal sinnvoll?

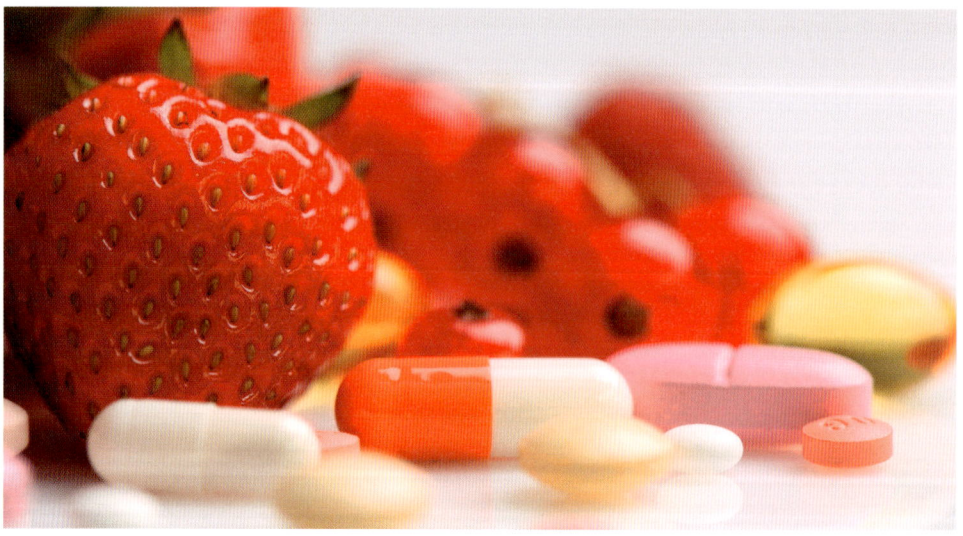

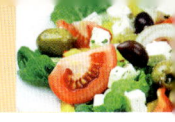

alprodukte können aber unter bestimmten Voraussetzungen im Leistungssport die Lebensmittelauswahl erleichtern und im Sinne von Convenience-Produkten eine sichere Nährstoffzufuhr und Zeitersparnis bieten. Ein Beispiel dafür sind Kohlenhydratkonzentrate bei sehr hohen Energieumsätzen und bestimmte Sportlergetränke.

Sinnvoll sind bei hohen Trainings- und Wettkampfleistungen Kohlenhydrate in konzentrierter Form (z. B. Maltodextrin, lösliche Stärke). Proteinkonzentrate erübrigen sich meistens jedoch aufgrund der allgemein guten Versorgung, die 50 Prozent über den Proteinzufuhrempfehlungen liegt.

Im Kraftsport – speziell im Bodybuilding – spielen Nährstoffkonzentrate, unter anderem Aminosäuren und ihre Derivate, eine große Rolle. Die Aussagen zur Wirkung sind zum Teil spekulativ. Umso wichtiger sind deshalb wissenschaftlich exakte Studien, die Praxiserfahrungen von Sportlern bestätigen können, z. B. zur Förderung der Durchblutung und Regeneration durch Carnitin. Die Funktion des Carnitins liegt in seinen Carriereigenschaften für den Transport langkettiger Fettsäuren in die Mitochondrien, wobei eine zusätzliche Zufuhr keine verbesserte Fettverbrennung und Ausdauerleistung zeigte.

Wissenschaftlich fundierte Nachweise fehlen auch zu denen im Sport ebenfalls diskutierten »Leistungsförderern« wie Coenzym Q10, Inosin und Taurin.

Eine Kreatinsubstitution bei hoch intensiver Muskelarbeit zur raschen (ATP-) Regeneration wird positiv eingeschätzt, wobei eine Anfangsphase mit höherer Dosierung sinnvoll erscheint. Ebenfalls ist die gleichzeitige Aufnahme von schnell verfügbaren Kohlenhydraten und genügend Trinken von magnesiumhaltigem Mineralwasser empfehlenswert. Von einer Daueraufnahme ist abzuraten.

Die wissenschaftliche Diskussion zu allen »Leistungsförderern« ist aber noch nicht abgeschlossen. Aus Sicherheitsgründen empfiehlt sich grundsätzlich nur ein Einkauf solcher Nahrungsergänzungen von bekannten und namhaften Herstellern in Deutschland. Internetangebote aus dem Ausland müssen sorgfältig geprüft werden.

Über die Dopingseite der Deutschen Sporthochschule www.dopinginfo.de lassen sich aktuelle Informationen zu diesen Produkten abrufen.

Was dem Leistungssportler zum Teil nutzen kann, ist in der Regel für den Freizeit- und Fitnesssportler aber überflüssig. Alle sportlich Aktiven sollten grundsätzlich zunächst auf die Grundlagen einer richtigen Ernährung achten. Ein geeignetes Praxismodell ist die auf der folgenden Seite abgebildete Lebensmittelpyramide für Sportler.

Lebensmittelpyramide für Sportlerinnen und Sportler

Basierend auf der Lebensmittelpyramide für gesunde Erwachsene der Schweizerischen Gesellschaft für Ernährung

Version 1.0 © 2008 Swiss Forum for Sport Nutrition, www.sfsn.ch in Zusammenarbeit mit ETH Zürich und Bundesamt für Sport BASPO

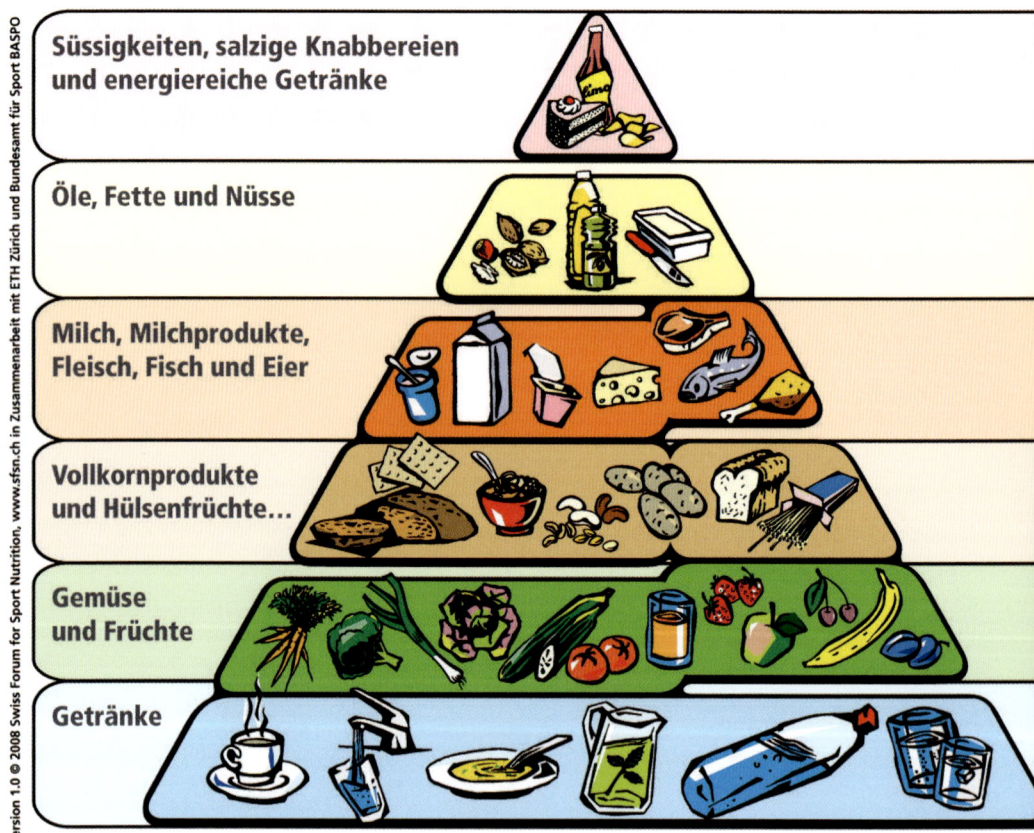

Süssigkeiten, salzige Knabbereien und energiereiche Getränke

Öle, Fette und Nüsse

Milch, Milchprodukte, Fleisch, Fisch und Eier

Vollkornprodukte und Hülsenfrüchte…

Gemüse und Früchte

Getränke

© 2005 Schweizerische Gesellschaft für Ernährung SGE

Die Empfehlungen zur Lebensmittelaufnahme für Sportlerinnen und Sportler basieren auf der Lebensmittelpyramide für gesunde Erwachsene der Schweizerischen Gesellschaft für Ernährung (SGE) – fortan «Basispyramide der SGE» genannt – und ergänzen diese um den durch die sportliche Aktivität verursachten Mehrbedarf an Energie und Nährstoffen.

Diese Empfehlungen richten sich somit an gesunde Erwachsene, die an den meisten Tagen pro Woche jeweils etwa eine Stunde oder mehr mit mindestens mittlerer Intensität sportlich aktiv sind und dadurch ein gesamtes Trainingsvolumen von ca. 5 Std. oder mehr pro Woche erzielen. Eine mittlere Intensität entspricht der «Stop and Go»-Belastung eines durchschnittlichen Eishockey-, Fussball- oder Tennisspiels oder der kontinuierlichen Belastung von ca. 2,5 km/Std. Crawl-Schwimmen, ca. 8 km/Std. Joggen

oder ca. 2 Watt/kg Körpermasse auf dem Veloergometer. Die Basispyramide der SGE stellt eine ausgewogene Mischkost dar und das Gleiche gilt für die Lebensmittelpyramide für Sportlerinnen und Sportler. Beide Pyramiden gewährleisten eine ausreichende Zufuhr von Energie sowie von lebensnotwendigen Nähr- und Schutzstoffen für die jeweiligen Zielpersonen. Alle Lebensmittel sind erlaubt. Wichtig ist, dass sie möglichst abwechslungsreich und vorzugsweise saisongerecht aus den einzelnen Pyramidenebenen gewählt

Ab ca. fünf Stunden Sport pro Woche

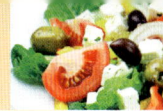

	Basis	**Sport**	
Süssigkeiten, salzige Knabbereien und gezuckerte Getränke (z.B. Soft Drinks, Eistee, Energy Drinks) mit Mass geniessen. Wenn alkoholhaltige Getränke konsumiert werden, massvoll und im Rahmen von Mahlzeiten geniessen. Jodiertes und fluoridiertes Speisesalz verwenden und Speisen zurückhaltend salzen.			**Das Gleiche gilt prinzipiell auch im Sport** Es gilt aber zu berücksichtigen, dass das Trinken von alkoholhaltigen oder salzarmen Getränken die Regenerationszeit nach Belastungen verlängern kann.
Pro Tag 1 Portion (10–15 g = 2–3 Kaffeelöffel) Pflanzenöl für die kalte (z.B. Raps- oder Olivenöl) und 1 Portion (10–15 g = 2–3 Kaffeelöffel) für die warme Küche (z.B. Olivenöl) sowie bei Bedarf 1 Portion (10 g = 2 Kaffeelöffel) Streichfett als Brotaufstrich verwenden. Der tägliche Verzehr von 1 Portion Nüssen (20–30 g) ist zu empfehlen.	**+**		**Pro Stunde Sport ½ Portion zusätzlich** Die zusätzliche ½ Portion kann durch den Verzehr irgendeines in dieser Gruppe genannten Lebensmittel abgedeckt werden.
Pro Tag abwechslungsweise 1 Portion Fleisch, Fisch, Eier, Käse oder andere Eiweissquellen wie z.B. Tofu oder Quorn essen (1 Portion = 100–120 g Fleisch/Fisch [Frischgewicht] oder 2–3 Eier oder 200 g Quark/Hüttenkäse oder 60 g Hartkäse oder 100–120 g Tofu/Quorn). Pro Tag zusätzlich 3 Portionen Milch oder Milchprodukte verzehren, fettreduzierte Varianten bevorzugen (1 Portion = 2 dl Milch oder 150–180 g Jogurt oder 200 g Quark/Hüttenkäse oder 30–60 g Käse).			**Das Gleiche gilt auch im Sport** Die Basispyramide liefert auch für den Sport ausreichende Mengen an Eiweiss und Calcium, so dass keine zusätzlichen Portionen aus dieser Pyramidenebene notwendig sind.
Pro Tag 3 Portionen essen, davon möglichst 2 Portionen in Form von Vollkornprodukten. 1 Portion = 75–125 g Brot oder 60–100 g (Rohgewicht) Hülsenfrüchte wie z.B. Linsen/Kichererbsen oder 180–300 g Kartoffeln oder 45–75 g (Rohgewicht) Flocken/Teigwaren/Mais/Reis/andere Getreidekörner.	**+**		**Pro Stunde Sport 1 Portion zusätzlich** Insbesondere bei mehr als zwei Stunden Training pro Tag können (müssen aber nicht) anstelle von Lebensmitteln aus der Basispyramide auch Sportnahrungsprodukte eingesetzt werden. 1 Portion Sportnahrungsprodukt = 60–90 g Riegel oder 50–70 g Kohlenhydrat-Gel oder 3–4 dl Regenerationsgetränk.
Pro Tag 3 Portionen Gemüse essen, davon mindestens einmal roh (1 Portion = mindestens 120 g Gemüse als Beilage, Salat oder Suppe). Pro Tag 2 Portionen Früchte verzehren (1 Portion = mindestens 120 g = 1 «Hand voll»). Pro Tag kann eine Früchte- oder Gemüseportion durch 2 dl ungezuckerten Frucht- oder Gemüsesaft ersetzt werden.			**Das Gleiche gilt auch im Sport** Sofern die Verträglichkeit gewährleistet ist, können auch mehr als 3 Portionen Gemüse und 2 Portionen Früchte gegessen werden.
Pro Tag 1–2 Liter Flüssigkeit bevorzugt in Form von ungezuckerten Getränken trinken (z.B. Trink- und Mineralwasser oder Früchte- und Kräutertee). Koffeinhaltige Getränke (Kaffee, schwarzer/grüner Tee) massvoll geniessen.	**+**		**Pro Std. Sport 0.4 bis 0.8 l Sportgetränk zusätzlich** Das Sportgetränk sollte bereits kurz vor sowie während des Sports getrunken werden. Bei bis zu einer Stunde Sport am Tag kann und bei Fettstoffwechseltrainings sollte anstelle eines Sportgetränks während des Sports Wasser getrunken werden. Sportgetränke können auch nach dem Sport getrunken werden. Ergänzend kann vor und nach dem Sport nach Bedarf Wasser getrunken werden.
	Portionen aus Basispyramide **+**	**1 Std. 1 Std. 1 Std. 1 Std.** **Portionen pro Stunde Sport pro Tag**	

sowie schonend verarbeitet und zubereitet werden. Bei regelmässiger Verwendung von mit Mineralstoffen und/oder Vitaminen angereicherten Lebensmitteln oder bei Einnahme von Mineralstoff- und/oder Vitaminpräparaten können die maximal tolerierbaren Zufuhrsmengen (Upper Level) überschritten werden.

Das Befolgen der Lebensmittelpyramide für Sportlerinnen und Sportler bietet eine Grundlage für eine längerfristige, gute sport-

liche Leistungsfähigkeit. Im Unterschied zur Basispyramide der SGE, in der die Empfehlungen nicht strikt jeden Tag eingehalten werden müssen, sollten Sportlerinnen und Sportler für eine gute sportliche Leistungsfähigkeit sowie gute Regeneration die Empfehlungen möglichst jeden Tag einhalten. Der Mehrbedarf für den Sport ist für eine tägliche sportliche Aktivität von 1 bis 4 Std. mit mittlerer Intensität angegeben, für grössere Trainingsumfänge und/oder höhere Intensitäten ist der Mehrbedarf

entsprechend höher. Für Sportlerinnen und Sportler erfolgt die Wahl der Portionenmenge in Abhängigkeit der Körpermasse. Die kleinsten Portionenmengen gelten für eine Körpermasse von 50 kg, die grössten Portionenmengen für eine Körpermasse von 85 kg. Für Zwischenstufen an Körpermassen gelten entsprechende Zwischenstufen an Portionenmengen (z.B. mittlere Portionenmengen für 67 kg).

121

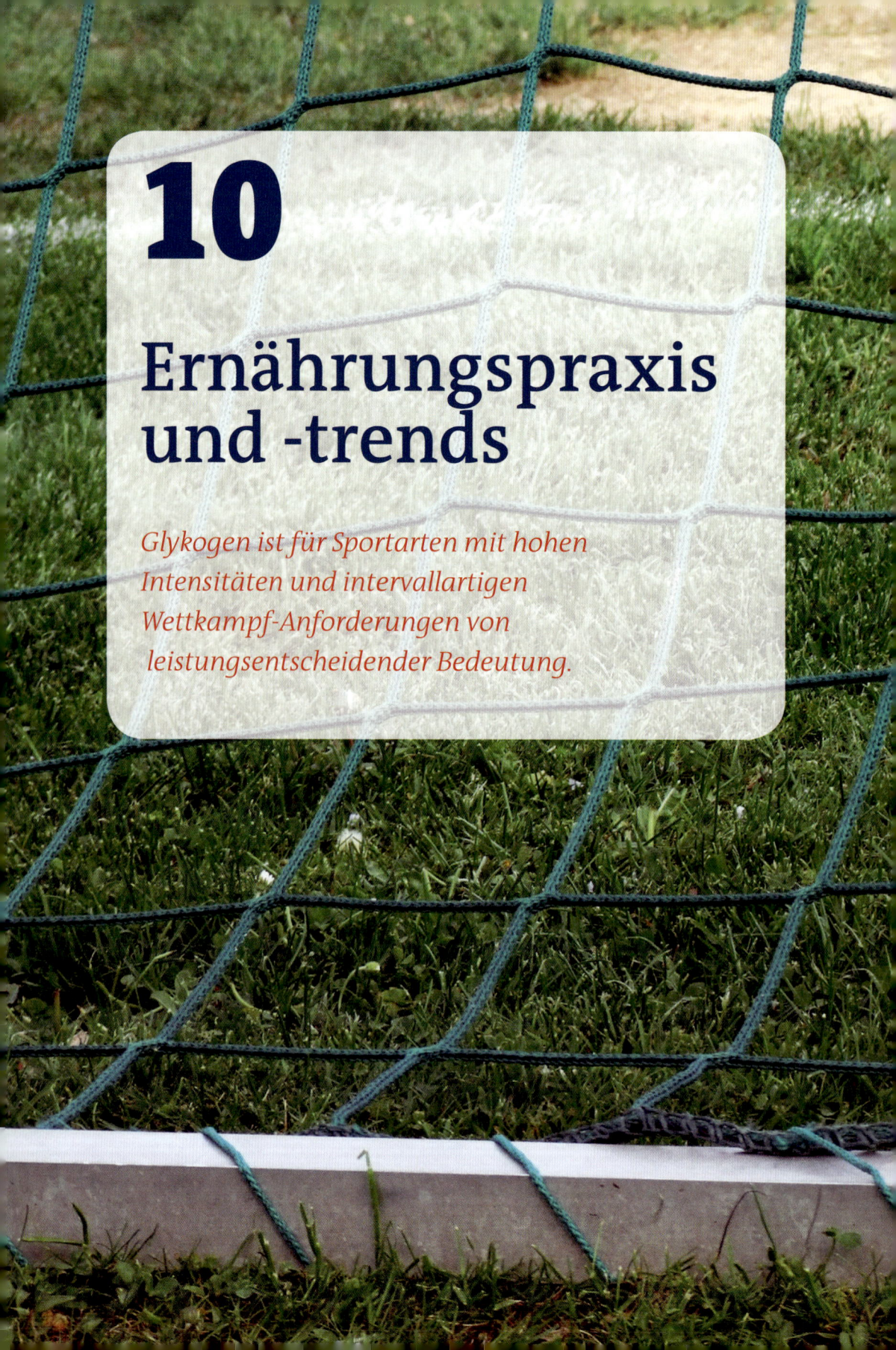

10

Ernährungspraxis und -trends

Glykogen ist für Sportarten mit hohen Intensitäten und intervallartigen Wettkampf-Anforderungen von leistungsentscheidender Bedeutung.

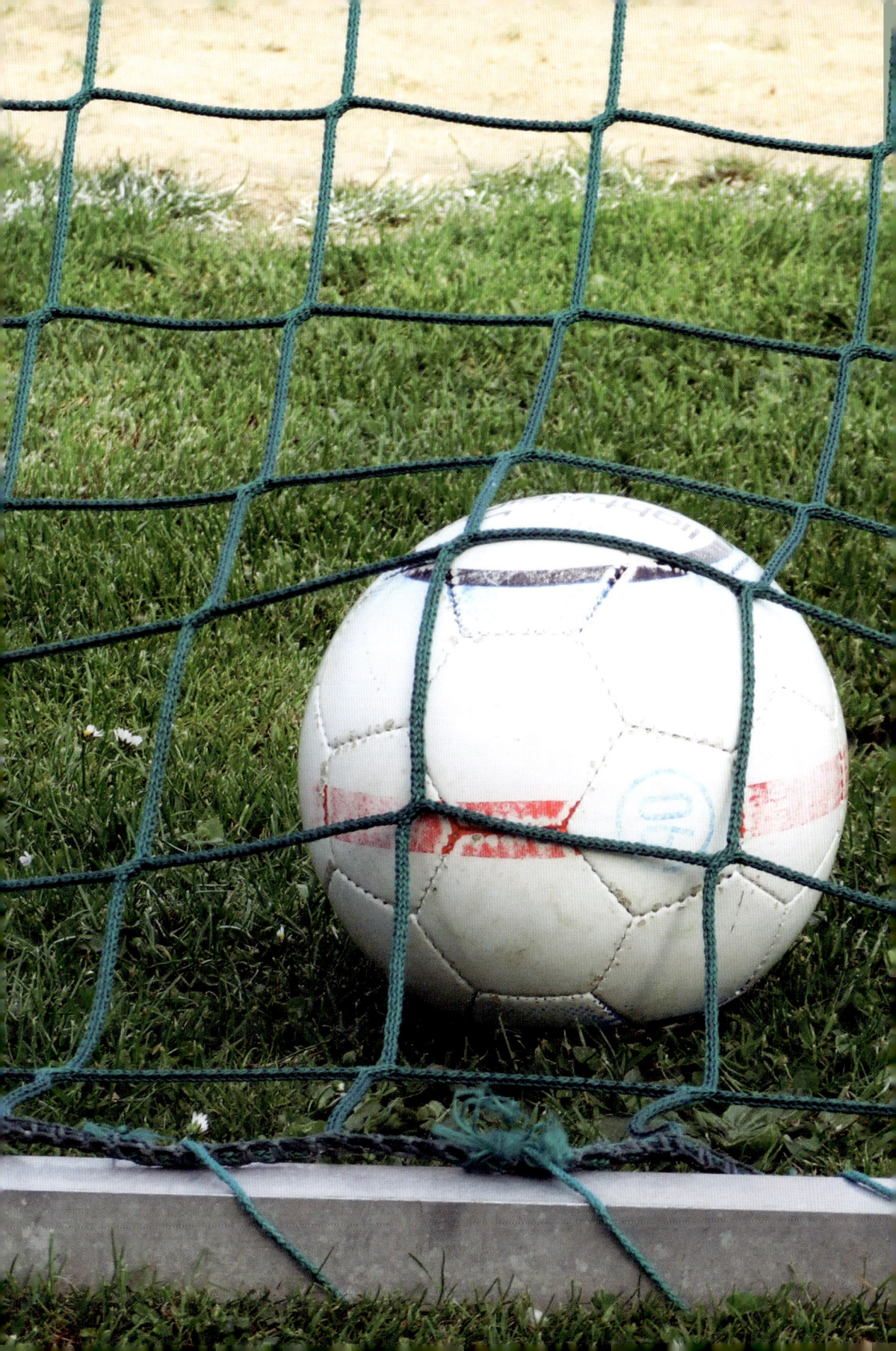

Ernährungspraxis und -trends

Sportlererernährung hat ein hohes Potenzial im Teamsport, besonders vor dem Hintergrund der in den letzten Jahren ständig gestiegenen Anforderungen, die der moderne Mannschaftssport an Athleten stellt.

Ein Bereich, der bis vor kurzer Zeit vernachlässigt wurde bzw. nur eine untergeordnete Rolle gespielt hat, ist deshalb die Optimierung der Ernährung und der Ernährungsberatung für Training und Wettkampf.

Die leistungsgerechte Ernährung muss als integrierter Bestandteil des Trainingsplans angesehen werden. Spieler, Trainer, Ärzte, Physiotherapeuten und Ernährungsberater – alle müssen innerhalb eines sinnvollen Gesamtkonzepts zur Leistungssteigerung und Leistungserhaltung sowie Verletzungsprophylaxe zusammenarbeiten.

Insbesondere Fußballteams haben die Bedeutung der Ernährung innerhalb dieser ineinandergreifenden Leistungszusammenhänge erkannt.

Deshalb soll aus dem Bereich Profifußball exemplarisch auf die physiologische Begründung und die praktische Umsetzung der Ernährungsberatung eingegangen werden.

Veränderte Anforderungen im Profifußball

Die Anforderungen und Bedingungen im Profifußball haben sich in den letzten Jahren entscheidend geändert. Leistungsfußballer sind heute eine hohe Dichte von auswärtigen Reisen und Wettkämpfen gewöhnt. Das bringt nicht nur Veränderungen im Lebensrhythmus und in der Trainingsroutine mit sich, sondern auch Änderungen beziehungsweise veränderte Verfügbarkeiten im Lebensmittelangebot sowie die Abhängigkeit von Hotels und Restaurants mit ihrer jeweiligen Verpflegungsqualitiät. Nicht zuletzt liegen dort, wo hoch talentierte und gut trainierte Spieler aufeinandertreffen, Sieg und Niederlage nah beieinander. Auf alle Leistungsbausteine zu achten, kann hier den entscheidenden Vorteil bringen. Gerade die Ernährung kann im Gegensatz zu vielen anderen Leistungsfaktoren sehr gut von außen beeinflusst und gesteuert werden.

Dies ist verbunden mit den Kontrollen der Maßnahmen. Das ist im Interesse des einzelnen Spielers, des Teams und nicht zuletzt des Vereins, denn nur so können Trainingseinsatz, medizinische Betreuung, Engagement und Investiti-

124

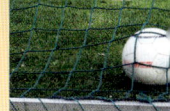

on aller Beteiligten zum gewünschten Erfolg führen. Es liegt auf der Hand, dass im Teamsport dabei besondere Maßnahmen zu treffen sind und deren Einhaltung im Interesse aller im Auge behalten werden muss.

Besondere Ansprüche an die Ernährung im Fußballsport

Alle Spielsportarten – insbesondere auch Fußball – sind durch einen Wechsel von unterschiedlichen motorischen Elementen gekennzeichnet. Zu den motorischen Hauptbeanspruchungsformen zählen Ausdauer, Kraft, Schnelligkeit sowie Koordination und Flexibilität. Fußball hat einen azyklischen Bewegungsablauf von intervallartigem Charakter. Während eines Spiels legen Fußballer erhebliche Laufdistanzen von bis zu 12 oder 13 Kilometern zurück. Zahlreiche Sprints mit ständigen Tempo- und Richtungswechseln kommen hinzu, aber auch hohe mentale Beanspruchungen im Bereich von Koordination und Konzentration. Damit sind besondere Ansprüche an die Flüssigkeits- und die Kohlenhydrat-Energie-Zufuhr verbunden. Gerade bei Spielen in großer Hitze muss möglichst in jeder noch so kurzen Pause und vor dem Spiel auf Vorrat getrunken werden. Ein aktuelles Beispiel aus der FIFA WM 2014 dokumentiert die Wichtigkeit einer Getränkezufuhr während des Spiels in Form der zusätzlich »verordneten« offi-

ziellen Trinkpausen. Ideal sind individuelle Trinkflaschen für jeden Spieler. So ist die Berücksichtigung der persönlich zuträglichen Zusammensetzung (Verträglichkeit und Geschmackspräferenz) sowie die Rückmeldung über die tatsächlich getrunkene Flüssigkeitsmenge möglich.

>> *Kohlenhydrate sind das ideale Energiesubstrat sowohl für die muskuläre als auch für die geistig-nervliche Leistungsfähigkeit.*

Ein Absinken des Blutzuckerspiegels während länger dauernder Belastungen hat eine Minderung der Konzentrationsfähigkeit zur Folge und wirkt sich im Fußballsport besonders nachteilig auf die koordinativen und taktisch-technischen Fähigkeiten aus. So kommt auch dem Kohlenhydratzusatz im Sportlergetränk bei länger dauernden Einsätzen von über einer Stunde eine besondere Bedeutung zu.

Je intensiver, kraftzehrender und häufiger die Wettkampfeinsätze (zum Beispiel »Englische Wochen«) sind, desto gewissenhafter sollten die körpereigenen Glykogenspeicher durch geeignete Kohlenhydratzufuhr aufgefüllt werden. Aufgrund des bereits erwähnten intervallartigen Charakters des Fußballspiels mit häufigen Intensitätswechseln kommt dem Kohlenhydrathaushalt für

125

die erforderliche muskuläre Energiebereitstellung die größte Bedeutung zu. Kohlenhydrate kommen im Stoffwechsel in ihrer Transportform, dem Blutzucker (Glukose), oder als gespeicherte Energie, dem sogenannten Glykogen in Leber und Muskulatur, vor. Kohlenhydratreiche Kost (Getreideprodukte, Kartoffeln, Obst, Fruchtsäfte, Gemüse, Kohlenhydratkonzentrate, Energieriegel und Sportgetränke) erhöht den Glykogengehalt, das heißt den vorteilhaften Energiespeicher im Muskel und damit die Belastbarkeit im Spielsport. Je stärker die Belastungsintensität ausfällt, desto mehr Energie muss über Kohlenhydrate bereitgestellt werden. Maximalbelastungen wie Sprints sind mit erschöpften oder von Anfang an schlecht gefüllten Glykogenspeichern nicht oder kaum möglich. Das Glykogen ist daher für die meisten sportlichen Belastungen, insbesondere aber für solche mit hohen Intensitäten und intervallartigen Wettkampf-Anforderungen, von leistungsentscheidender Bedeutung. Im Fußballsport werden heute 20 Prozent der gesamten Laufstrecke mit hohem Tempo absolviert.

Die wissenschaftliche Beweislage

Eine der ersten Untersuchungen (1964) zur Ernährungsoptimierung mit Fußballern stammt aus der Arbeitsgruppe des schwedischen Wissenschaftlers Bengt Saltin. Er wies vor allem die Zusammenhänge von muskulären Glykogendepots und Laufleistung in Abhängigkeit von einer vorangegangenen kohlenhydratreichen Verpflegung nach.

Diese schon lang bekannten Zusammenhänge und Untersuchungsergebnisse werden auch in aktuellen Studien aufgegriffen und bestätigen eindeutig den Erfolgsfaktor Ernährung im Hinblick auf den sportlichen Erfolg des Spielers und des gesamten Teams. Durch verschiedene wissenschaftliche Untersuchungen konnte nachgewiesen werden, dass Laufleistung, Schnelligkeit, Konzentration und Koordination vor allem in der zweiten Spielhälfte und bei Verlängerungen von gut angelegten Glykogendepots abhängen. Eine praxisbezogene Untersuchung aus dem Fußballsport hat eindeutig belegt, dass eine am Vorabend eingenommene kohlenhydratreiche Mahlzeit zu größeren Leistungsreserven führt, was sich besonders bei fortschreitender Spieldauer (zweite Spielhälfte, Spielverlängerung, Elfmeterschießen) in einer vermehrten Lauf- und Spurtfreudigkeit sowie Zielsicherheit ausdrückte. Spieler, die zwar trainiert, aber dann kein kohlenhydratbetontes Abendessen zu sich genommen hatten, schnitten diesbezüglich deutlich schlechter ab. Da sich auch ein fettreiches Essen nachteilig auf die Glykogenbevorratung auswirkt, sind ein herkömmliches Restaurantessen und Buffetangebot im Spielerhotel sowie Schnellimbissangebote mit ihren zu hohen Fettanteilen bei gleichzeitig zu niedrigen und ungünstigen Kohlenhydratanteilen zur ernährungsoptimierten Wettkampfvorbereitung nicht geeignet.

Vom richtigen Zeitfenster

In diese Betrachtung gehört auch die Realisierung eines bestimmten Zeitfensters für eine optimale Nährstoffverabreichung und -wirkung nach dem Training oder Spiel zur Regeneration und Reparatur zerstörter kontraktiler Funktionsproteine. Dieses Zeitfenster für eine geeignete Kohlenhydrat-Protein-Kombination beträgt idealerweise 1 bis 2 Stunden nach dem sportlichen Einsatz. Hier ergeben sich große Unterschiede beziehungsweise Schwierigkeiten bei der Umsetzung, je nachdem ob es sich um auswärtige Trainings- und Wettkampfeinsätze handelt oder Trainingseinheiten daheim. Bei Letzteren spielt wiederum eine Rolle, wer für die Ernährung des Spielers zuständig ist und wie lange die Fahrzeit zwischen Trainingsgelände und eigener Wohnung ist. Diese kann durchaus das ideale Zeitfenster für die Nahrungsaufnahme übersteigen. Hier

▼ Gut gefüllte Glykogenspeicher führen zu größeren Leistungsreserven.

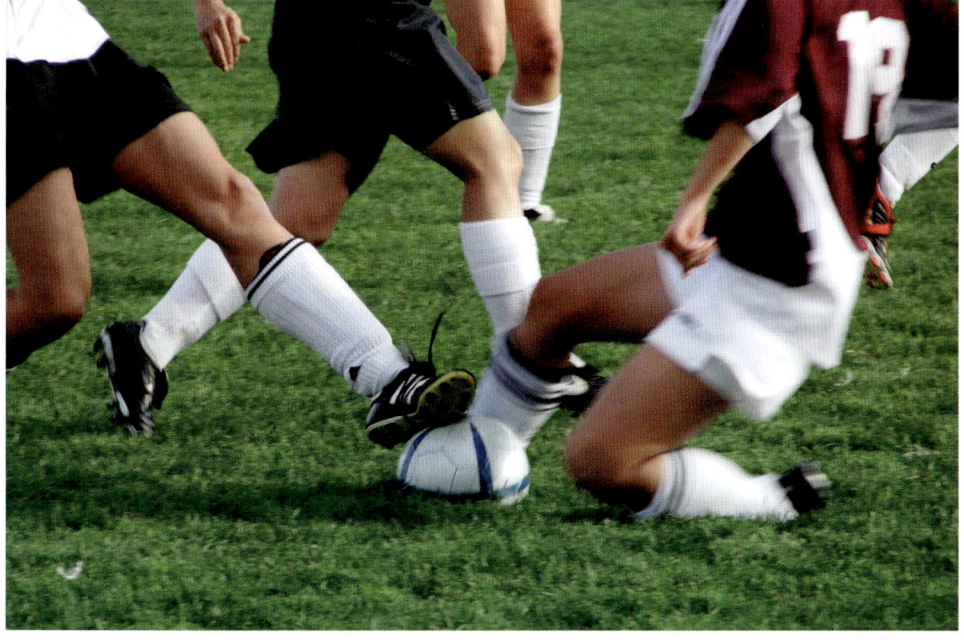

müssen individuell handhabbare Lösungen erarbeitet werden, die den Spieler vom leistungsabträglichen Angebot im Schnellimbiss oder Süßigkeiten von der Tankstelle abhalten. In zeitlicher Nähe zur Leistungserbringung (vorher, zwischendurch und danach) wirken sich ungünstige Verpflegungsangebote besonders nachteilig aus. Entsprechende Vorgaben des Vereins, die ökotrophologisch abgestimmt und überprüft sein müssen, sind hier eine ganz unabdingbare Voraussetzung.

Bei häufigen Spielen und nach intensivem Training dient die Ernährung nach dem Sport der Regeneration durch Wiederauffüllung entleerter Glykogenspeicher. Bei Nichtbeachtung einer entsprechenden Kohlenhydratbetonung in der Ernährung kann es zur schleichenden Glykogenverarmung der Muskulatur, dem sogenannten Übertraining kommen. Die Ernährung in der Regenerationsphase muss schließlich schon wieder auf den nächsten Einsatz vorbereiten. »Nach dem Spiel ist bekanntlich vor dem Spiel.« Kohlenhydrate sind hierzu die Voraussetzung. Sogar bei kohlenhydratreicher Ernährung benötigt die Wiederauffüllung entleerter Speicher mindestens 24 Stunden, während fettreiche Kost in Verbindung mit Alkohol die Regeneration auf bis zu 72 Stunden hinauszögern kann. Im Leistungssport herrscht eben ein völlig anderes Zeit-Mengen-Problem im Vergleich zum Ernährungsalltag des körperlich weniger Aktiven. Um über ganze 90 Minuten (und länger) Topleistung erbringen zu können, gehört neben der richtigen Kohlenhydratbevorratung auch das passende Sportgetränk dazu. Der richtige Durstlöscher im Sport soll Wasser- und Mineralstoffverluste durch schweißtreibenden Einsatz ausgleichen und ist zugleich eine gute Lösung, um für einen kleinen Kohlenhydratschub zu sorgen. Auch bei diesem Thema konnte in wissenschaftlichen Untersuchungen gezeigt werden, dass eine Fußballmannschaft, wenn die Spieler während des Spiels kohlenhydrathaltige Getränke zu sich nehmen, deutlich weniger Gegentore kassierte und in der zweiten Halbzeit mehr Treffer erzielte.

>> *Empfehlenswert sind isotonische Sportgetränke oder gut mit Mineralwasser verdünnte Fruchtsäfte (1 : 2 bis 1 : 3).*

Bei einer freien Fruchtsaftauswahl muss aber eine eventuell vorhandene persönliche Fruchtzuckerunverträglichkeit beachtet werden. Für Mannschaftssportarten sollten deshalb individuelle Getränkelösungen bevorzugt und angeboten werden. Nach dem Spiel können kohlenhydrathaltige Getränke in Verbindung mit Proteinen empfohlen werden, weil diese Kohlenhydrat-Proteinkombinationen die Regeneration beschleunigen, zum Beispiel in Form von Fruchtmilch- oder Buttermilch- bzw. Milchgetränken. Dem Protein kommt in diesem Zusammenhang mit den Beanspruchungsformen Kraft und Schnellkraft ohnehin im Fußballsport eine etwas größere Bedeutung zu im Vergleich zu den reinen Ausdauersportarten. Besondere Beachtung erfordert das Kohlenhydrat-Proteinverhältnis auch beim Gewichtsmanagement bei vorhandenem Übergewicht.

Schließlich sind die in den Energiestoffwechsel katalytisch eingreifenden Mikronährstoffe (Vitamine, Mengen- und Spurenelemente) von elementarer Bedeutung, die zudem in Verbindung mit den sogenannten sekundären Pflanzenstoffen aus Früchten und Gemüsen den präventiven Gesundheitsschutz des Sportlers unterstützen. Eine stabile Gesundheit ist wiederum Voraussetzung dafür, den Stand der Leistungsfähigkeit und Belastbarkeit zu erreichen, der für den Leistungssport heute gefordert wird. In diesem Zusammenhang spielt vor allem die Unterstützung des Immunsystems durch die Ernährung (antioxidative Nahrungsbestandteile, Aminosäuren, Omega-3-Fettsäuren sowie Zink) eine entscheidende Rolle. Um eine diesbezügliche Sicherstellung und/oder Optimierung der Versorgung zu erzielen, sind Ergebnisse der Ernährungsanalyse (Protokollführung) und der Blutuntersuchungen in der sportärztlichen Praxis sowohl für die Ernährungsberatung als auch für die eventuell notwendige gezielte Nahrungsergänzung der Spieler abzugleichen und dienen als entsprechende Entscheidungshilfe für die jeweilige individuell zu treffende Maßnahme. Fazit: Richtig Essen und Trinken im Fußballsport ist das ideale Rezept gegen nachlassende Kräfte in der Schlussphase, verpasste Torchancen und unnötige Gegentore. Ferner ermöglicht es optimale Regeneration nach erbrachter Leistung und stabilisiert die Gesundheit.

Die generelle, physiologisch begründete Bedeutung der Ernährung als leistungsmitbestimmender Erfolgsfaktor und die besonderen (Ernährungs-)Bedingungen und Erfordernisse im Fußballsport machen verschiedene Maßnahmen erforderlich. Intensive, ausdauerbetonte und intervallartige Belastungen im Fußballsport verlangen mit die anspruchsvollste Ernährungsgestaltung und -steuerung in der Sportlerernährung. Sie können und dürfen daher gerade im Mannschaftssport nicht allein der Verantwortung und Gewissenhaftigkeit des Einzelnen überlassen werden.

Auch die möglicherweise bei Einzelnen immer noch vorkommende Auffassung, dass persönliche Ernährungsdefizite beziehungsweise fehlendes Ernährungsbewusstsein des Einzelnen im Mannschaftssport nicht so »auffällt« wie bei einem einzigen für seine Leistung alleine verantwortlichen Athleten, ist mit den aktuellen hohen Leistungsanforderungen im Teamsport Fußball weder vereinbar noch verantwortlich gegenüber den Mitspielern.

Auch das Thema der Auswärtsspiele ist für die Ernährungsgestaltung eine Herausforderung. Das betrifft neben der Einflussnahme auf das Speisenangebot im Hotel auch die Form des geeigneten Proviants während der Reisen. Ebenfalls ist das Timing von Essen und Trinken im Spielsport ein anderes als bei herkömm-

lichen beruflichen Belastungen mit geringer körperlicher Aktivität.

Damit der Spieler aber nicht nur von der Güte des speziellen Verpflegungsangebots profitiert, müssen selbstverständlich durch Schulung und individuelle Beratung die grundsätzliche Einsicht in die Prinzipien der sportgerechten Ernährung vermittelt und praktische Empfehlungen im eigenen Verantwortungsbereich gegeben werden.

Insgesamt erlaubt eine Kombination des vorgegebenen, speziell ausgewählten Verpflegungsangebots (»Lernmodell«) und der Verbesserung des grundsätzli-

▼ Im Profifußball ist die Ernährungsgestaltung längst ein wichtiger Erfolgsfaktor.

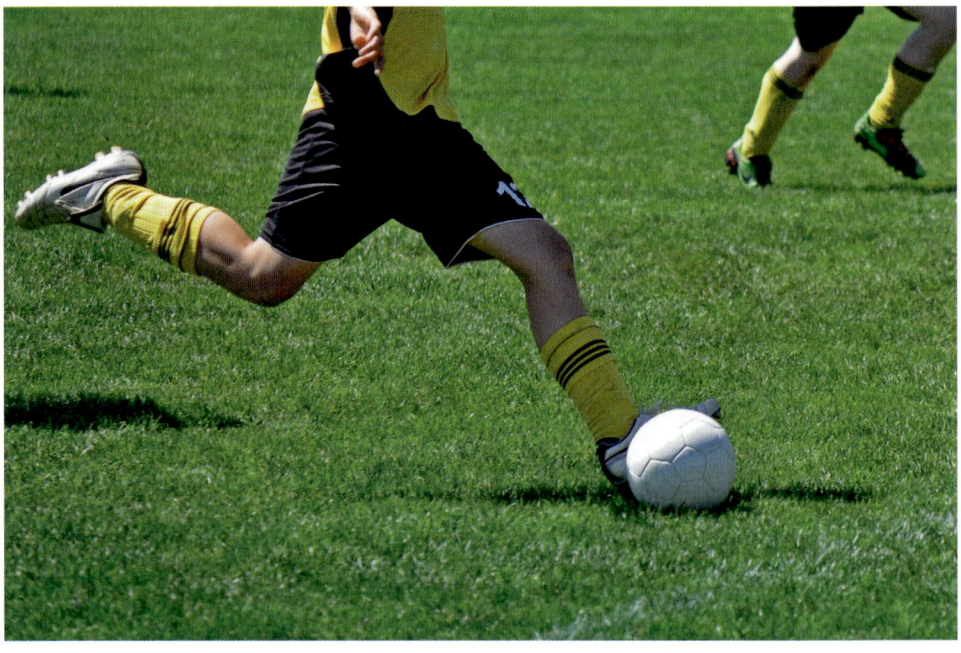

130

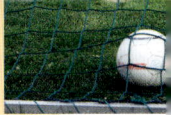

chen Ernährungsverhaltens der Sportler die größtmögliche Sicherheit und beste Chance, Ernährungsdefizite und damit Leistungseinbußen sowie Gesundheitsbeeinträchtigungen zu vermeiden.

Der Verein macht seinerseits in Abstimmung mit der betreuenden medizinischen Abteilung und der Ernährungsberatung sowie einem diesbezüglich erfahrenen Küchenchef entsprechende Vorgaben für die Verpflegung unterwegs im Hotelrestaurant und zum gemeinsamen Essen an Trainingstagen.

Die gemeinsame Mahlzeit hat darüber hinaus weitere wichtige Auswirkungen, die der sozialen Dimension des Zusammenhalts in der Mannschaft (gemeinschaftsbildende Maßnahme) ebenso dienen wie der Förderung einer gesunden Esskultur im Sport.

Teams performen besser, wenn es gelingt, den Zusammenhalt der Mannschaft zu fördern. Dazu gehört aber neben vorrangig psychologischen Maßnahmen auch das gemeinsame Esserlebnis.

Schließlich ist der Genuss beim Essen eine nicht zu unterschätzende regenerationsfördernde Maßnahme. Die speziell auf die Bedürfnisse der Spieler abgestellten Mahlzeiten sind dabei gleichzeitig Orientierungshilfe und Anleitung für die eigenverantwortliche Ernährungsgestaltung im privaten Verpflegungsbereich.

Die Kohlenhydratdiskussion

Kohlenhydrate sind best energy und in der Sportlerernährung unverzichtbar. Andererseits wird die Rolle der Nahrungskohlenhydrate kontrovers diskutiert, und insbesondere im Zusammenhang mit dem Einfluss auf die Übergewichtsentstehung und die Körperzusammensetzung werden sowohl Quantität als auch Qualität der Kohlenhydrataufnahme anders bewertet als es die oben genannte generelle Befürwortung zum Ausdruck bringt. Stichworte hierzu sind die anfangs stark, später moderater in der Kohlenhydratzufuhr eingeschränkte Atkins-Diät, die die erste und bekannteste Low-carb-Diät ist. Mit der Kohlenhydratrestriktion soll die Insulinausschüttung in Schach gehalten werden, die einem Fettabbau beim Abnehmen entgegensteht. Entsprechend hoch fallen die Fett- und Proteinanteile in der Diät aus, was auch die gute Sättigungseigenschaften dieser Kost erklärt. Low-carb-Konzepte sind nicht eindeutig definiert, was die prozentuale Höhe der Kohlenhydrate an der Gesamtenergiezufuhr betrifft. Sie liegt aber deutlich unter den 50 Energieprozent Kohlenhydraten als Mindestempfehlung. Nicht nur die Menge, sondern vor allem die Qualität der Nahrungskohlenhydrate stellt beim ebenfalls populären Konzept des glykämischen Index bzw. der glykämischen

Last im Vordergrund. Hier werden Kohlenhydrate nach ihrer Stärke der Blutzuckerhöhung, das heißt Blutzuckerwirksamkeit und demnach ihrem Einfluss auf die Insulinausschüttung bewertet. Niedrig glykämische Kohlenhydrate aus Gemüse, Hülsenfrüchten, grobkörnigen Vollkonprodukten und wasserreichen Früchten stehen positiv den hochglykämischen aus Weißmehl, Kartoffeln und Süßigkeiten gegenüber. Neben der Blutzuckerwirksamkeit darf aber auch die Menge nicht vergessen werden, was in der Definition der glykämischen Last zum Ausdruck kommt. Sie errechnet sich aus dem glykämischen Index des Lebensmittels und der tatsächlich verzehrten Kohlenhydratmenge. Von Vorteil bei dieser Betrachtung sind ebenfalls die gute Sättigungswirkung niedrig glykämischer Lebensmittel und deren allgemein günstige Nährwerteigenschaften (Vitamine, Mineralstoffe und Ballaststoffe). Das Konzept des glykämischen Index kann aus ernährungswissenschaftlicher Sicht besser bewertet werden als die streng kohlenhydrateingeschränkten Diäten.

Eine kohlenhydratbewusste, eiweißbetonte und fettgesunde Ernährung (am Vorbild der Mittelmeerländerkost orientiert) hat aber in Bezug auf einen dauerhaft zufriedenstellendes Gewichtsmanagement in Verbindung mit körperlicher Aktivität (Ausdauer und Kraft) die größten Erfolgsaussichten und schneidet auch aus gesundheitlicher Sicht am besten ab.

Optimierung des Fettstoffwechsels

Leistungsorientierte Ausdauersportler (zum Beispiel beim Marathon) versuchen neben dem Training auch durch Modifikation der Kohlenhydratzufuhr Einfluss auf den muskulären Fettstoffwechsel auszuüben. Letztlich geht es um die bessere Nutzung der Fette als Energiequelle bei gleichzeitiger Schonung der insgesamt knapperen Kohlenhydratreserven in Form des Glykogens. Dazu werden bereits verschiedene Maßnahmen praktiziert.

So ist bekannt, dass »Nüchterntraining« nach der nächtlichen Fastenphase in Form von Sport (Laufen) vor dem Frühstück die größte Fettverbrennung ermöglicht. Im weiteren Tagesverlauf lässt sich ein annähernder Effekt auch erreichen, wenn ein Abstand von mindestens drei Stunden nach dem Mittag- oder Abendessen zum Sport besteht. Der (zum Abnehmen) beim Abendessen propagierte Kohlenhydratverzicht soll den Anteil der Fettverbrennung an der Energiebereitstellung während der Nachtphase erhöhen.

Was unter der Zielsetzung »Abnehmen« interessant sein kann, ist aber beim Ziel durch das Training und angepasste Ernährung individuelle Höchstleistungen zu erbringen, möglicherweise zu kurz gedacht und nur eingeschränkt nutzbar. Aktuell ist das sogenannte train low – compete high-Prinzip, wobei normales Training mit wenig Nahrungskohlenhydraten und weitgehend entleerter Kohlenhydratspeicher durchgeführt wird. Dadurch und in Verbindung mit einer eiweißbetonten Ernährung werden die Voraussetzungen für eine gesteigerte anteilige Fettverbrennung verbessert. Das soll sich natürlich auch positiv auf ein niedrigeres Wettkampfgewicht auswirken. Erst (kurz) vor einem Wettkampf wird die Kohlenhydratzufuhr (compete high) dann wieder gesteigert, um mit dem Supertreibstoff Kohlenhydrate den Wettkampf mit entsprechender Schnelligkeit und individueller Bestzeit absolvieren zu können.

Auch die bereits diskutierte Kohlenhydrataufladung wird sicherlich nach so einem Vorgehen besonders effizient. Allerdings stehen Beweise für eine Leistungsverbesserung, zum Beispiel im Marathon, noch aus. Auch besteht die Gefahr, dass bei Verknappung der Kohlenhydrate mit Müdigkeit, verminderter Belastungsintensität und negativer Auswirkung auf das körpereigene Abwehrsystem gerechnet werden muss. Es kann unter guter Anleitung und Betreuung aber durchaus ausprobiert werden, ob eine individuelle Modifikation der Kohlenhydratzufuhr, was Menge und Qualität betrifft, in der Nähe zum Training und Wettkampf persönliche Vorteile bringen kann.

Im Profifußball ist bei Spielern mit Gewichtsproblemen eine Reduktion der Kohlenhydrataufnahme abends im normalen Trainingsalltag möglich. Vor Spielen und während Englischer Wochen ist eine gute Kohlenhydratbevorratung und Wiederauffüllung jedoch unerlässlich – sprich Pflicht.

Paläodiät – Essen wie in der Steinzeit auch für Sportler?

Die Theorie der Steinzeiternährung, Paläodiät, geht heute davon aus, dass sich der menschliche Organismus an das verfügbare Nahrungsspektrum der Altsteinzeit, des Paläolithikums, genetisch angepasst hat. Essen wie die Jäger und Sammler bedeutet eine an tierischen Proteinen reiche Diät, allerdings ohne Milch, viele unverarbeitete pflanzliche Lebensmittel, allerdings kaum Getreide und keine Fertigprodukte, stark verarbeitete Lebensmittel und ebenfalls kein Zucker. Verständlicherweise variierte das vorhandene Nahrungsspektrum nach der jeweiligen Umgebung. Der Proteinanteil ist mit bis zu 35 Energieprozent höher als bei den sogenannten Low-carb-Diäten, während der Kohlenhydratanteil bis zu 40 Energieprozent ausmachen konnte. Beides unterscheidet die Paläodiät aber deutlich von den üblichen Ernährungsempfehlungen (Proteine 10–15 Prozent und Kohlenhydrate 50–60 Prozent). Der hohe Anteil an Gemüse und Früchten bringt die Säure-Basen-Balance ins Gleichgewicht.

Das Hauptprinzip der Paläodiät sind frische Lebensmittel und Einfachheit, wie wir es auch in der nachfolgend beschriebenen »next food generation« der Clean-Eating-Szene finden. So viel Natürlichkeit in der Nahrung (wobei auch »neue« Möglichkeiten wie das Tiefgefrieren von Gemüse und Fisch akzeptiert werden) ist gleichzeitig mit einer guten Sättigung verbunden, da die gewählte Kost volumenreich (Ballaststoffe) und niedrig glykämisch ist.

Der international bekannteste Paläo-Diät-Experte Prof. Loren Cordain stellt schließlich diese allgemein gesundheitlich zu empfehlende Ernährungsweise in engen Zusammenhang zur Sportlerernährung besonders im Cross fit. Sie stellen seiner Meinung nach eine ideale Ergänzung dar. Dem Crossfit-Konzept liegt ein Bewegungsmuster zugrunde, das seit der Paläozeit vorherrschte: Bewegungen schnell, kraftvoll und mit größtmöglicher Intensität auszuführen. Auch hier ist der Grundgedanke Natürlichkeit.

Es handelt sich um ein ständig variierendes funktionales Training und bedeutet körperliche Vorbeugung auf jede Art von Herausforderung auch zur Bewältigung

unterschiedlichster Alltagssituationen. Crossfitter haben aufgrund ihres anstrengenden intensiven Trainings einen sehr hohen Energieumsatz.

In der Paläodiät ist der Fettanteil je nach Ausprägung mit 30 bis 50 Energieprozent im mittleren bis hohen Bereich. Gegenüber den Basis-Ernährungsprinzipien wird die für die Paläodiät typische Ernährungsgrundlage dennoch von den engagierten Crossfittern aufzustocken sein, zum Beispiel in Form von kohlenhydratreichen Lebensmitteln sowie speziellen Sportnahrungen und -nahrungsergänzungsmitteln.

Das ist abhängig von den jeweiligen Trainings- und Wettkampfphasen sowie deren Anforderungen. Die Basisernährung folgt jedoch stets dem Prinzip der Paläodiät.

Clean eating und veganes Essen

Die neueste Ernährungswelle und ein Megatrend ist das »clean eating«, was soviel bedeutet wie möglichst »reines« Essen zu sich zu nehmen. Das ist nicht nur eine Absage an Zusatzstoffe, Junk- und Fast food. Auch hier steht die Regel im Vordergrund, möglichst natürliche Zutaten frisch und schonend zuzubereiten anstatt hauptsächlich hoch verarbeiteter Fertiggerichte mit vielen Zusatzstoffen zu essen. Das erinnert an den Leitsatz der Vollwerternährung: »Lasst das Natürliche so natürlich wie möglich.«

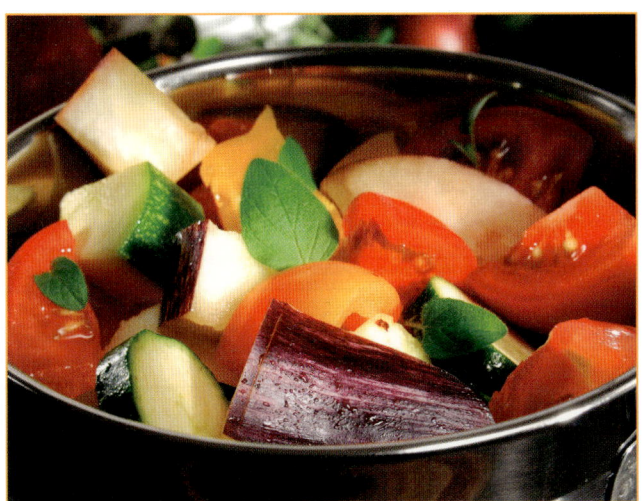

Das Hauptprinzip der Paläodiät sind frische Lebensmittel und Einfachheit.

Auch Genießer bevorzugen diese Ernährungsempfehlung. Damit wandelt sich bei sportlich Aktiven auch der Blick auf spezielle Sportlernährstoffkonzentrate. Außerdem ist eine Hinwendung zu mehr pflanzlicher Nahrung damit verbunden, die bis zu veganer Ernährung geht. So stehen bereits pflanzliche Proteinquellen wie Erbsen-, Reis- und Lupineprotein hoch im Kurs, ebenso »Greens« als grüne Smoothies oder Weizengras- bzw. Gerstengrasprodukte.

Bei guter Lebensmittel-Warenkundekenntnis (zu der dieses Buch beitragen soll) ist eine leistungsgerechte Sportlerkost selbstverständlich auch in den verschiedenen vegetarischen Varianten (ovo-lactovegetabil, lactovegetabil und vegan) möglich. In jedem Fall stößt die Hinwendung zu alternativen Ernährungsformen den Essenden zu einer insgesamt bewussten Ernährung an und führt aus dem Alltagstrott der gewohnten Routinekost (zu viel, zu fett, zu süß) heraus. Wichtig ist vor allem, dass die jeweils gewählte Kostform den persönlichen Bedürfnissen und Anforderungen gerecht wird. Dazu gehört auch das Gespür, in sich hineinzuhorchen und herauszufinden, was einem gut tut und bekommt. Auf Vorgaben nur von »außen« sollten Sie sich nicht verlassen.

Die vielen möglichen Bausteine für eine jeweils zufriedenstellende Lebensmittelauswahl einschließlich praxisnaher Rezepte konventionell oder unkonventionell bis low carb sowie auch im Sinne von Convenience vereinfacht mögen stets eine gute Anleitung für Ihre persönliche Fitnessernährung sein.

11

Einkauf
und Küche

*Die Praxis: Eine gute Planung ist
der erste und wichtigste Schritt
für die bewusste, sportgerechte und
schmackhafte Nahrungszubereitung,*

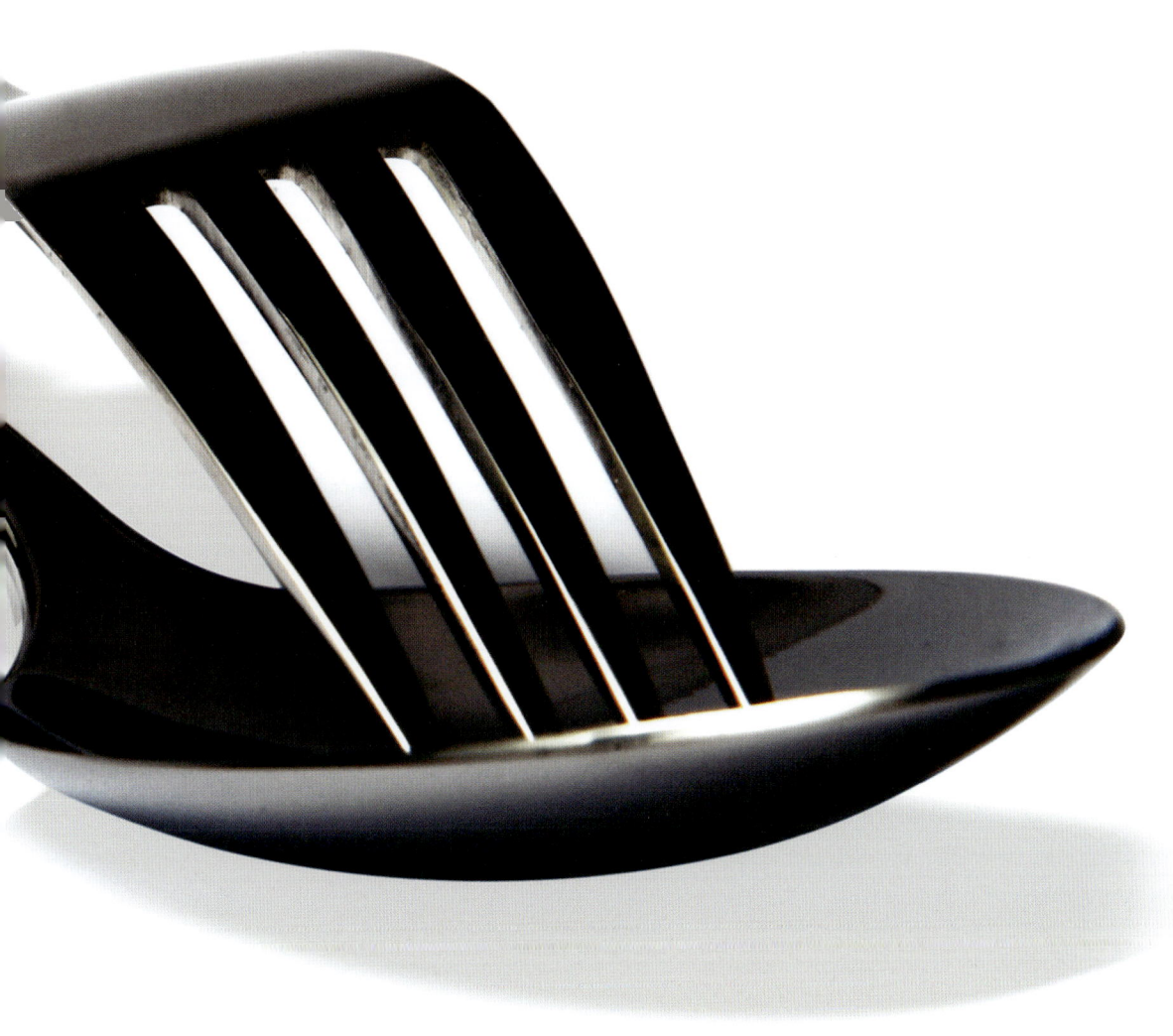

Einkauf und Küche

Die folgenden Abschnitte des Küchentrainings sind der Praxis gewidmet. Sie sollen die Umsetzung eines bewussten, sportgerechten und schmackhaften Essens erleichtern. Ziel ist es, die kleinen Tricks und Kniffe vor, während und nach dem Zubereiten von Speisen zu vermitteln.

Insbesondere, aber »leider« auch gleichzeitig, geht es auch darum, dem Zeitgeist zu entsprechen, welcher sich zunehmend mit »Geiz ist geil« verbinden lässt. Denn Geiz heißt in der heutigen Zeit nicht nur schmaler Geldbeutel, sondern wir beziehen ihn auch auf das Zeitsparen. Wir geizen mit unserer Zeit! Schließlich ist es auch die Zeit, die immer knapp ist! Und so versuchen wir, alle Vorgänge und Abläufe sinnvoll einzuteilen. Dies reicht von anstehender Tätigkeit im Beruf bis hinein ins Private. Die uns zur Verfügung stehende, kostbare Zeit planen wir, für Familie und Freunde und eben auch für die Zubereitung von Speisen.

Stets bemerken wir, dass die Zeit irgendwie viel zu knapp bemessen ist, was einhergeht mit Stressgefühlen.

Diese steigern sich, wenn wir zusätzlich Leistungen erbringen müssen, z.B. im sportlichen Bereich, ja vielleicht sogar im Leistungs- oder Hochleistungssport. Doch wissen wir nicht alle, dass Stress krank macht? Stress passt nicht zu einer ausgewogenen und gesunden Sportlerernährung!

Nachfolgend soll erklärt werden, wie Sie bereits bei der Planung, dem Einkauf, der Zubereitung sowie der Lagerung von Lebensmitteln ein wenig der kostbaren Zeit einsparen und Stress vermeiden können.

Ein weiterer Abschnitt widmet sich den Arbeitsgeräten, den »Utensilien«. Der Laie am Herd wie auch der Profikoch bestätigen Ihnen gerne, dass die Gerätschaften in privaten Haushalten einer Restaurantküche nicht gleichkommen müssen, um ein ansprechendes, gesundes und schmackhaftes Essen zuzubereiten. Es geht vielmehr um die Idee, Kreativität und Umsetzung, die im Kopf beginnt. So ist es auch gleichzeitig dieser Punkt, an dem Sie lenken und einsparen können. Hierzu wird nur ein gewisses »Grundwissen« benötigt, welches nachfolgend peu à peu vermittelt werden soll. Das Ziel hierbei soll es sein, bewusst zu planen und damit zeitliche und finanzielle Ressourcen bei der Zubereitung von Speisen einzusparen.

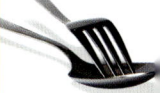

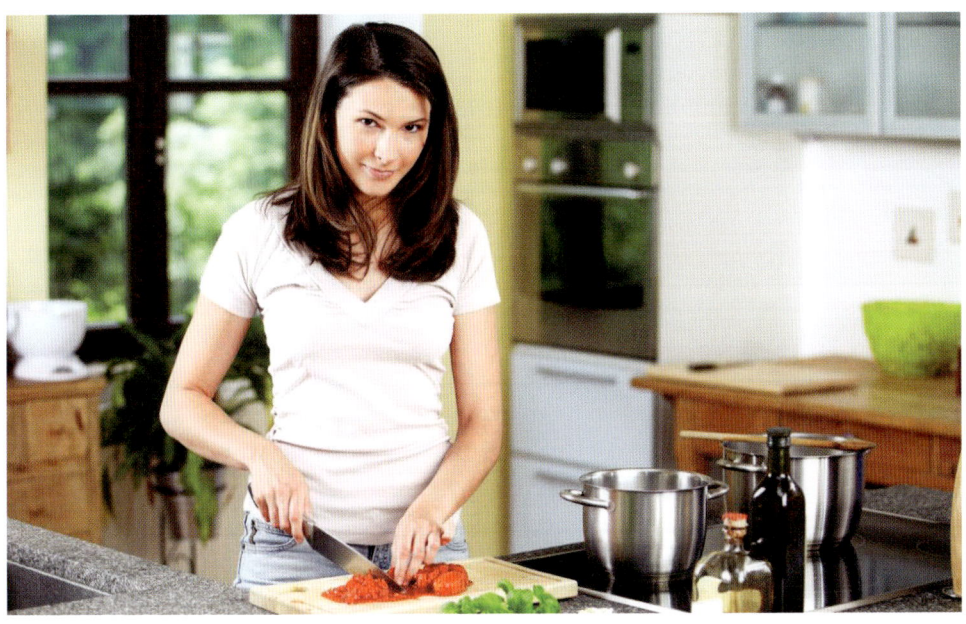

▲ Mit einer guten Planung klappt alles viel besser.

In meiner langjährigen Tätigkeit als Koch konnte ich so manchen Fehler beobachten, aber auch Lösung aus der Praxis umsetzen. Abschließend ergibt sich daraus die Schlussfolgerung, dass Wissen durch Erfahrung kommt und Erfahrung mit der Anzahl der Fehler wächst. Doch Fehler kosten stets Zeit! Daher, warum Fehler machen, wenn sich rund fünfzig Prozent dieser Fehler durch eine gute und vorausschauende Vorbereitung minimieren lassen!

In diesem Sinne: Viel Spaß bei der praktischen Umsetzung einer persönlich bestmöglichen Ernährung für Sportler.

Der Mahlzeitenplan

Eine gute Planung ist das A und O für die sportgerechte Nahrungszubereitung, deshalb ist auch eine kurze Einführung in die Verfahrenstechnik im Haushalt unverzichtbar. Es ist sinnvoll, sich schon zu Hause auf die kommende Woche und die Ernährungsplanung strukturiert vorzubereiten. Im Grunde sind das banale Fragen, wir sollten diese dennoch für uns selbst einmal beantworten. Die entsprechenden Fragen lauten: »Was steht diese Woche an? Was sind meine Ziele und welche Aufgaben entstehen dadurch?«

DIE PLANUNG

Die Planung beginnt mit dem »Was steht an?«.
Hieraus lassen sich weitere Fragen ableiten:

»Wie bin ich zeitlich eingebunden?«

»Was möchte ich eigentlich gerne essen?«

»Aus welchem Schwerpunkt möchte bzw. muss ich essen?«

»Wann habe ich Zeit zum Planen und Einkaufen?«

»Wie gestalte ich eine sinnvolle Speisenabfolge?«

Wenn dieser Gedankengang vorhanden ist, wird bereits eine Menge Zeit unbewusst eingespart.

Auf dieser Basis ist es essenziell sich einen Plan zu machen, was ich im Laufe der nächsten Tage gerne essen möchte, aber auch, wann ich tagsüber dafür die Zeit finde. Die Gestaltung des Speiseplans und die Vorbereitung der Speisen selbst müssen dem persönlichen Tagesablauf angepasst werden.

Die Zeit, die die Planung beansprucht, spart ein Vielfaches an Zeit später wieder ein. Es ist genau diese gesparte Zeit, die ich später zusätzlich in meine sportlichen Aktivitäten und mein Privatleben investieren kann.

Zuerst müssen wir uns Ziele stecken. Anschließend überlegen wir, welche Aufgaben sich daraus für uns ergeben. Und genau diese Aufgaben müssen sorgfältig geplant werden. Mit den Rezepten soll hierzu nur eine kleine Hilfestellung und Inspiration für die Auswahl und Gestaltung der Speisen oder gar eines Mahlzeitenplans gegeben werden.

Die Gestaltung eines Mahlzeiten- und Einkaufplans

Eine Mahlzeitenplanung kann ziemlich einfach gestaltet werden. Zuerst sollte geschaut werden, wie die Trainingseinheiten und das aufkommende Arbeitspensum im Wochenverlauf gestaltet sind.

☐ Was brauche ich an Nährstoffen?

☐ Es sollte geschaut werden, worauf ich denn Lust habe?

☐ Wann verlasse ich immer mein Zuhause?

☐ Wann bin ich in etwa immer zu Hause?

☐ Was kann ich zwischendurch zu mir nehmen und welche Möglichkeiten stehen mir hier zur Verfügung?

☐ Wann und wie lange sind meine Trainingseinheiten?
☐ Kann ich mich auch zwischendurch optimal und günstig ernähren?
☐ Oder sollte ich mir von zu Hause etwas mitnehmen?
☐ Wie organisiere ich den Einkauf?

Womit wir schon beim nächsten Stichpunkt angekommen sind, dem Einkauf. Der Position, die doch irgendwie am stressigsten ist und die ohne einen Einkaufszettel meist mit einer überdimensionalen Ausgabe an liquiden Mitteln »Geld« sowie Zeit verbunden ist.

Doch sind der Mahlzeitenplan und der obligatorische Einkaufszettel untrennbar miteinander verbunden.

Es ist essenziell beim Einkauf einen Plan zu haben, um nachfolgend im zeitlichen als auch finanziellen Sinne zu sparen.

Um es richtig zu machen sollte geschaut werden, in welchem Zusammenhang Speisen zueinander stehen. Damit ist gemeint: Wie kann ich Lebensmittel weiter verwenden.

Möchte ich die Woche über eine oder mehrere Speisen mit Reis kochen, dann sollte ich mir überlegen, ob ich nicht gleich ein wenig mehr Reis einkaufe und verarbeite (koche). Der Reis ist quasi eine variable Größe, denn durch die Zugabe anderer Zutaten am nächsten oder übernächsten Tag kann ich ihn zu einem komplett anderen Gericht verarbeiten.

Der Reis dient nur als ein Beispiel, ebenfalls kann man diesen Grundgedanken auf alle anderen primären und sekundären Zutaten wie Fisch und Fleisch, oder Sättigungsbeilagen wie Kartoffeln und Nudeln übertragen.

Ein weiteres Beispiel: Sie bereiten am Montag eine Hähnchenbrust in einer Chilikräuterkruste mit Reis und Salat vor, dann macht es doch Sinn, gleich vielleicht doppelt so viel Reis zu kochen. Die zweite Hälfte muss nur möglichst rasch aus hygienischen Gründen runtergekühlt (in einem Sieb kurz unter kaltes, fließendes Wasser halten), dann abgedeckt und kalt gestellt werden. Er kann dann am Dienstag oder Mittwoch für die Zubereitung eines Bratreisgerichts genutzt werden.

Im gleichen Zusammenhang ist die Verwendung der Hähnchenbrust zu sehen. Es macht Sinn, bei der Verarbeitung gleich ein wenig mehr Fleisch zu putzen und zu portionieren, wobei der überschüssige Teil mit wenigen Handgriffen mariniert werden kann, um am nächsten oder übernächsten Tag in anderen Gerichten noch schmackhafter verwertet zu werden. Der Salat und das Gemüse können gleich auf Vorrat geputzt, gewaschen und getrocknet werden. Die Aufbewahrung sollte hierbei eingewickelt in einem leicht feuchten Küchenpapier und am besten in einer Frischhaltebox im Kühlschrank stattfinden. Dieser Salat hält sich

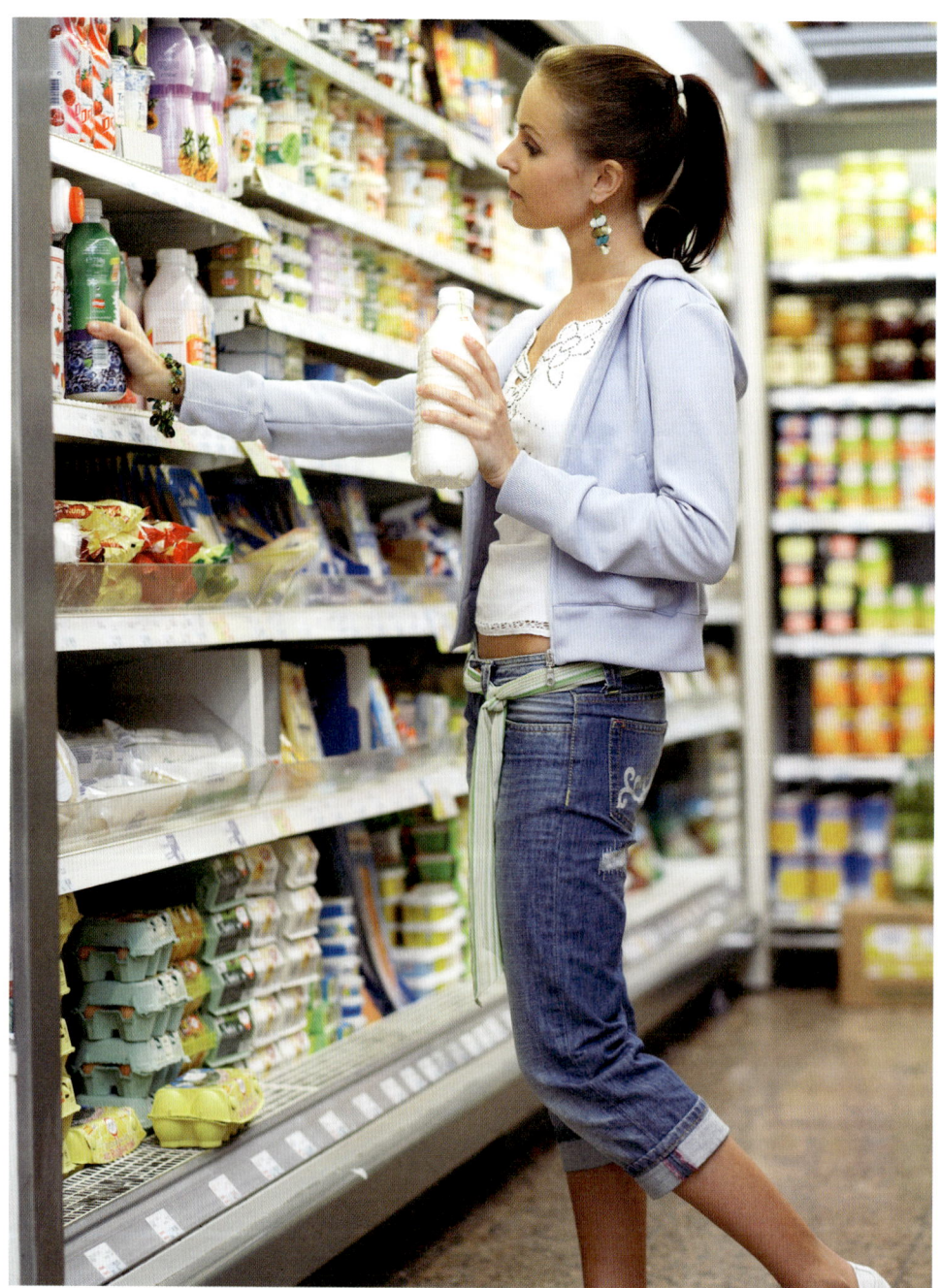

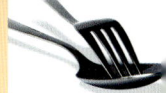

prima zwei bis drei Tage frisch und kann schnell und vielfältig für Mahlzeiten zwischendurch verarbeitet werden.

Diese Beispiele sind nur ein kleiner Ausschnitt an Möglichkeiten, in den folgenden Beiträgen wird auf ähnliche Thematiken näher eingegangen. Die Planung soll nämlich möglichst effizient optimiert werden.

> **》 So ist der obligatorische Einkaufszettel nicht die Kür, sondern die Pflicht! Er baut auf einem Mahlzeitenplan auf und erspart viel Zeit und Stress.**

Ein anderes Beispiel ist der Sonntag. Hier macht es Sinn, sich abends ein wenig mit dem Wochenverlauf zu beschäftigen und den Mahlzeitenplan zu gestalten. Mit ihm ist wieder der Einkauf verbunden und sollte parallel geplant werden. Auch der Tag des Einkaufs sollte optimal geplant sein.

An einem Montag, Freitag oder Samstag einzukaufen ist äußerst anstrengend und kostet Zeit und Nerven. Die meisten Leute gehen aus den diversesten Gründen, nach meinen Beobachtungen, an diesen Tagen einkaufen und somit sind die meisten Läden voll. Statistisch gesehen kommen am Dienstag, Mittwoch und Donnerstag die wenigsten Kunden. Also sollten Sie diesen Vorteil ausnutzen und dann einkaufen gehen. So sparen Sie Zeit und vermeiden Stress in langen Warteschlangen und bei der Parkplatzsuche, falls Sie nicht mit dem Fahrrad fahren.

Der Einkaufszettel selbst sollte ebenfalls sinnvoll gestaltet sein!

In den meisten Geschäften beginnt der Einkaufsbereich mit Getränken, dann Süßigkeiten, Brot und Backwaren, Obst und Gemüse, Fleisch und Wurstwaren, Milchprodukte, Tiefkühlprodukte und weiteren Produkten. Hier bietet es sich an, die Einkaufsliste noch einmal anhand der Sortimenten-Abfolge des Standard- oder Lieblingssupermarktes zu sortieren. Dies erfordert zwar zwei Minuten länger am Küchentisch beim Schreiben, spart aber Zeit und Nerven, da systematischer in den Regalen gepackt werden kann.

Auch muss man nicht durch den halben Markt zurücklaufen, da man einen Teil der Liste aus der anderen Ecke des Marktes noch braucht!

Die gedankliche Planung eines Mahlzeitenplans und eines optimalen Einkaufszettels erscheint auf den ersten Blick mühsam und vielleicht aufwändig. Doch Sie werden sehen, dass dies nur zu Beginn so ist. Mit der Wiederholung solcher Pläne werden Sie immer fixer und erwerben parallel das »Know-how« sowie eine Leichtigkeit in der Planung und Gestaltung.

Die Aufbewahrung von Lebensmitteln

Wie Sie bereits im vorigen Kapitel erfahren haben, setzen wir einen großen Schwerpunkt auf die Einsparung von Geld und Zeit. Doch wie diese Schwerpunkte mit der Aufbewahrung von Lebensmitteln zusammenhängen, wird dem Einzelnen wahrscheinlich auf Anhieb nicht ersichtlich sein. Ganz einfach dargestellt versuche ich es wie folgt zu formulieren: Lebensmittel kosten Geld und die Verarbeitung kostet Zeit. Durch die richtige Aufbewahrung wie auch den richtigen Umgang bei der Verarbeitung erhalte ich deren Frischegrad und kann zusammenhängend die Lebensdauer und Qualität erhöhen.

Die Hygiene bei der Aufbewahrung und Verarbeitung von Lebensmitteln spielt hierbei die größte Rolle. Hygiene ist ein breit angelegter Begriff, der sich nicht nur auf gesundheitsschädliche Mikroorganismen bezieht, sondern auch auf die Qualität von Lebensmitteln, also Frische, Nährwert und Haltbarkeit, und diese entscheidend beeinflusst. Lebensmittel, die nicht sachgerecht gelagert oder verarbeitet werden, leiden nicht nur an einem Verlust ihres Nährwerts, nein, sie müssen auch früher entsorgt werden, womit ein neuer Einkauf und eine neue Verarbeitung zu einem erhöhten Aufwand von Zeit und Geld führt. Eine kleine Anmerkung: Statistisch gesehen passieren die meisten Lebensmittelvergiftungen in privaten Haushalten und viel weniger im gewerblichen Bereich. Lebensmittelvergiftungen, auch geringer Art, rufen Magen-Darm-Erkrankungen hervor, die sportlichen Aktivitäten werden herabgesetzt und die Leistungsfähigkeit negativ beeinflusst. Anhaltend wirkt so eine Magen-Darm-Erkrankung

▼ Achten Sie auf Hygiene.

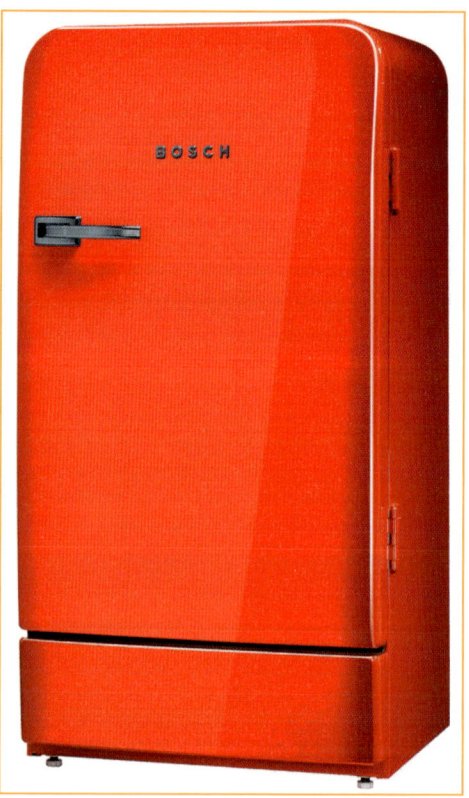

besonders einer aufbauenden Leistungssteigerung entgegen und ist ärgerlich vor Wettkämpfen.

>> *Die Aufbewahrung, Verarbeitung und die Hygiene von Lebensmitteln sind also somit auch essenziell für die Erreichung Ihrer sportlichen Leistungen und Ziele.*

Bereits beim Einkauf sollten Sie darauf achten, wie viel Platz Sie eigentlich im Kühlschrank haben, damit nicht unnötig viel eingekauft wird. Auch hierzu dient der obligatorische Einkaufszettel.

Ein weiterer Punkt sind die eigentlich eingekauften Lebensmittel. Hier sollte stets und besonders bei Obst und Gemüse geschaut werden, welche Lebensmittel aktuell saisonal erhältlich sind und der Jahreszeit entsprechen. Denn sie liefern die wichtigsten Nährstoffe und Vitamine. Und um die kostbaren Nährstoffe und Vitamine nicht negativ zu beeinflussen, stellt die Aufbewahrung eine wichtige Rolle dar. Im Sommer ist die Vielfalt der verschiedenen Lebensmittel besonders hoch, aber auch im Winter gibt es in unseren Einkaufsmärkten ein breites Sortiment.

Besonders im Winter ist es empfehlenswert, tiefgekühltes Gemüse zu kaufen, da dieses am höchsten Reifegrad geerntet, zeitnah verarbeitet und eingefroren wurde. Sowohl der schnelle Transport als auch eine durchgehende Lagerung bei −18 °C beeinflussen den Nährstoffgehalt im Gemüse ebenfalls zum Positiven.

Kleiner Tipp: Tiefgekühltes Gemüse ist besonders im Winter empfehlenswert!

Zunächst einmal sollten alle Aufdrucke zur Lagerung und Aufbewahrung von Lebensmittel auch dementsprechend als sinnvoll erachtet und beachtet werden, da diese nicht ohne triftigen Grund auf den einzelnen Produkten angebracht wurden.

☐ Tiefgefrorene Lebensmitteln sollten entsprechend bei Temperaturen von −18 °C oder darunter im Gefrierfach gelagert werden.

☐ Wenn ein Lebensmittel den Aufdruck »gekühlt lagern« trägt, sollte dessen Lagerung im Kühlschrank bei Temperaturen von 0 °C bis 8 °C stattfinden.

☐ Bei Lebensmitteln, die den Aufdruck »kühl lagern«, evtl. »kühl und dunkel lagern« tragen (meistens Öle), sollte eine entsprechende Lagerung an einem kühlen Ort, nicht im Kühlschrank, allerdings bei Temperaturen von 8 °C bis max. 18 °C stattfinden (Keller, Speisekammer oder Balkonkammer in den späten Sommermonaten).

☐ »Zimmertemperaturlagerung« bedeutet Temperaturen von 18 °C bis 22 °C (Küchenschrank).

☐ »Lichtgeschützt lagern« bedeutet,

145

dass Lebensmittel vor direktem Lichteinfall zu schützen sind (Küchenschrank).

☐ »Trocken lagern« bedeutet eine trockene Lagerung des Lebensmittels mit einer niedrigen Luftfeuchtigkeit (Küchenschrank).

In den Kühlschrank oder nicht?

Ein weiterer Faktor ist das allgemeine Lagern von Lebensmitteln im Kühlschrank. Da die wenigsten Kühlschränke über eine Lüftung verfügen, folgt die Temperaturaufteilung im Kühlschrank den physikalischen Gesetzen. Die kältere Luft steigt ab, die wärmere Luft steigt auf. Dementsprechend wird ein Kühlschrank in den unteren Bereichen immer eine niedrigere Temperatur um die +/−2 °C aufweisen, während im oberen Bereich eine Temperatur um die +/−8 °C herrscht.

Die Lagerung der verschiedenen Lebensmittelgruppen sollte entsprechend an diese Temperaturen angepasst werden – besonders Verderbliches nach unten (siehe Abb. rechts).

Wie bereits zuvor erwähnt, kommen tiefgekühlte Lebensmittel in das Gefrierfach. Hierbei ist es sinnvoll, bei angebrochenen Lebensmitteln Gefrierbeutel (keine Müllbeutel) zu benutzen, um einen Gefrierbrand zu vermeiden.

Den untersten Bereich bildet das Gemüsefach. Der Namensgebung nach sollte hier Gemüse und Obst aufbewahrt werden.

Wichtig ist zu beachten, dass Lebensmittel wie Champignons, Brokkoli, Bohnen, Salate, manchmal auch Kohl und Suppengrün und viele andere Lebensmittel, die mit einer Klarsicht- bzw. Transportfolie verpackt sind, am besten vor dem Verräumen in das Gemüsefach ausgepackt evtl. umgepackt werden. Mit dem wichtigen Hintergrund, dass viele dieser Lebensmittel durch diese Folien im Kühlschrank anfangen zu schwitzen und es zu einer Kondenswasserbildung kommt. Dadurch wird das Wachstum von Schimmelpilzen begünstigt sowie die Haltbarkeit und Frische negativ beeinflusst. Dazu reicht es in der Regel schon, bei diesen Produkten vor dem Verräumen nur die Verpackungsfolie zu entfernen und sie kalt zu stellen. Am besten bewahrt man sie in verschließbaren Behältnissen auf.

NICHT IN DEN KÜHLSCHRANK GEHÖREN

Tomaten	Paprika	Gurken	Zwiebeln	Kartoffeln
Auberginen	Knoblauch	Zitronen	Limetten	Orangen
Avocados	Bananen	Ananas	Papaya	

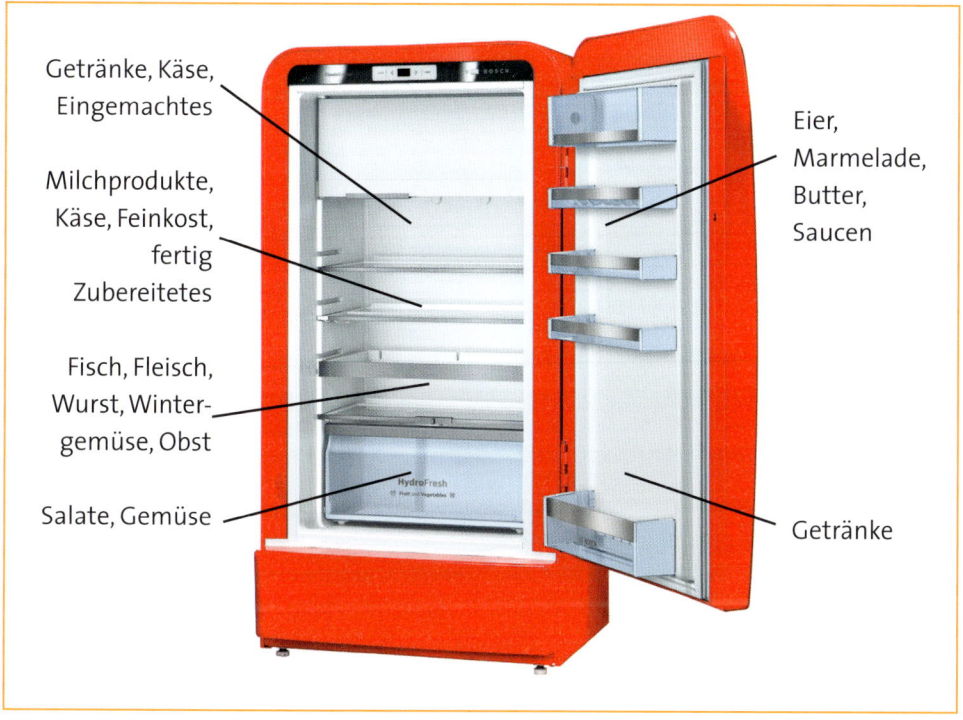

Getränke, Käse, Eingemachtes

Milchprodukte, Käse, Feinkost, fertig Zubereitetes

Fisch, Fleisch, Wurst, Wintergemüse, Obst

Salate, Gemüse

Eier, Marmelade, Butter, Saucen

Getränke

Bitte denken Sie daran, erdbehaftetes Gemüse wie Sellerieknollen und Möhren (oder Salate, wenn diese denn erdbehaftet sind), stets vor dem Verräumen abzuwaschen. Bei Sellerieknollen ist es völlig ausreichend, den Wurzelstrunk abzuschneiden, den Sellerie kurz abzuspülen, zu trocknen und die weiße Stelle mit einem feuchten Küchenpapier abzudecken.

Kräuter aufbewahren

Die Aufbewahrung von frischen Kräutern ist ebenfalls sehr einfach. Um diese lange frisch zu halten, waschen Sie sie zunächst einmal vorsichtig, schütteln das Wasser vorsichtig ab und schneiden die Stiele leicht ab. Anschließend nehmen Sie ein Küchenpapier, befeuchten dieses mit kaltem Wasser und drücken es gut aus. Die frischen Kräuter wie Petersilie, Basilikum, Estragon, Koriander, Dill, Thymian oder Rosmarin werden dann in das Küchenpapier und am besten nochmals in Alufolie oder Klarsichtfolie eingewickelt und im Gemüsefach des Kühlschranks frisch gehalten. Wenn Sie diesen Vorgang des feuchten Einwickelns alle zwei bis drei Tage wiederholen, halten sich die Kräuter bis zu einer

Woche frisch wie aus dem Supermarkt. Wichtig ist dabei aber, dass das Küchenpapier nicht zu nass ist.

Das gleiche Prinzip gilt für Salate. Legen Sie eine Frischhaltebox einfach leicht mit einem feuchten Küchenpapier aus, den gut abgetropften Salat vorsichtig (nicht gequetscht) hineinlegen, mit einem weiteren feuchten Küchenpapier abdecken, die Box verschließen und kalt stellen.

Den Kühlschrank einräumen

Das Fach über dem Gemüsefach, meistens ist es eine Glasplatte, ist mit 2 °C bis 4 °C der kälteste Ort im Kühlschrank. Dies ist der optimale Ort für die Aufbewahrung von Produkten wie: Fisch, Fleisch und Fleischerzeugnissen (Hackfleisch, Geschnetzeltes), Geflügel, Wurstwaren sowie zubereitete oder vorgekochte Speisen. Also alle Lebensmittel, die sehr schnell verderblich sind und aufgrund ihrer innewohnenden Eigenschaften bei einer unsachgerechten Lagerung sehr schnell mehr zu einem Risiko als einem Genuss werden können.

Im mittleren Fach sollten Milchprodukte gelagert werden. Dies wären Milch, Joghurt, Quark, Käse und Halbkonserven (Fisch, Fleisch- und Wurstkonserven).

Das oberste Fach und die Türfächer sind vorgesehen für Waren wie Eier, Butter, Ketchup und Getränke. Es sind Lebensmittel mit einer langen Haltbarkeit oder angebrochene Lebensmittel zur schnellen Verwendung, die keiner besonders niedrigen Temperatur bedürfen.

An dieser Stelle sei hervorgehoben, dass Lebensmittel die angebrochen werden, insbesondere Dosenkonservenprodukte wie Tomatenmark, Heringsfilet in Tomatensoße, Obstkonserven unbedingt nach Anbruch in ein verschließbares Gefäß umgefüllt sowie kühl gelagert werden sollten. Viele solcher Konservenprodukte, besonders die sauren Konserven, reagieren in Verbindung mit Sauerstoff. Unter dem Einfluss von Sauerstoff kommt es zu einem Übergang unerwünschter und teilweise gesundheitsschädlicher Stoffe aus der Konserveninnenverkleidung in das Lebensmittel selbst.

Haltbarkeit

Das *Mindesthaltbarkeitsdatum (MHD)* ist ein Kennzeichnungselement, welches auf Fertigpackungen gesetzlich anzugeben ist. Es sagt aus, bis wann der Hersteller bei einer sachgerechten Lagerung (insbesondere der Temperatur) die ausgelobten bzw. bekannten und innewohnenden Qualitätseigenschaften dieses Lebensmittels garantiert. Damit meint man, dass das Lebensmittel bis zu diesem Datum ohne geschmackliche Qualitätseinbußen und gesundheitliche Risiken verzehrt werden kann.

Wichtig ist in diesem Zusammenhang zu betonen, dass ein Lebensmittel nicht zwingend nach Ablauf seines MHD entsorgt werden muss. Ein Joghurt, der ein oder zwei Tage über seinem MHD ist, aber durchgehend unter optimalen Lagerungsbedingungen gelagert wurde, kann in einem privaten Haushalt nach einem kurzen Geruchstest ohne weitere Bedenken verarbeitet bzw. genossen werden.

Das *Verbrauchsdatum* bezieht sich auf Lebensmittel, die sehr leicht verderblich sind und aus mikrobiologischer Sicht dann zu einem Gesundheitsrisiko werden können.

Dazu gehören Produkte, die eine große Oberfläche haben, wie Hackfleisch, Mett, Geschnetzeltes sowie andere Fleisch- und Fischprodukte. Sie tragen immer ein Verbrauchsdatum.

Das Verbrauchsdatum sagt aus, bis wann ein Lebensmittel verbraucht werden sollte und hat zusätzliche Angaben zur produktspezifischen Aufbewahrung.

Lebensmittel, deren Verbrauchsdatum abgelaufen ist, sollten, egal ob roh oder gegart, nicht weiter verwendet werden.

> **》 Eine regelmäßige Reinigung des Haushaltskühlschranks etwa einmal im Monat ist ausreichend, aber auch zwingend erforderlich!**

Die Verarbeitung von Lebensmitteln

Wie schon Großmutter und Mutter sagten: »Junge wasch dir erst einmal die Hände!« Diese Grundregel gilt noch heute!

Wer Lebensmittel zubereitet, sollte stets darauf achten, sich im Vorwege sowie während sämtlicher Arbeitsgänge sowohl die Hände als auch die benutzten Gegenstände wie Messer und Arbeitsbretter regelmäßig zu waschen. Es ist mit Sicherheit nichts Neues, was Sie hier gerade lesen, allerdings sind die meisten Menschen erfahrungsgemäß doch nicht so sensibilisiert wie sie es sein sollten, was das Händewaschen angeht, daher diese kleine Erinnerung.

Nach dem Verräumen der Ware ist vor dem Zubereiten der Ware. Es gilt der gleiche Grundgedanke im Bezug auf die zeitlichen und finanziellen Ressourcen. In den folgenden Rezepten werden Sie oft lesen »Fleisch, Fisch und Gemüse waschen und abtrocknen«. Doch sind dies elementare Handlungen, die zwingend eingehalten werden sollten. Die meisten Vitamine, Mineralstoffen und Spurenelemente, also die sogenannten Mikronährstoffe, stecken beim Obst und Gemüse in der Schale. Umso verlockender ist der Gedanke einer schmackhaften und zugleich gesunden Rohkost. Doch Vorsicht! Aufgrund der hohen

Erwartungshaltungen der Gesellschaft müssen Lebensmittel bis zur Ankunft in unserem Haushalt stets genormt und nahezu perfekt aussehen sowie lange haltbar sein. Um dies zu gewähren beim Durchlaufen der unterschiedlichsten Stationen »Vom Acker auf die Gabel«, werden diese Lebensmittel oft mehrfach chemisch behandelt. Von Wachs auf Äpfeln und Zitronen über Pestizidrückstände auf Paprika und Weintrauben ist alles zu finden. Auch der ökologische Landbau ist hiervon nicht ausgenommen, lediglich geringer belastet.

Viele dieser Stoffe sind in kleinen Mengen nicht gefährlich und im Vorwege durch Institutionen der Europäischen Union geprüft und zugelassen. Doch wird bei diesen Bewertungen davon ausgegangen, dass diese Lebensmittel vor der eigentlichen Verwendung abgewaschen werden und solche Stoffe nicht ins Lebensmittelinnere übergehen.

Dabei gilt: »Die Dosis machts!«. Wenn Sie täglich eine ungewaschene rohe Paprika oder Weintrauben verspeisen, ist es die kleine und tägliche Dosis, die über kurz oder lang Ihrem Körper schadet. Auch der Irrglaube, dass es egal ist, ob Sie ein Lebensmittel waschen oder nicht, da Sie es ja eh nachfolgend garen werden, ist weit verbreitet. Falsch! Viele Stoffe lösen sich erst in Flüssigkeiten und sind zudem hitzeresistent. Dies gilt insbesondere für die Gifte (Toxine) einiger Keime

sowie für die Toxine der meisten Schimmelpilze.

Ein weiterer Faktor sind Keime, die wir alle kennen, wie Salmonellen, aber auch uns bekannte Keime der jüngeren Vergangenheit, im allgemeinen Fäkal-Keime wie EHEC, welche nicht nur zu einer akuten Magen-Darm-Erkrankung führen können, sondern im schlimmsten Fall sogar zum Tod. Deshalb ist es wichtig, Obst und Gemüse immer vor der eigentlichen Verarbeitung gut abzuwaschen und abzutrocknen.

Abgepacktes

Aber auch Produkte wie vorgewaschene Salate und Salatvariationen sehen im Supermarkt in dafür eigens klimatisierten und speziell beleuchteten Zonen sehr appetitlich und gesund aus. Was diese auch nach dem Waschen noch sind!

Vorgewaschene und verpackte Salate sind ein nicht zu unterschätzendes Risiko. Viele Pflanzen, Salate- und Salatvariationen werden gewünscht bzw. unerwünscht mitgedüngt, wodurch sie schon von Haus aus verunreinigt werden. Selbst bei einer industriellen Vorreinigung kann der Ausschluss krankmachender Keime nicht ausgeschlossen, lediglich auf ein akzeptables Maß gesenkt werden.

Bestimmte Keime lieben sogar dieses feuchte und kühlere Klima. Auch Verpackungen mit einem geringen Sauerstoff-

gehalt (Vakuumverpackungen), wie es bei Fisch- und Fleischprodukten üblich ist, begünstigen das Wachstum einiger Keime und können nachfolgend ohne ein gründliches Waschen und Garen zu unangenehmen, teils schlimmen Krankheitsverläufen führen.

Fleisch richtig behandeln

Ganz speziell bei Geflügelfleisch sollte darauf geachtet werden, dass es vor dem Verzehr durchgegart wird.

Achten Sie bitte auch beim Kauf von Fleisch beim Schlachter, wenn Sie dieses auch nachfolgend in einer Tüte transportieren, dass Sie das Fleisch zu Hause unbedingt umverpacken. Das ist wichtig, damit es nicht im eigenen Fleischsaft bzw. Blut liegt und sich Keime vermehren können. Das bedeutet, dass Sie dieses Fleisch mit gewaschenen Händen aus der Tüte nehmen, es abwaschen, trocknen und in eine Frischhaltebox (ausgelegt mit ein wenig Küchenpapier) legen. Aufbewahrt wird die verschlossene Box am kältesten Ort im Kühlschrank. Das Küchenpapier und die Box sollten Sie ruhig alle zwei Tage wechseln, so hält sich frisches Fleisch vom Schlachter bis zu einer Woche.

Auch Fleisch- und Fischprodukte, die zuvor eingefroren sind, sollten stets vorausschauend zu dem eigentlichen Bedarf ca. zwei Tage vorher langsam im Kühlschrank aufgetaut werden. Fleisch, Fisch und insbesondere Geflügel (kein Hackfleisch) sollte stets vor Gebrauch kurz unter kaltem Wasser abgespült und anschließend mit Küchenpapier abgetrocknet werden.

Zum einen wird so die äußere Keimbelastung gesenkt, zum anderen werden diese Keime nicht auf andere Lebensmittel auf dem Arbeitsbrett sowie über die Hände übertragen.

>> *Als Faustformel können Sie sich merken, dass, sobald ein Lebensmittel, insbesondere Fleisch oder Fisch, schleimig ist und nicht mehr gut riecht, es sofort in den Müll gehört!*

In der Regel verfügen die Privathaushalte nicht über mehrere größere Arbeitsbretter. Deshalb bietet es sich an, bei der Zubereitung zuerst die gewaschenen Gemüse- und Beilagenkomponenten zu verarbeiten und anschließend die Fisch- oder Fleischprodukte auf dem gleichen Arbeitsbrett, um eine sogenannte Kreuzkontamination (Sekundärkontamination) eventuell roh konsumierter Lebensmittel zu vermeiden. Besser ist es aber, stets das Arbeitsbrett zu wechseln oder abzuwaschen.

Eine gründliche Reinigung sollte besonders nach der Arbeit mit Fleischprodukten stattfinden.

Kleiner Tipp: Spülen Sie das Arbeitsbrett zunächst einmal gründlich mit kaltem Wasser ab und versuchen Sie dabei so viele Fleischreste wie möglich zu entfernen. Da Fleisch proteinhaltig (eiweißhaltig) ist, gerinnt das enthaltene Protein dieser Fleischreste schnell, es bilden sich Rückstände in den Poren und Ritzen des Arbeitsbretts (Eiweißfehler), welche dann Keime beinhalten können oder ein optimaler Nährboden für diese sind. Also, erst einmal das Arbeitsbrett gründlich kalt abspülen und im Nachgang heiß und mit viel Schaum abwaschen oder in der Geschirrspülmaschine durchlaufen lassen.

>> *Bitte beachten Sie, dass Schwämme und Waschlappen die größten Keimherde in einem Haushalt darstellen. Diese sollten regelmäßig gewechselt werden. Mindestens einmal die Woche.*

»Mis en Place«: die Vorbereitung des Arbeitsplatzes

Für die Zubereitung von Speisen sollte vorab Folgendes beachtet werden:

1. Schauen Sie, was Sie benötigen und ob alle Zutaten in Ihrem Haushalt vorhanden sind. Ansonsten notieren Sie die fehlenden Zutaten auf Ihrer Einkaufsliste.

2. Alle für ein Rezept benötigten Lebensmittel, von Konserven, Gewürzen, Kräutern über Obst, Gemüse bis hin zu Fleisch- und Fischprodukten, hervorholen, gegebenenfalls schon einmal öffnen oder waschen, abmessen oder abwiegen sowie bestenfalls der Reihenfolge nach sortieren.

3. Fisch- und Fleischprodukte dürfen und sollten vor dem Garprozess temperiert werden. Das bedeutet, sie sollten in die Nähe der Raumtemperatur gebracht werden, um anschließend schneller zu garen und eine optimale Kerntemperatur von mindestens 72 °C zu erreichen. Dabei reicht es aus, diese Fisch- und Fleischprodukte gleichzeitig mit den anderen Produkten herauszuholen, zu öffnen und bis zum eigentlichen Garprozess stehen zu lassen. Wichtig ist dabei, diese Produkte anschließend komplett zu verarbeiten. Doch sollte nur die nötige Portion temperiert werden und der Rest sofort wieder kalt gestellt werden.

4. Das Arbeitsbrett aufbauen und sämtliche Arbeitsutensilien wie Messer, Töpfe, Pfannen, Schüsseln, Siebe, Topflappen und andere nötige Gerätschaften an die Seite zur weiteren Verwendung stellen.

Das war es auch schon! Diese Vorbereitung ist zum einen wichtig, um nicht im Chaos des Geschehens zu versinken und den Überblick zu behalten, zum anderen, um möglichst schnell und effizient arbeiten zu können. Wir kennen alle diese Situation, dass etwas bruzzelt und aus

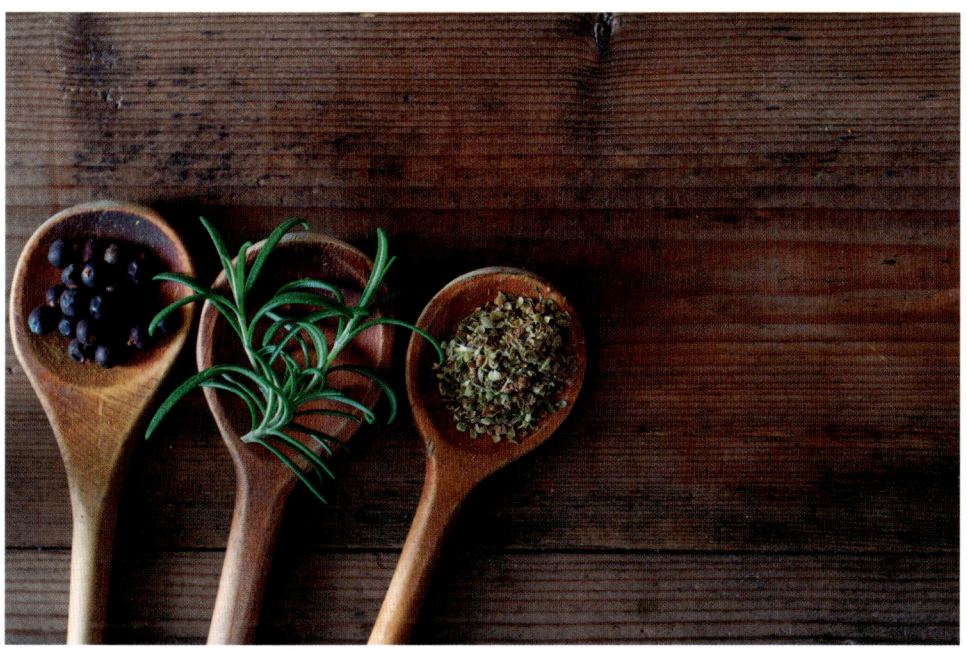

▲ Stressen Sie sich nicht beim Kochen. Lassen Sie es ruhig angehen.

der Pfanne muss, oder eine Flüssigkeit überzukochen droht. Dann wird es meist hektisch, wo hängen die nötigen Topflappen, wo liegt der Pfannenwender, wer hat den Kochlöffel versteckt? Dieser vorprogrammierte Stress ist ärgerlich und zu verhindern. Auch schaden wir uns selbst durch ärgerliche Mehrarbeit, und das Verbrannte oder Übergekochte sitzt hartnäckig fest und ist mühsam zu entfernen. Statt zu schrubben und zu kratzen wollen wir doch lieber genussvoll kochen! Eine gut durchdachte Vorbereitung schafft uns diese Voraussetzungen.

Das Kochen – mein Küchen-Einmaleins

Auch beim Kochen selbst sollten Sie auf einen strukturierten Ablauf achten. Also erst einmal das »Mis en Place« und dann anfangen zu kochen. Achten Sie auf die Hygiene und räumen Sie zeitnah benutzte Gerätschaften, die Sie im weiteren Verlauf nicht mehr benötigen, weg. Leicht stellt man sich die Arbeitsfläche voll und hat dann zu wenig Platz.

Und ganz Wichtig: Stressen Sie sich nicht beim Kochen! Lassen Sie es ruhig angehen. Bei den nachfolgenden Rezepten sollten Sie nicht in Panik geraten, wenn etwas mal nicht so klappt, wie Sie es sich vorgestellt haben oder Sie es zeitlich nicht optimal hinbekommen.

Das Kochen soll Ihnen in erster Linie Spaß bereiten. Nährwert und Genuss sollen in einem ausgewogenen Verhältnis zueinander stehen. Ungesunde Stressfaktoren sollen im Vorwege minimiert werden.

Gewürze und Kräuter

Achten Sie auch darauf, einen guten Bestand an Gewürzen (siehe Kasten) und getrockneten Kräutern zu haben. Sie sind der Kick, die in der richtigen Dosierung und Anwendung einem jeden Gericht seinen speziellen Pfiff geben.

Aber auch frische Küchenkräuter sind hervorragend geeignet, um einem Gericht den letzten Kick zu geben. Bei einigen frischen Kräutern macht es Sinn, diese vom Anfang an mit zu garen, da sie so intensiver ihr Aroma entfalten, beispielweise Knoblauch, aber auch Rosmarin. Bei anderen frischen Kräutern, wie Basilikum, Petersilie oder Thymian, macht es wenig Sinn, da das Aroma dieser Kräuter komplett verloren geht. Als Faustregel gilt, dass Kräuter ihr Aroma am besten entfalten, wenn sie nach dem eigentlichen Garprozess hinzugegeben werden oder noch einige Minuten in der Soße ziehen, wenn sie mit einigen Tropfen Oliven- oder Rapsöl versehen werden.

Das Würzen von Fleisch ist eine Kunst für sich und unter Profiköchen von jeher umstritten. Da Salz die Eigenschaft besitzt, hydroskopisch (wasserbindend- bzw. anziehend) zu sein, sollte Kurzbratfleisch wie Geschnetzeltes oder Steaks (keine panierten Fleischstücke) erst nach dem Braten gesalzen und gepfeffert werden. Pfeffer nimmt einen bitteren Geschmack an, wenn er verbrennt. Beim Salzen streiten sich aber die Geister. Das müssen Sie für sich entscheiden, was Sie bevorzugen. Tatsache ist, dass

STANDARDAUSSTATTUNG GEWÜRZE

Lorbeerblätter • Kümmel • Muskatnuss • Zimtstange oder gemahlener Zimt (Vorsicht bei der Dosierung mit gemahlenem Zimt, dieser macht Gerichte schnell schleimig!)

Sternanis • Kreuzkümmel (Cumin) • Koriandersamen • Curry

Fenchelsamen • Paprikapulver (edelsüß) • Oregano • Thymian • Rosmarin Chiliflocken

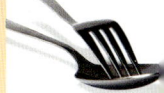

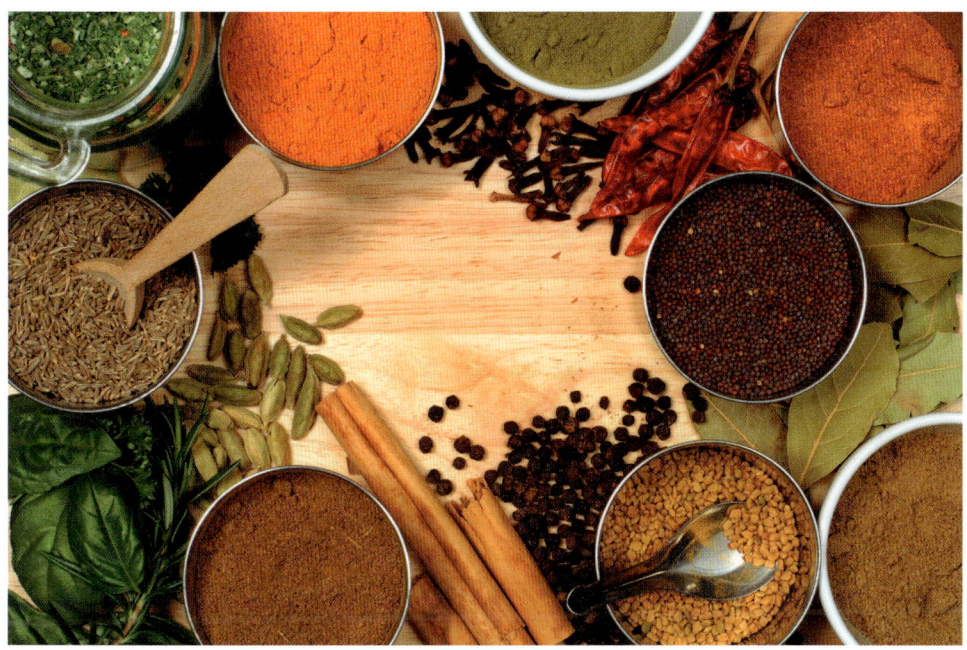

▲ Kaufen Sie sich die Standardausstattung an Gewürzen.

Salz Wasser entzieht, also Fleischsaft, und es zu einem unnötigen Auslaugverlust kommt sowie zum Spritzen von Fett oder Öl beim Bratvorgang selbst. Es stimmt aber auch, dass Salz nach dem Braten nicht mehr wirklich in das Innere des Fleisches eindringen kann.

Somit liegt die Entscheidung nun bei Ihnen, was Ihnen mehr zusagt. Manch einer reduziert seinen Speisesalzkonsum ohnehin.

Grundlegend können Sie sich aber trotz Ihrer persönlichen Entscheidung merken: Ob Fleisch oder Fisch, gesalzen wird erst kurz vor dem Braten oder gleich nach dem Braten! Salzen Sie stets mit trockenen Händen sowie von etwas weiter oben (15–20 cm in etwa), um einen »Gießkanneneffekt« zu erhalten. Dies dient dazu, dass sich das Salz von weiter oben besser auf dem Gargut verteilt.

Fleisch garen

Beim Einlegen eines Garguts in die Pfanne sollten Sie darauf achten, dieses stets von sich weg einzulegen, also keinesfalls zum Körper hin. Das vermeidet unnötige Fettspritzer und Verletzungen.

Braten Sie Fleischstücke stets von beiden Seiten heiß an (keine panierten Fleischstücke), um die Poren zu verschließen und eine schöne Kruste zu erhalten. Wenden Sie die Fleischstücke am besten mit einer Küchenzange und nicht mit einer Fleischgabel oder gar einer Gabel.

Anschließend reduzieren Sie die Hitzezufuhr, um das Fleischstück bei einer mittleren Hitze fertig zu garen. Das ist wichtig, damit es nicht zäh und trocken wird. Auch hier eignet sich kurz vor Schluss hervorragend die Zugabe von Kräutern wie Rosmarin, Thymian und Knoblauch, um das Fleisch zu aromatisieren.

Dickere Fleischstücke sollten Sie vor dem Verzehr kurz in eine Alufolie wickeln und 5 bis 10 Minuten ruhen lassen. Oder Sie legen es in den Backofen ohne Alufolie bei ungefähr 80 °C.

In beiden Fällen kann sich das Fleisch »entspannen«. Die Fleischsäfte können sich so in Ruhe verteilen und beim Aufschneiden tritt nicht unnötig viel Fleischsaft aus.

>> *Schneiden Sie Fleisch immer entgegen dem Verlauf der Fasern auf.*

Ein kleiner Trick, um zu bemerken, ob das Bratfett die richtige Temperatur hat, besteht darin, den Stiel eines Holzlöffels

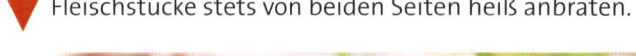
▼ Fleischstücke stets von beiden Seiten heiß anbraten.

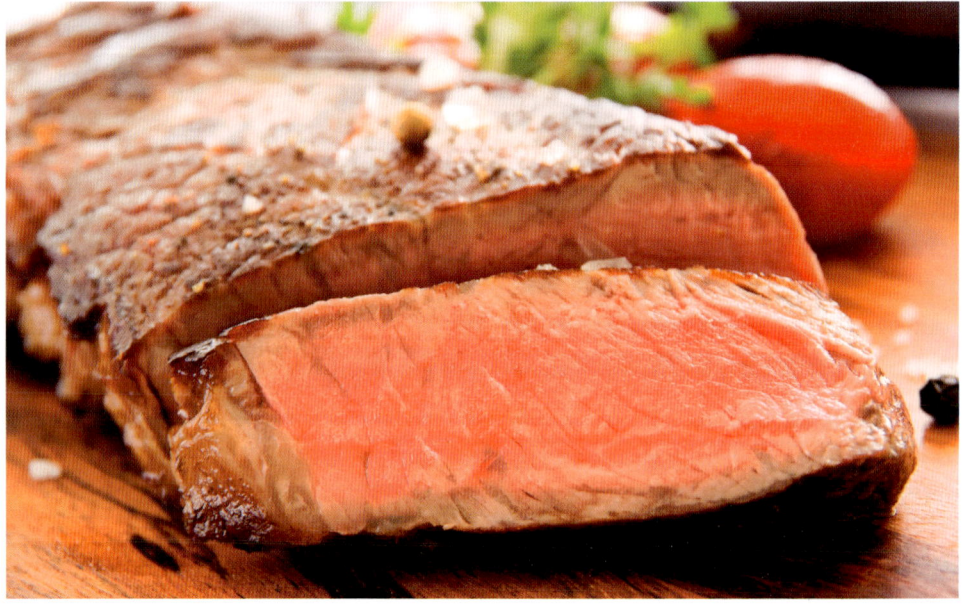

ZWEI EINFACHE MARINADEN

für je ca. 400 g Fleisch:

☐ 1/2 Teelöffel Curry • 1/2 Teelöffel Paprikapulver oder Chilipulver • 1/2 Teelöffel gemahlenen Kreuzkümmel • 1 kleine Knoblauchzehe gewürfelt oder gepresst ein wenig Pfeffer aus der Mühle • 1 Esslöffel Olivenöl • 1 Esslöffel Rapsöl wer mag, Salz vorher oder nach dem Braten.

☐ 1 Zweig frischen Rosmarin im Ganzen oder klein gehackt • 2 Zweige frischen Thymian im Ganzen oder klein gehackt • 1 große Knoblauchzehe im Ganzen, angedrückt oder klein gehackt • ein wenig Pfeffer aus der Mühle • 1 Teelöffel Olivenöl • 1 Esslöffel Rapsöl

in das Öl zu stecken. Sobald sehr viele kleine Bläschen um den Holzstiel aufsteigen, ist das Fett bzw. Öl meist heiß genug, um das Fleisch einzulegen.

Fleisch marinieren

Gerne können Sie auch Fleisch ein bis zwei Tage vor der eigentlichen Verwendung marinieren. Der Vorteil hierbei ist, dass die genutzten Gewürze kräftiger ins Fleisch einziehen können und das Fleisch nach dem Garvorgang wesentlich aromatischer schmeckt. Wichtig ist, nicht zu viele Gewürze auf einmal zu benutzen und diese nur in kleinen Mengen. Würzen Sie das Fleisch beispielsweise mit ein wenig Paprikapulver, Currypulver, gemahlenem Kreuzkümmel, frisch gehackten oder gepresstem Knoblauch und einigen Tropfen Oliven- und Rapsöl oder vielleicht Sesamöl. Reiben Sie diese Gewürze 1 bis 2 Minuten

vorsichtig in das Fleisch ein, und stellen Sie das Fleisch anschließend in einer Frischhaltebox für mindestens eine halbe Stunde kalt. Am besten jedoch für ein bis zwei Tage.

Auch Fisch können Sie marinieren, allerdings müssen Sie hier noch vorsichtiger bei der Gewürzauswahl und den Mengen sein, da Fisch eher feiner in seinem eigenen Geschmack ist, nicht so kräftig wie Fleisch.

Hierzu eignen sich stets Zitronen-, Limetten- oder Orangenschalen oder Zestenabrieb. Auch frischer Koriander oder Koriander- und/oder Fenchelsaat, vorher kurz in der Pfanne ohne Fett leicht angeröstet und im Mörser zerstoßen, ist eine gelungene Variante. Kräftige Kräuter, wie Rosmarin und Knoblauch, sind eine individuelle Geschmacksache und sollten erst kurz vor Ende des Bratvorgangs hinzugegeben werden.

Im Allgemeinen können Sie Fleisch und Fisch mit den Marinaden braten und benötigen dann weniger bis gar kein Fett zum Braten. Wichtig ist dann nur, dass Sie dieses Fleisch nicht zu scharf, also zu heiß anbraten, da sonst die Gewürze der Marinade verbrennen und bitter werden. Das Fleisch oder den Fisch anschließend bei ca. 160 °C im Ofen zu Ende garen.

Eine weitere Variante ist, die Marinade vorher unter kaltem Wasser vollständig abzuwaschen, das Gargut mit einem Küchenpapier abzutrocknen und das Gargut dann zu braten. Hierbei müssen die Gewürze aber mindesten 24 Stunden eingewirkt haben, besser noch sind 48 Stunden.

Fisch braten

Beim Braten von Fisch ist es ähnlich. Fische, die mit Haut gebraten werden, beispielsweise Zander, Doraden oder Forellen, sollten zunächst an den dicksten Stellen auf der Hautseite leicht eingeschnitten werden (ziselieren), damit sich die Haut beim Braten nicht zu sehr zusammenzieht und der Fisch gleichmäßig kross und gar wird. Wirkungsvoll ist es, den Fisch mit ein wenig Zitronen- oder Limettensaft zu beträufeln, um das

▼ Werden Fische mit Haut gebraten, diese zunächst an der dicksten Stelle ziselieren.

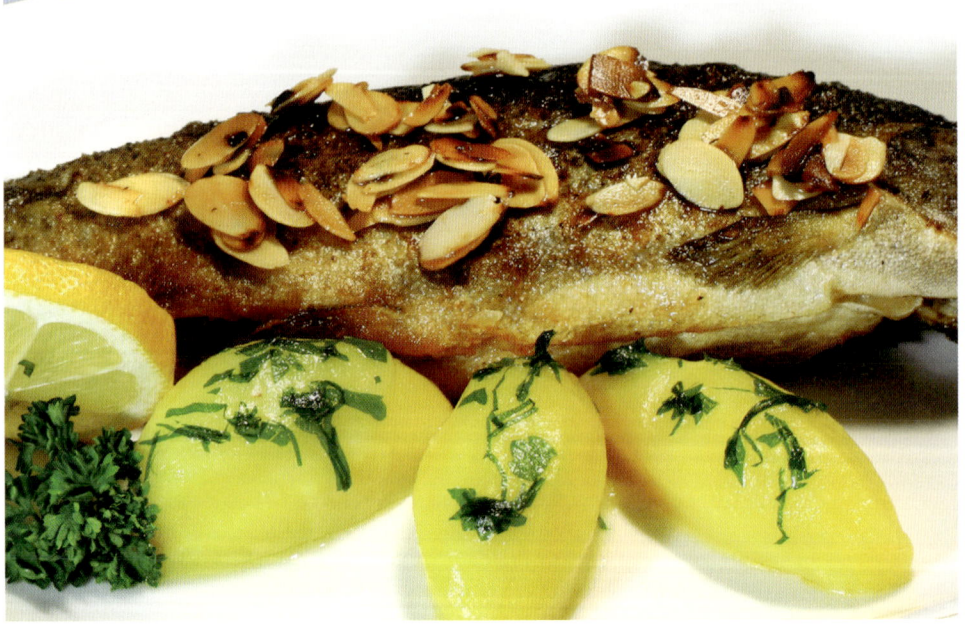

Fischprotein durch die Säure anzugaren und eventuell auftretende strengere Gerüche zu verringern. Nach einer Einwirkzeit von 3 bis 5 Minuten wird der Fisch gesalzen und anschließend gebraten. Dies geschieht am besten in einer beschichteten Pfanne bei mittlerer Hitze. Das Einlegen in die Pfanne sollte wiederum vom eigenen Körper weg geschehen, denn auch hier kann man sich durch Spritzer leicht verletzen.

Gebraten wird ein Fisch stets auf der Hautseite. Wenn Sie merken, dass der Fisch zur Hälfte bzw. drei Vierteln gar ist (dieser ist dann nicht mehr ganz glasig im Aussehen), wenden Sie ihn und reduzieren die Hitzezufuhr, oder machen die Platte ganz aus und lassen die Pfanne auf der Kochstelle stehen.

Auch hier sind kurz vor Schluss einige frische Kräuter oder gar eine kleine Zitronenecke eine Raffinesse, um den Fisch zu veredeln.

Wenn Sie keine beschichtete Pfanne haben oder damit nicht braten wollen, sollten Sie den Fisch nach dem Salzen kurz in Mehl wenden, gut abklopfen und anschließend wie zuvor beschrieben braten. Bei Fischen ohne Haut sollten Sie nur darauf achten, diesen mit der schönen Seite nach unten zuerst einzulegen. Das heißt die Seite, auf welcher die Gräten waren, um den Fisch anschließend nur einmal zu wenden.

Zum Schluss haben Sie ihn perfekt auf dem Teller liegen.

Gemüse braten

Beim Braten von Gemüse verhält es sich so ähnlich, allerdings empfiehlt es sich immer, Gemüse in der Pfanne erst kurz vor Ende des Bratvorgangs zu würzen, um ein unnötiges Austreten von Flüssigkeiten zu vermeiden. Besonders bei zu kleinen Töpfen, Pfannen und gleichzeitig etwas größeren Mengen kann es andernfalls sehr schnell zu einem Kochvorgang anstatt eines Bratvorgangs kommen, was übrigens auch für Fleischprodukte gilt!

Also keine zu große Mengen in zu kleine Pfannen oder Töpfe füllen!

Beim Braten von Gemüse ist im Verlauf die Hitzezufuhr zu reduzieren, um es möglichst schonend zu garen. Durch die Zugabe frischer Kräuter lassen sich auch hier ebenfalls die schönsten und verrücktesten Variationen kreieren.

Eine Besonderheit stellen Pilze dar. Aufgrund ihres sehr hohen Wasseranteils neigen sie sehr schnell dazu zu kochen anstatt zu braten.

Ein kleiner Trick ist hierbei, die Pilze erst einmal ohne Fett oder Öl in einer heißen Pfanne zu braten, ohne die Hitze zu reduzieren. Nach etwa ½ bis 1 Minute werden dann einige Tröpfchen Öl dazugegeben. So bekommen die Pilze eine schöne Farbe und bleiben saftig. Gesalzen und gepfeffert wird auch hier zum Schluss. Durch die Zugabe von Zwiebelwürfeln, Knoblauch, Rosmarin, Thymian, Tomatenwürfeln, Schnittlauch oder Petersilie können Sie hier aus einer einfachen Pilzbeilage ein Highlight kreieren.

Tiefkühlgemüse

Das Kochen von tiefgefrorenem Gemüse ist einfach zu handhaben. Für zwei Portionen kochen Sie ein wenig Wasser (ca. 100–200 ml) am besten in einem kleinen Stieltopf auf, salzen und zuckern dieses leicht.

Anschließend nehmen Sie die benötigte Portion tiefgefrorenes Gemüse und garen es bei mittlerer Hitze unter gelegentlichem Umrühren. Sollte noch viel Gemüsewasser im Topf überbleiben, entsorgen Sie nicht alles, sondern lassen etwas im Topf und geben einfach einen halben Teelöffel kalte Butter dazu.

Nun nehmen Sie den Topf vom Herd und schwenken diesen leicht hin und her. Die Butter bindet durch die in ihr enthaltene Molke die restliche Flüssigkeit und Sie erhalten gleichzeitig einen schmackhaften, sämigen Sud.

Ebenfalls können Sie so auch mit frischem Gemüse wie Sellerie, Karotten oder Bohnen verfahren. Bei Gemüse wie Brokkoli oder Blumenkohl, welches eher sehr fein ist sowie dazu neigt, schnell zu übergaren und zu zerbrechen, sollte mehr Wasser genommen werden. Kurz

vor Schluss des Garvorgangs wird dieses dann wieder fast komplett weggegossen und anschließend wie bereits zuvor beschrieben, mit ein wenig Butter gebunden.

Wer komplett auf Butter verzichten möchte, kann dieses tun, allerdings trotzdem ein wenig des nahrhaften Garwassers übrig lassen.

Dieses Garverfahren können Sie ebenfalls mit einem Deckel machen.

Beim Garen mit Deckel empfiehlt es sich, hierbei noch weniger Wasser zu nehmen, sodass das Gemüse bei einer mittleren bis niedrigen Hitzezufuhr in seinem eigenen Saft dünsten kann, welches das schonendste Garverfahren ist.

Ganz zum Schluss sollten die Gemüsebeilagen aber stets noch abgeschmeckt werden.

Als Faustregel gilt: Lieber vorher zu wenig salzen und nachsalzen, als etwas zu versalzen.

Gemüse blanchieren

Sollten Sie einmal mehr frisches Gemüse einkaufen als nötig, können Sie dieses ebenfalls sehr leicht für eine längere Zeit haltbar und gefrierfähig machen. Dazu müssen Sie dieses Gemüse, wie Spinat, Bohnen, Karotten oder Kohlrabi, nur blanchieren. Der Begriff kommt ursprünglich aus dem Französischen und bedeutet »weiß machen«. Es handelt sich hierbei um einen sehr kurzen Gar-

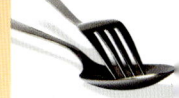

prozess, welcher leider – fälschlicherweise – oft mit einem »Vorkochen« gleichgesetzt wird.

Beim Blanchieren wird das bereits geputzte und geschnittene Gemüse in sehr viel gut gesalzenem und kochendem Wasser für max. 10 Sekunden angegart und dann sofort in gesalzenem Eiswasser (sehr viel kaltem Wasser) abgeschreckt. Hiermit werden zum einen mögliche Mikroorganismen abgetötet, zum anderen bleiben die schöne Farbe und die Nährstoffe des Gemüses beim Gefrieren besser erhalten.

Anschließend muss das Gemüse sehr gut abgetropft bzw. abgetrocknet werden und kann portionsweise bis zu drei Monate in einem Gefrierbeutel eingefroren werden.

Eine kleine Faustformel: Bei ca. 200 bis 300 g Gemüse benötigen Sie 1 l kräftig gesalzenes und kochendes Wasser.

Zum Abschrecken nehmen Sie ebenfalls 1 l kräftig gesalzenes kaltes Wasser mit einigen Eiswürfeln oder 3 l sehr kaltes gesalzenes Wasser ohne Eiswürfel.

Lassen Sie das Gemüse bitte nicht lange im kalten Wasser liegen, sondern nur maximal 3 Minuten, um unnötige Auslaugverluste zu vermeiden!

Was Beilagenkomponenten angeht, wie Reis, Cous-Cous, Bulgur oder Nudeln, empfiehlt es sich stets, diese einfach der Packungsanleitung des jeweiligen Herstellers nach zu garen, solange dies in nachfolgenden Rezepten nicht anders erklärt ist.

Schöner schneiden

Das Schneiden von Gemüse ist zu verschieden und umfangreich, als dass man es in diesem Buch ausführlich thematisieren, geschweige denn exakt erklären könnte. Auszubildende, die den Beruf des Kochs erlernen, benötigen für die verschiedenen Formen und Schneidetechniken viel Zeit, Geduld, Nerven und einen guten Verbandskasten.

Eine allgemeingültige Regel hierzu aber lautet: Versuchen Sie beim Schneiden stets darauf zu achten, einheitliche und gleich große Stücke zu schneiden, damit diese anschließend gleichmäßig garen.

Durch die Vielzahl an Schnittformen kann man einem Gericht zusätzlich einen optischen »Pfiff« verpassen. Wie wir wissen, ist Schönheit ansprechend, somit kann ein schönes Gericht alleine durch sein Aussehen schon den Appetit wecken.

Anhand der Bilder auf den nächsten Seiten möchte ich Ihnen die einfachsten Schnittformen darstellen, mit denen Sie Abwechslung in Ihre Gerichte zaubern können.

Beim Anrichten selbst sind der Kreativität keine Grenzen gesetzt. Besonders Wildkräutermischungen als Topping auf einem Gericht erhöhen die Lust aufs Speisen ebenso wie den Nährwert. Einige

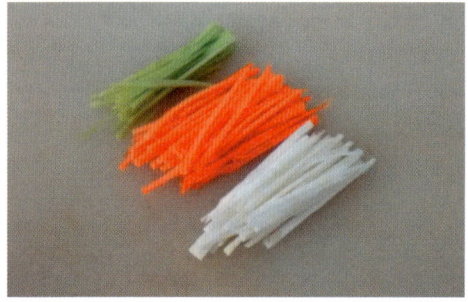

▲ Julienne

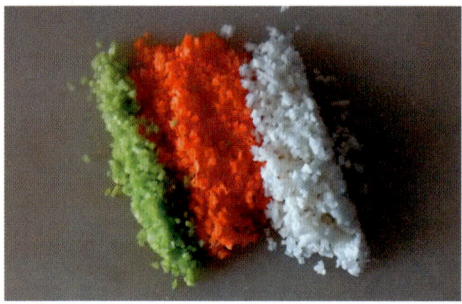

▲ Brunoise

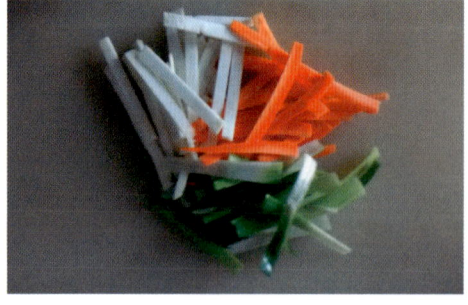

▲ größere Julienne

kleine Blüten und Zweige sind auf einem schönen Fisch schon mehr als ausreichend. Frische und zerrissene Salatblätter, wie Radicchio oder Rucola, aber auch eine auf ihrer Schnittfläche angebratene halbe Zitrone an die Seite gelegt, einige geschmolzene Kirschtomaten oder wenige Tröpfchen Pesto, gar Salsa Verde um das Gericht herum oder aufs Gargut getropft, sehen immer appetitanregend aus. Auch hier sind der Fantasie keine Grenzen gesetzt.

Empfehlenswert sind in diesem Zusammenhang längliche Teller, aber kein Muss. Man kann auf länglichen Tellern einfach die wildesten Anrichtekreationen austüfteln – schließlich isst das Auge mit.

Reste verwerten

Lebensmittel die übrig bleiben, wie Soßen, Sättigungsbeilagen oder Fisch- oder Fleisch, sollten sachgerecht heruntergekühlt werden, bevor sie umgefüllt und abgedeckt in den Kühlschrank kommen. Hierzu empfiehlt es sich, die Lebensmittel zunächst einmal im eigentlichen Topf oder Pfanne unabgedeckt abkühlen zu lassen.

Metall ist leitfähiger als Kunststoff, wodurch es zu einem schnelleren Temperaturaustausch mit der Umgebung kommt. Lassen Sie die genutzten Utensilien schräg mit einem Kochlöffel unten drunter auf einer kalten Kochplatte

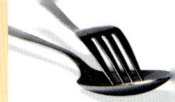

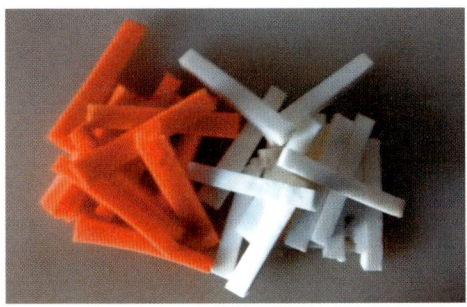

▲ Balken

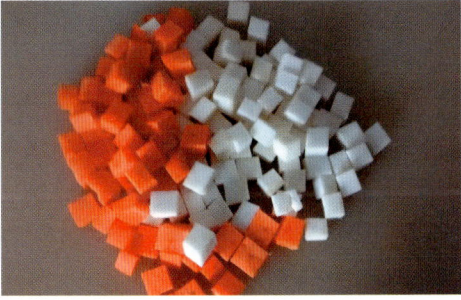

▲ größere Würfel

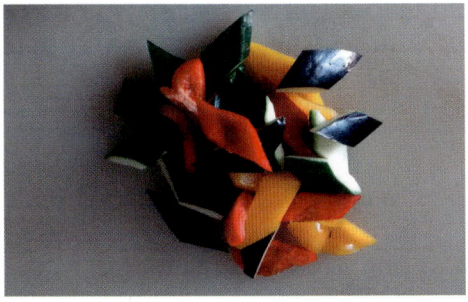

▲ Rauten

stehen, bis das Gargut in etwa auf die Raumtemperatur abgekühlt ist. Durch das Schrägstellen findet eine bessere Luftzirkulation zwischen den unterschiedlichen Temperaturbereichen statt, was dazu führt, dass die wärmere Luft besser entweichen kann. Anschließend wird das Lebensmittel in eine Frischhaltebox oder Schüssel umgefüllt, abgedeckt und kalt gestellt.

Gerätschaften in der Küche

Um ansprechend, gesund und schmackhaft zu kochen, bedarf es nicht viel. Viele Haushalte, besonders die Single-Haushalte, verfügen nur über kleine Küchen. Es macht wenig Sinn, zu viele Gerätschaften, manchmal die unnötigsten auf engstem Raum zu verstauen oder einstauben zu lassen. Die grundlegenden Gerätschaften, die Sie in einer Küche benötigen, möchte ich nachfolgend auflisten und teilweise erklären.

☐ größeres Schneidebrett (am besten aus Hartplastik, kein Glas)
☐ kleines Gemüsemesser
☐ mittelgroßes Schneidemesser
☐ großes Schneidemesser
☐ Sägemesser
☐ Wetzstahl
☐ Dosenöffner
☐ Korkenzieher
☐ Sparschäler
☐ Knoblauchpresse
☐ Zitruspresse

☐ Gemüsereibe (Vierkantreibe)

☐ universelle Zestenreibe (auch für Hartkäse wie Parmesan sowie Muskatnuss geeignet).

☐ Pfeffermühle

☐ Gummischaber (Silikonspatel)

☐ Kartoffelstampfer

☐ Kelle, Zange, Pfannenwender, Pastakelle und Schaumkelle aus küchengeeignetem Hartplastik.

☐ Holzlöffel

☐ etwas größerer Schneebesen

☐ etwas kleinerer Schneebesen

☐ 2 Pfannen, am besten beschichtet (1 kleinere und 1 große).

☐ evtl. Wokpfanne

☐ 3 verschieden große Töpfe (1–2 l, 3 l, 5 l), mit Deckel.

☐ Auflaufform

☐ 3 verschieden große Schüsseln (am besten aus Metall).

☐ einige hohe Gefäße, am besten Messbecher 500 ml bis 1 l.

☐ 2 feine Siebe

☐ größeres, grobes Sieb oder Durchschlag

☐ kleine Küchenwaage

☐ Pürierstab (lieber etwas teurer, dafür gut)

☐ Kurzzeitwecker (Eieruhr)

☐ kein Muss, aber empfehlenswert: Mörser, Standmixer, Handmixer, Moulinette.

☐ Und zu guter Letzt: einige wieder verschließbare Frischhalteboxen in den verschiedensten Größen, am besten rechteckig, um Platz zu sparen.

Qualität geht vor

Bitte achten Sie beim Kauf Ihrer Küchengerätschaften auch darauf, dass diese ein Konformitätserklärungssiegel haben. Dieses Siegel sollte auf allen Utensilien für den Küchengebrauch vorhanden sein.

Insbesondere bei den Hartplastik- und Silikongeräten wie Frischhalteboxen, Gummispateln oder Pfannenwendern, aber auch Pfannen.

Es besteht aus einem kleinen Emblem, nämlich einem Glas und einer Gabel (siehe Abbildung unten). Es gewährleistete, dass das Produkt nach einer guten Herstellungspraxis produziert wurde sowie, dass dieses Produkt vom Hersteller bzw. Vertreiber zuvor auf das Nichtvorhandensein unerwünschter und gesundheitsschädlicher Stoffe geprüft und untersucht wurde, welche beim Kochen in das Lebensmittel übergehen könnten. Dieses Siegel sollten alle Kunststoffprodukte in Ihrer Küche tragen. Sie schützen sich damit selbst. Es macht hier leider 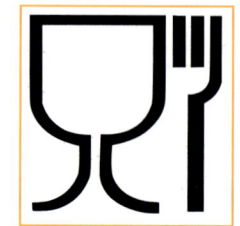 wenig Sinn, günstige Produkte beim Discounter zu kaufen, um am falschen Ende zu sparen.

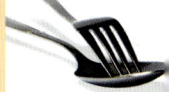

> **Sie sind es sich und Ihrer Gesundheit wert, beim Kauf von Haushaltsgeräten auf Qualität zu achten.**

Und denken Sie daran, dass Schneidemesser nicht in die Geschirrspülmaschine gehören, da diese dann stumpf werden.

Die Rezepte

Alle nachfolgenden Rezepte erlauben einen Spielraum der Variationen im Zusammenhang eines Mix aus Kohlenhydraten und Proteinen. Einige der Kohlenhydrat-Rezepte können durch das Weglassen der Kohlenhydratanteile, also in der Regel der Sättigungsbeilagen, sehr leicht zu proteinreichen Rezepten umgewandelt bzw. ergänzt werden. Das Gleiche gilt umgekehrt für die proteinreichen Rezepte, welche durch die Zugabe einiger Sättigungsbeilagen wie Reis, Nudeln, Kartoffeln, Hirse oder Weizengrütze wie Bulgur schnell zu einem Kohlenhydrat-Rezept umgewandelt werden können.

Die Rezepte sind zudem darauf ausgerichtet, dass diese ebenfalls in unbeschichteten Bratpfannen zubereitet werden können. Der angegebene Ölanteil ist deshalb auch auf solche ausgelegt. Wenn Sie beschichtete Bratpfannen benutzen, können Sie teilweise die Ölmengen beim Braten um ein Viertel reduzieren.

Last but not least sind die gesamten Rezepte auf jeweils zwei Personen ausgerichtet. Dieser Idee liegt zugrunde, dass nicht jede Person aktiv Sport betreibt, allerdings in einem Haushalt meist mehrere Personen leben.

Nur für sich alleine zu kochen, obwohl man zu zweit in einem Haushalt lebt, ergibt kaum Sinn. Unabhängig von der Schwerpunktausrichtung kohlenhydrat- oder proteinbetont, sind die Rezepte auch für Nichtsportler eine gute Idee.

Ein weiterer ernährungsphysiologisch interessanter Bereich sind die im nachfolgenden Rezeptteil beschriebenen sechs Low-Carb-Rezepturen für Brote und Desserts. Diese sind für diejenigen unter Ihnen gedacht, die Ihre kostbare Zeit einmal in etwas zeitaufwendigere, schmackhafte und kohlenhydratarme Gerichte investieren möchten. Die Low-Carb-Rezepte wurden von unserer Kollegin Lara Babetzke erstellt. Lara Babetzke ist neben ihrem Beruf als Ökotrophologin auch weltweit als Model tätig. Um den stressigen Alltag in diesem Business zu bestehen und zusätzlich eine gute Figur dabei zu machen, legt sie besonderen Wert auf eine ausgewogene und proteinreiche Ernährung.

Low-Carb-Rezepte – eine kleine Einführung

Mehle

Gerichte und Backwaren, die traditionellerweise aus Kohlenhydraten bestehen, stellen für Low-Carb-Anhänger eine große Herausforderung in ihrer Herstellung dar. Die Eigenschaften, die Mehle aus Kohlenhydraten haben, z. B. Weizenmehl, können jedoch teilweise durch Low-Carb-Mehle ersetzt werden. Hier einige Beispiele für Low-Carb-Mehle:

- ☐ Weizeneiweiß (6,0 g KH/100 g)
- ☐ Sojamehl, vollfett (6,3 g KH/100 g)
- ☐ Entöltes Mandelmehl (3,5 g KH/100 g)
- ☐ Entöltes Leinsamenmehl (0,1 g KH/100 g)
- ☐ Entöltes Mohnmehl (7,0 g KH/100 g)

Bei der Verwendung dieser Mehle ist zu beachten, dass sie aufgrund ihres höheren Fettgehaltes Teige ergeben, die nur schwer aufgehen. Deshalb ist es wichtig, entölte Mehle zu verwenden. So ergibt sich beim Backen eines Low-Carb-Brotes eher die Konsistenz eines guten Vollkornbrotes als die eines lockeren Weißbrotes. Zusätzlich binden Low-Carb-Mehle verstärkt Wasser.

Zucker

Zucker gibt Gerichten und Backwaren Süße, Volumen sowie Konsistenz und ist Bestandteil der Teigquellung. Auch diese Eigenschaften sind mit »Low-Carb-Zuckern« schwierig zu ersetzen, jedoch gibt es einige Möglichkeiten, z. B. »Stevia-Zucker«.

Stevia-Zucker besteht aus unverdaulichen Zuckeralkoholen (Erythritol, aus Früchten gewonnen) und Steviaglykosiden (aus der Steviapflanze gewonnen). Erythritol hat eine Süßkraft von 0,7 (Referenz Haushaltszucker: 1,0) und dient als Trägerstoff für die 300-fach süßeren Steviaglykoside. Sie werden im Verhältnis so miteinander gemischt, dass sich etwa die doppelte Süßkraft von Haushaltszucker ergibt.

Deshalb kann Zucker bei der Teigherstellung gegen Stevia-Zucker austauscht werden, da die Kombination gleichzeitig die Süße und einen Teil der Masse ersetzen kann. Dabei ist das angegebene Mengenverhältnis zu berücksichtigen.

Bei der Auswahl des Stevia-Zuckers ist zu beachten, dass er auf 100 g maximal 40 kcal haben sollte. Hier einige Beispiele für Low-Carb-Stevia-Zucker:

- ☐ Nevella, kristalline Streusüße
- ☐ SukrinPluss
- ☐ Goviosid

Verdickungsmittel

Zum Andicken von Soßen und zur Herstellung von Dessertspeisen werden häufig Stärken auf Kohlenhydratbasis, z. B. Kartoffel- oder Maisstärke, verwendet. Diese können im Rahmen einer Low-

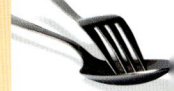

Carb-Mahlzeit durch Verdickungsmittel ersetzt werden, die aufgrund ihres höheren Wasserbindungsvermögens in geringeren Mengen eingesetzt werden und somit weniger Kohlenhydrate in die Mahlzeit mit einbringen. Hierzu zählen zum Beispiel:

Für Suppen/Soßen:
☐ Johannisbrotkernmehl
☐ Guarkernmehl

Für Marmeladen/Gelees:
☐ Apfel- und Zitruspektin
☐ Agar-Agar

Nudeln und Reis

Nudeln und Reis bestehen beinahe zu 100 Prozent aus Kohlenhydraten. Jedoch gibt es für eine Low-Carb-Mahlzeit, die Nudeln oder Reis als Beilage enthalten soll, kohlenhydratarme Varianten. Dabei können beispielsweise folgende Produkte verwendet werden:
☐ Shirataki-Nudeln (0,5 g KH/100g)
☐ Kelp-Nudeln (3,0 g KH/100g)
☐ Möhren (4,8 g KH/100g)
☐ Zucchini (2,3 g KH/100g)

Shirataki-Nudeln werden aus der Konjakwurzel hergestellt und bestehen überwiegend aus Ballaststoffen. Sie sind dementsprechend schwer verdaulich und sollten nur in kleinen Portionen verzehrt werden. Kelp-Nudeln werden aus Meeresalgen gewonnen und sind, wie auch die Shirataki-Nudeln, kalorien-arm und mit chinesischen Glasnudeln zu vergleichen.

Möhren und Zucchini lassen sich mit dem Kartoffelschäler zu feinen, tagliatelleartigen »Nudeln« schneiden und können roh oder gekocht verzehrt werden.

Obst

Je nach Obstsorte enthalten Früchte einen unterschiedlich hohen Anteil an Fruchtzucker. Deshalb können Früchte innerhalb einer Low-Carb-Mahlzeit nur eingeschränkt verzehrt werden. Hier einige Obstsorten mit einem niedrigen Kohlenhydratgehalt:
☐ Erdbeeren (5,5 g KH/100 g)
☐ Brombeeren (4,2 g KH/100 g)
☐ Blaubeeren (6,1 g KH/100 g)
☐ Himbeeren (4,8 g KH/100 g)
☐ Johannisbeeren (4,9 g KH/100 g)
☐ Aprikosen (4,1 g KH/100 g)
☐ Kiwis (7,3 g KH/100 g)
☐ Guaven (6,0 g KH/100 g)
☐ Grapefruits (7, g KH/100 g)

Gemüse

Die meisten Gemüsesorten enthalten grundsätzlich nur wenig Kohlenhydrate. Jedoch gibt es einige Ausnahmen, die nicht als Low-Carb-Gemüse verwendet werden können. Dazu zählen Kartoffeln, Bohnen, Erbsen und Artischocken.

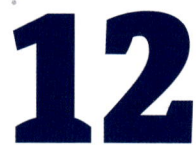

12

Rezepte
für Sportler

Bewusste Ernährung für Spitzenleistungen.
Von kohlenhydratbetont bis proteinreich:
für Frühstück, Mittag und Abend.

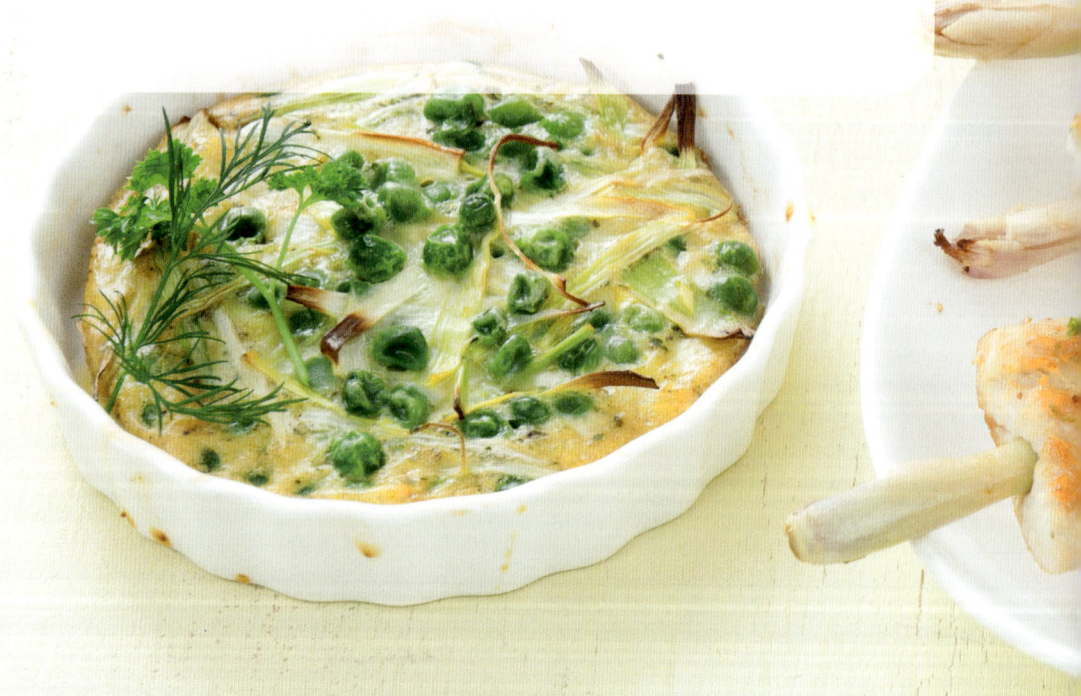

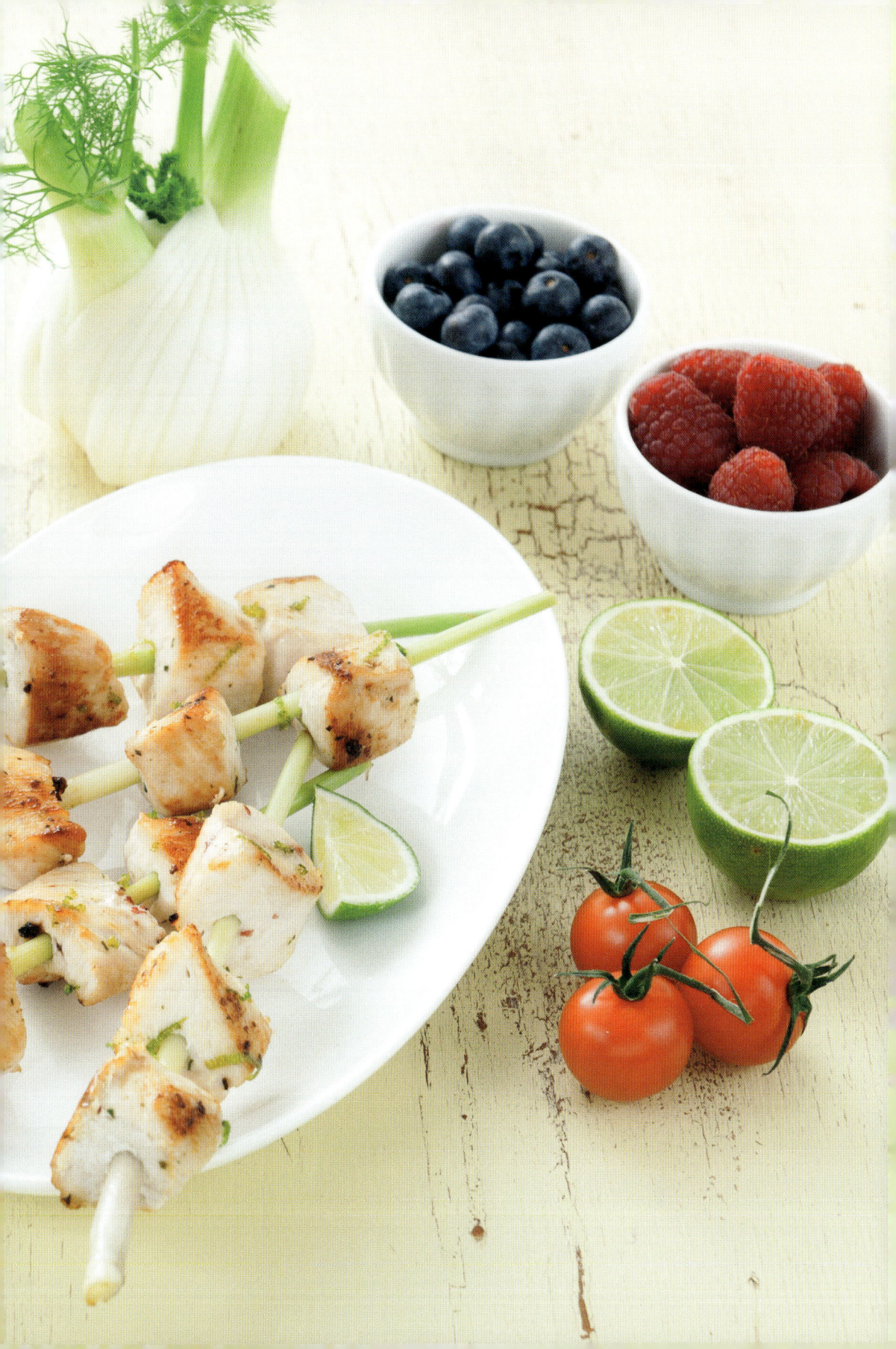

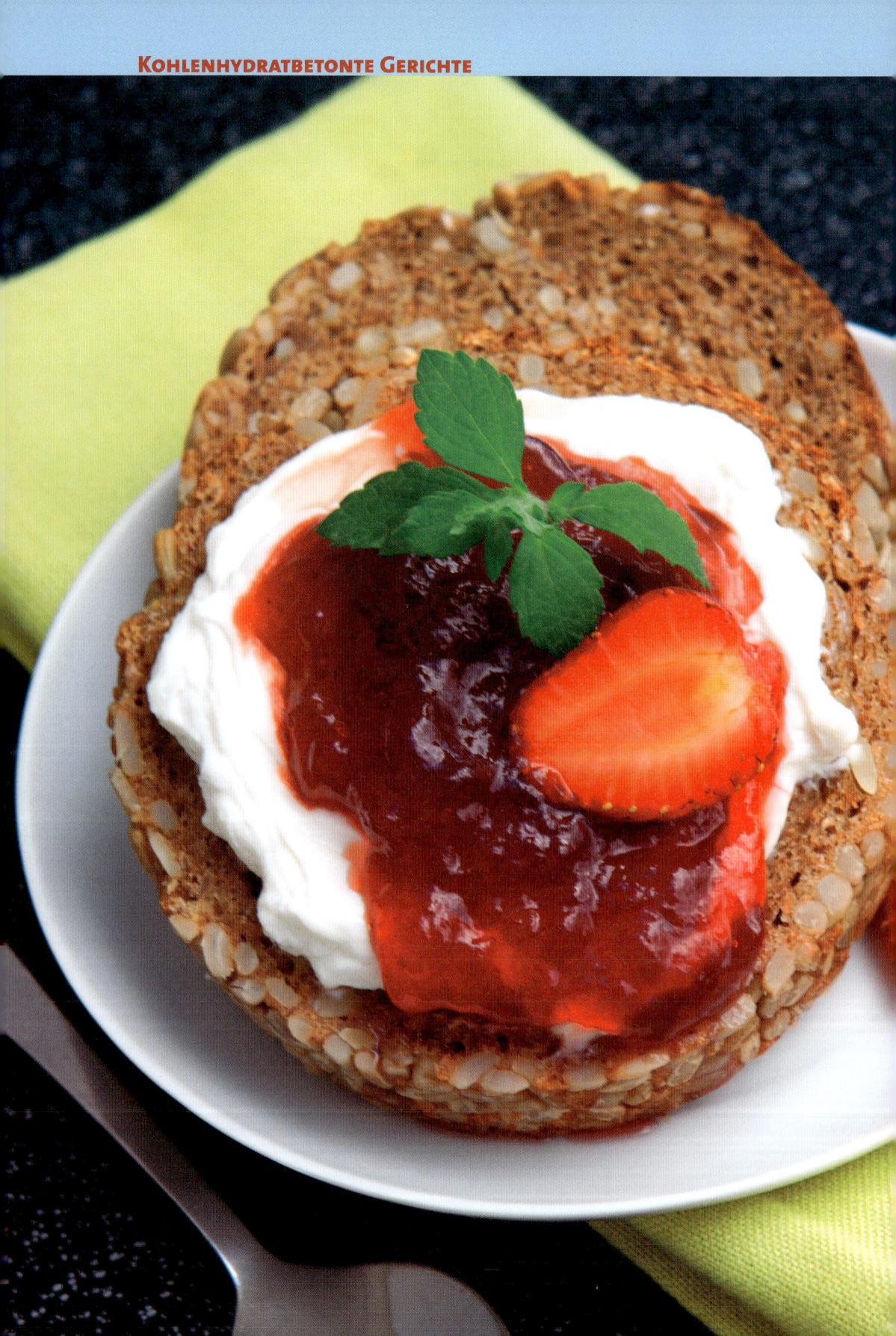

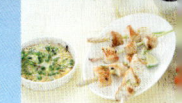

Vollkornbrötchen mit Sanddornquark

Zutaten für zwei Personen: 200–250 g frische (feste) Erdbeeren • 1 Teelöffel
Ahornsirup • 2 Esslöffel Schlagsahne • 4 Blätter Zitronenmelisse • ersatzweise
Zestenabrieb 1/2 Zitrone oder Orange • 130 g Quark (Magerstufe) • 4 Esslöffel
Sanddornsaft • 4 kleine Vollkornbrötchen frisch oder zum Aufbacken
Zubereitungszeit ca. 15 bis 25 Minuten

1 Die Erdbeeren waschen, von den Stielansätzen trennen und halbieren. Im
Topf mit dem Ahornsirup abgedeckt für ca. 2–3 Minuten auf schwacher Hitze
köcheln, anschließend die Schlagsahne hinzugeben und zum Abkühlen beiseite-
stellen.

2 Die Zitronenmelisse in feine Streifen schneiden und den Quark mit dem
Schneebesen glatt rühren. Die Hälfte der Zitronenmelisse mit dem Erdbeer-
kompott und dem Sanddornsaft vorsichtig mit dem Gummischaber unter den
Quark heben.

Anrichten: Die Vollkornbrötchen aufschneiden und mit der Quarkmasse füllen, die
restliche Zitronenmelisse darüber streuen und die Vollkornbrötchen vorsichtig
zuklappen.

Tipp: Zur Abwandlung kann man auch Orangenabrieb anstatt der Zitronenmelisse
nutzen, oder einen kleinen Spritzer Aceto Balsamico zu den Erdbeeren geben.

Nährstoffe pro Portion
Energie: 1669 kJ / 399 kcal
Protein: 18 g
Kohlenhydrate: 49 g (51 Prozent)
Fett: 13 g
**Nährstoff plus: Kalzium, Magnesium
und Eisen.**

Benötigte Gerätschaften
– ein Schneidebrett
– ein mittelgroßes Schneidemesser
– ein kleines Schneidemesser
– eine mittelgroße Schüssel
– ein Gummischaber
– ein kleiner Schneebesen
– ein kleiner Topf mit Deckel

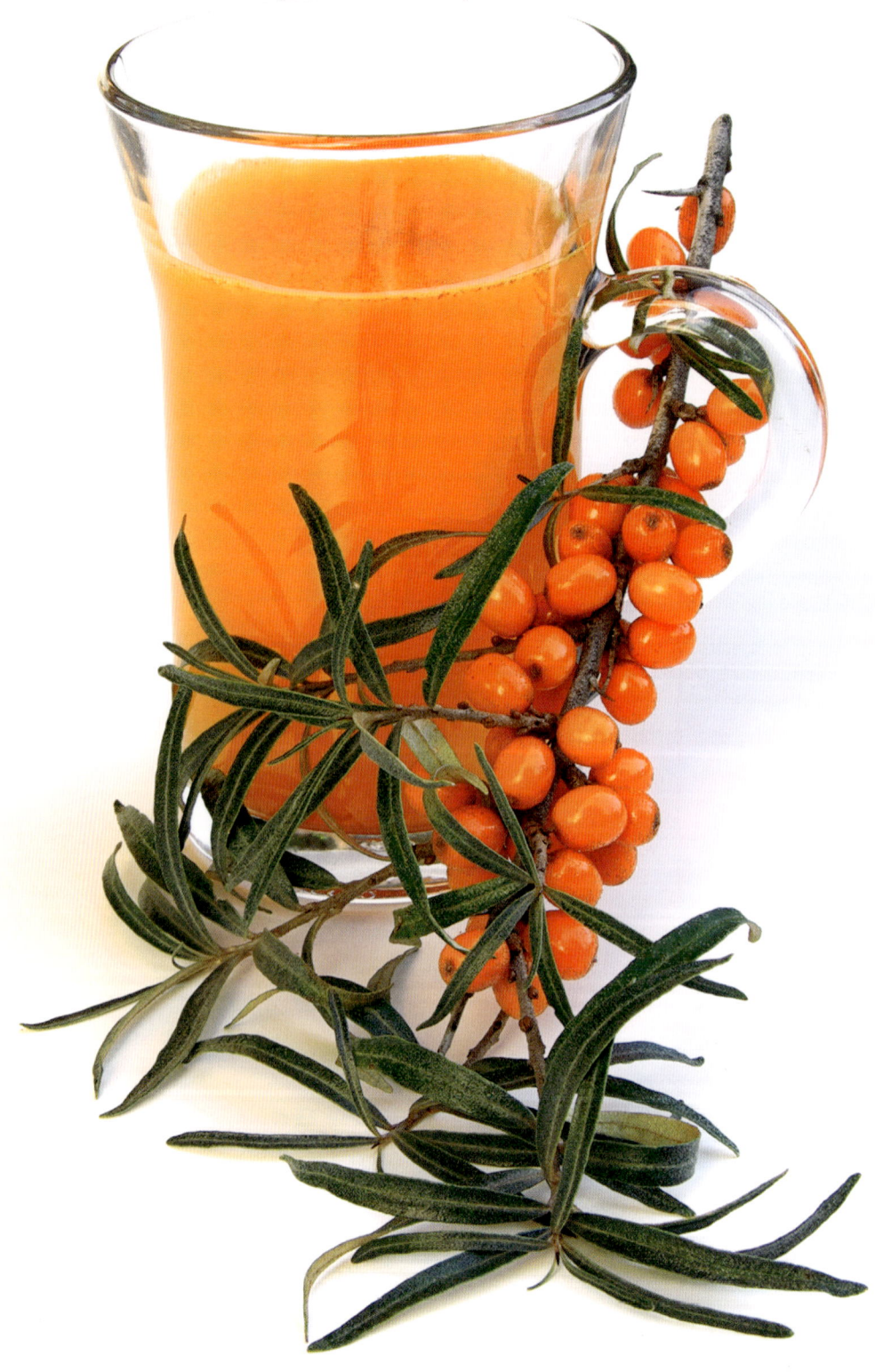

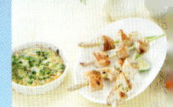

Orangen-Sanddorngetränk mit Haferflocken

Zutaten für zwei Personen: 3 gehäufte Esslöffel Haferflocken • 8 Esslöffel Orangensaft • 6 Esslöffel Sanddornsaft • 250 g fettarmen Joghurt • 1–2 Teelöffel Ahornsirup
Zubereitungszeit ca. 25 Minuten

1 Die Haferflocken in der Schüssel mit dem Sanddorn- und Orangensaft für ca. 15 bis 20 Minuten einweichen. Anschließend mit dem Joghurt im Messbecher mit dem Stabmixer ca. 1 Minute lang pürieren, bis eine sämige Masse entstanden ist. Nach Belieben mit dem Ahornsirup abschmecken.

Anrichten: In zwei vorgekühlten Gläsern servieren.

Nährstoffe pro Portion
Energie: 1315 kJ / 314 kcal
Protein: 11 g
Kohlenhydrate: 37 g (51 Prozent)
Fett: 12 g

Nährstoff plus: Kalzium, Magnesium und Eisen.

Benötigte Gerätschaften
– ein Stabmixer
– ein hohes Gefäß (Messbecher)
– eine Schüssel

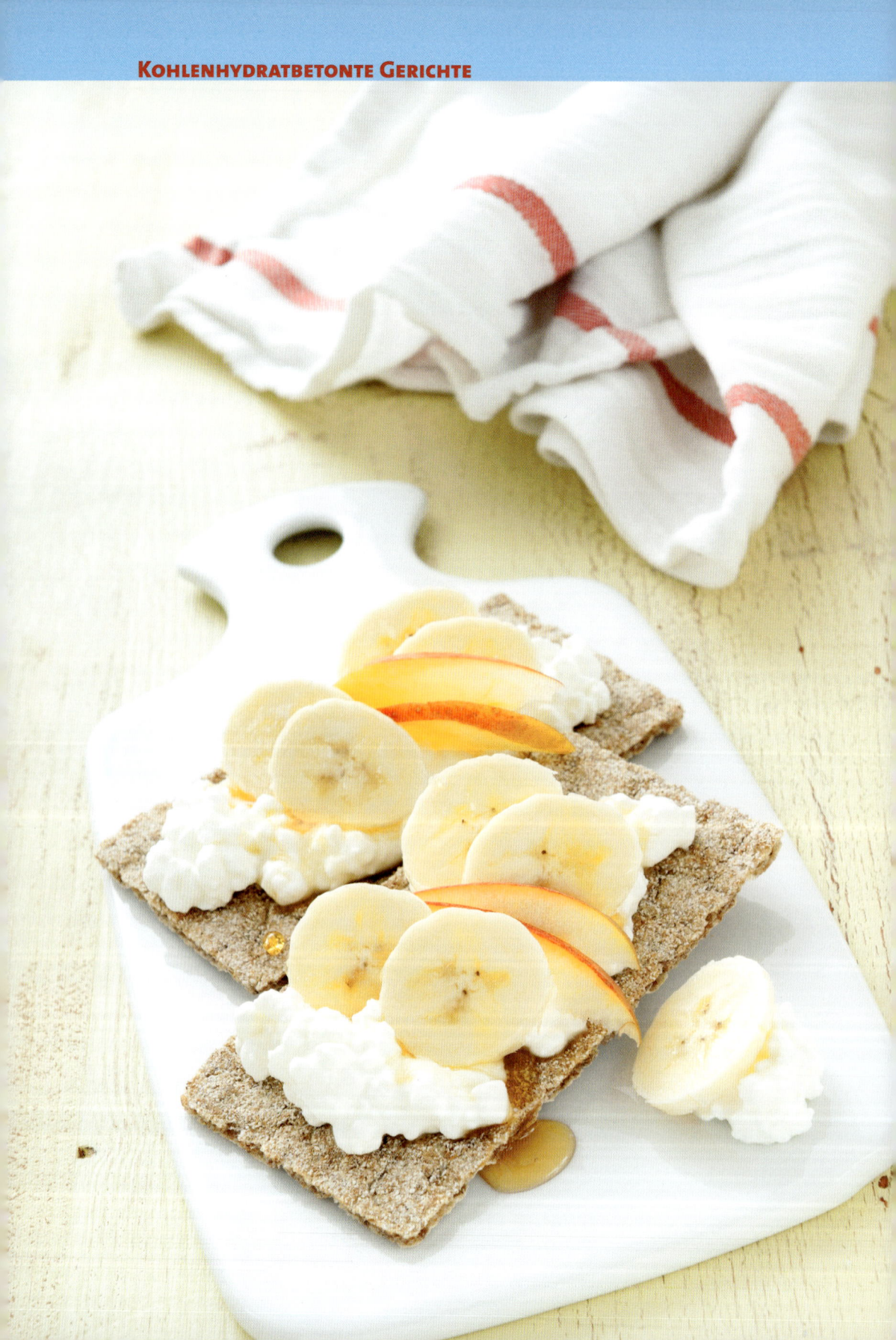

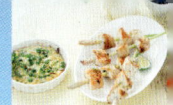

Knäckebrot mit körnigem Frischkäse, Banane und Honig

Zutaten für zwei Personen: 6 Scheiben Knäckebrot • 5–6 Esslöffel fettarmen körnigen Frischkäse • 2 Bananen • 2 Esslöffel Honig
Zubereitungszeit ca. 10 Minuten

1 Den körnigen Frischkäse auf die Knäckebrote verstreichen.
Die Bananen in Scheiben schneiden und auf die Brote verteilen und mit dem Honig beträufeln.

Tipp: Zur Abwandlung können auch andere Früchte genommen werden wie Ananas oder Erdbeeren.

Nährstoffe pro Portion
Energie: 1241kJ / 296 kcal
Protein: 12 g
Kohlenhydrate: 57 g (79 Prozent)
Fett: 1 g
Nährstoff plus: Magnesium und Eisen.

Benötigte Gerätschaften
- ein Schneidebrett
- ein kleines Schneidemesser

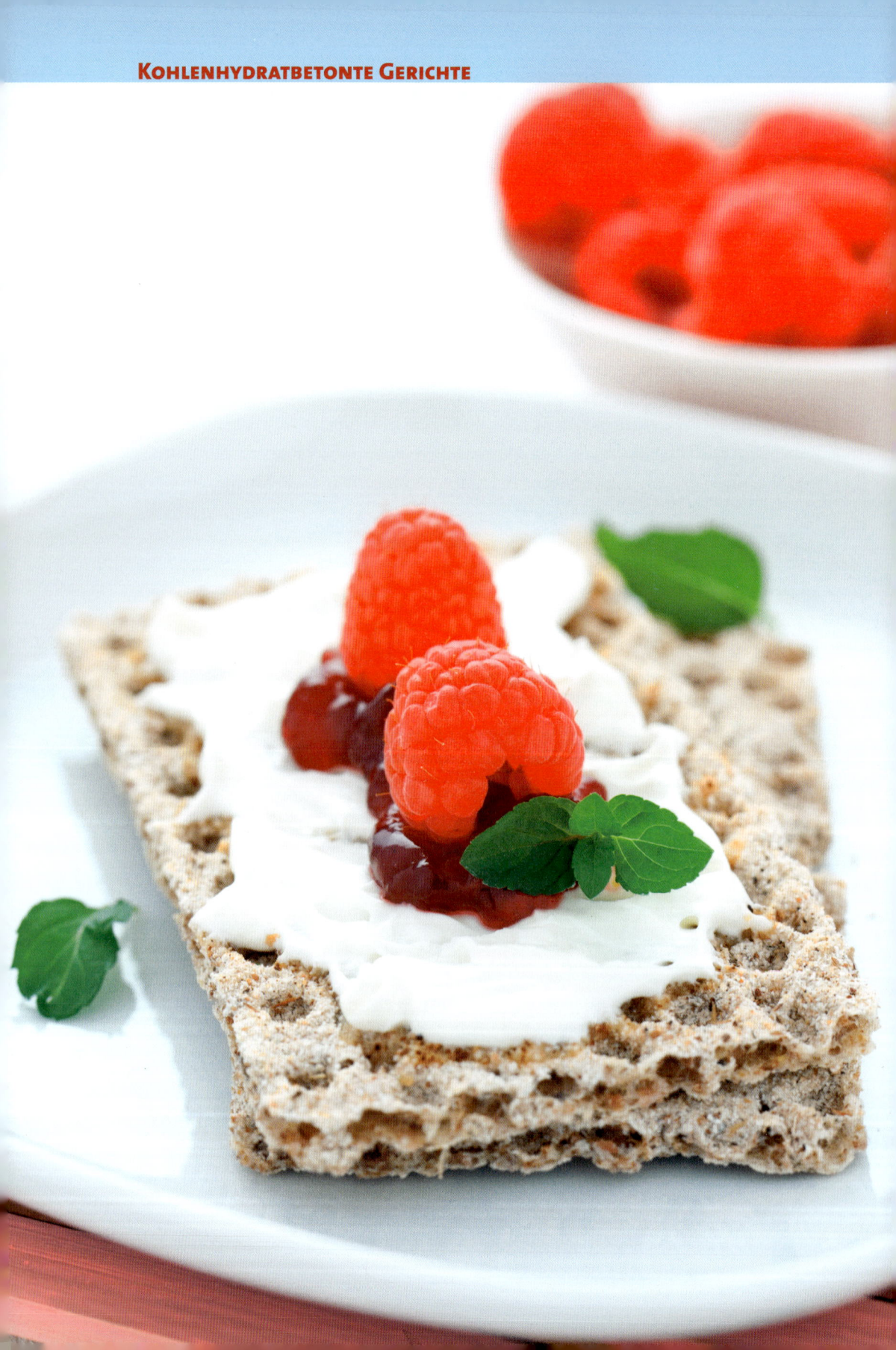

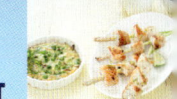

Knäckebrot mit Erdbeer-Himbeerquark und frischem Basilikum

Zutaten für zwei Personen: 2 Esslöffel Erdbeerkonfitüre • 1 Teelöffel Zitronensaft ca. 4 Esslöffel fettarmen Quark • 4–6 Scheiben Knäckebrot • ca. 6 Esslöffel frische Himbeeren • 2 Blätter frisches Basilikum
Zubereitungszeit ca. 10 Minuten

1 Die Erdbeerkonfitüre mit dem Quark und dem Zitronensaft in der Schüssel vermischen und auf die Knäckebrotscheiben streichen. Die Basilikumblätter zerreißen und mit den Himbeeren auf den Broten verteilen.

Tipp: Zur Abwandlung können auch andere Früchte genommen werden wie Brombeeren oder Orangenstücke.

Nährstoffe pro Portion
Energie: 724 kJ / 173 kcal
Protein: 9 g
Kohlenhydrate: 31 g (74 Prozent)
Fett: < 1 g

Nährstoff plus: Magnesium.

Benötigte Gerätschaften
– eine kleine Schüssel
– ein Gummischaber

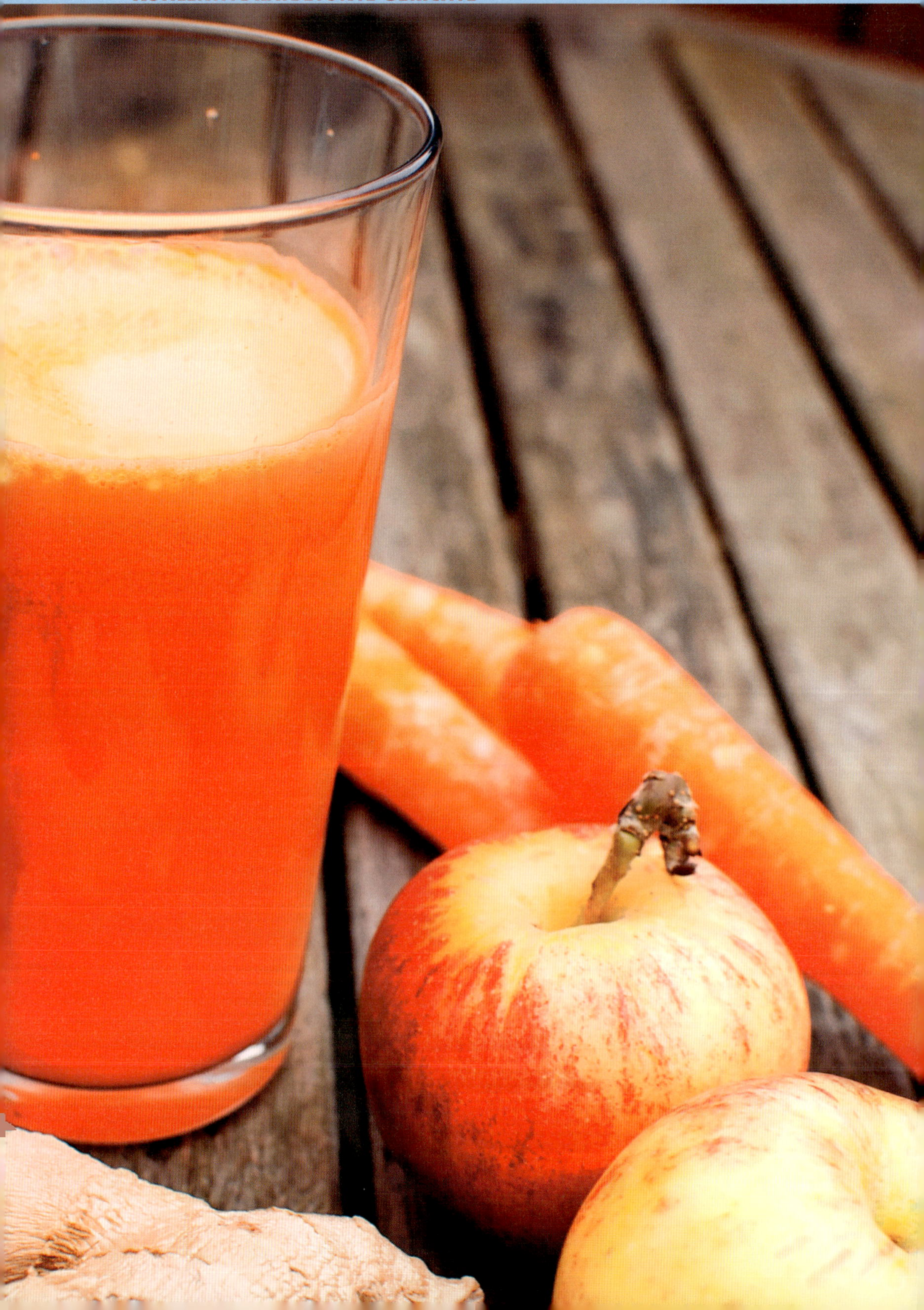

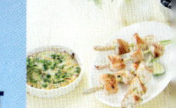

Karotten-Apfel-Ingwer-Smothie

Zutaten für zwei Personen: 4 mittelgroße Karotten • 2 Äpfel • 1 Teelöffel Honig
2 Scheiben frischen Ingwer mit Schale • 1 Tropfen Olivenöl • (Wer mag, kann noch
eine 1/2 Banane dazugeben) • 300–400 ml stilles Mineralwasser für die Herstellung
im Standmixer
Zubereitungszeit ca. 10 Minuten

1 Wer einen Entsafter hat, kann einfach alle Zutaten gewaschen mit Schale in
diesem zermahlen. Ansonsten müssen die Zutaten gewaschen, geschält und
möglichst klein geschnitten werden. Zum Schluss alles mit ein wenig Wasser im
Standmixer pürieren.

Anrichten: In zwei hohen Gläsern servieren.

Tipp: Als Variation können auch andere Früchte bzw. anderes Gemüse genommen
werden wie: Orange, Mango, Papaya, Sellerie oder auch Petersilie.
Super passen auch einige Walnüsse, Haselnüsse oder Pinienkerne dazu, um die Bio-
verfügbarkeit der fettlöslichen Vitamine und Nährstoffe zu sichern. In diesem Falle
muss man dann auch kein Olivenöl mehr beigeben.
Der Smoothie kann ebenfalls nach Fertigstellung mit einem Esslöffel Schmelz-
Haferflocken verfeinert werden, um den Kohlenhydratgehalt zu steigern.

Nährstoffe pro Portion
Energie: 269 kJ / 64 kcal
Protein: 1 g
Kohlenhydrate: 13,8 g (88 Prozent)
Fett: 2 g

Benötigte Gerätschaften
- ein Entsafter, Standmixer
  oder evtl. Pürierstab
- evtl. ein hohes Gefäß
  (500 ml Messbecher)
- ein kleines Gemüsemesser

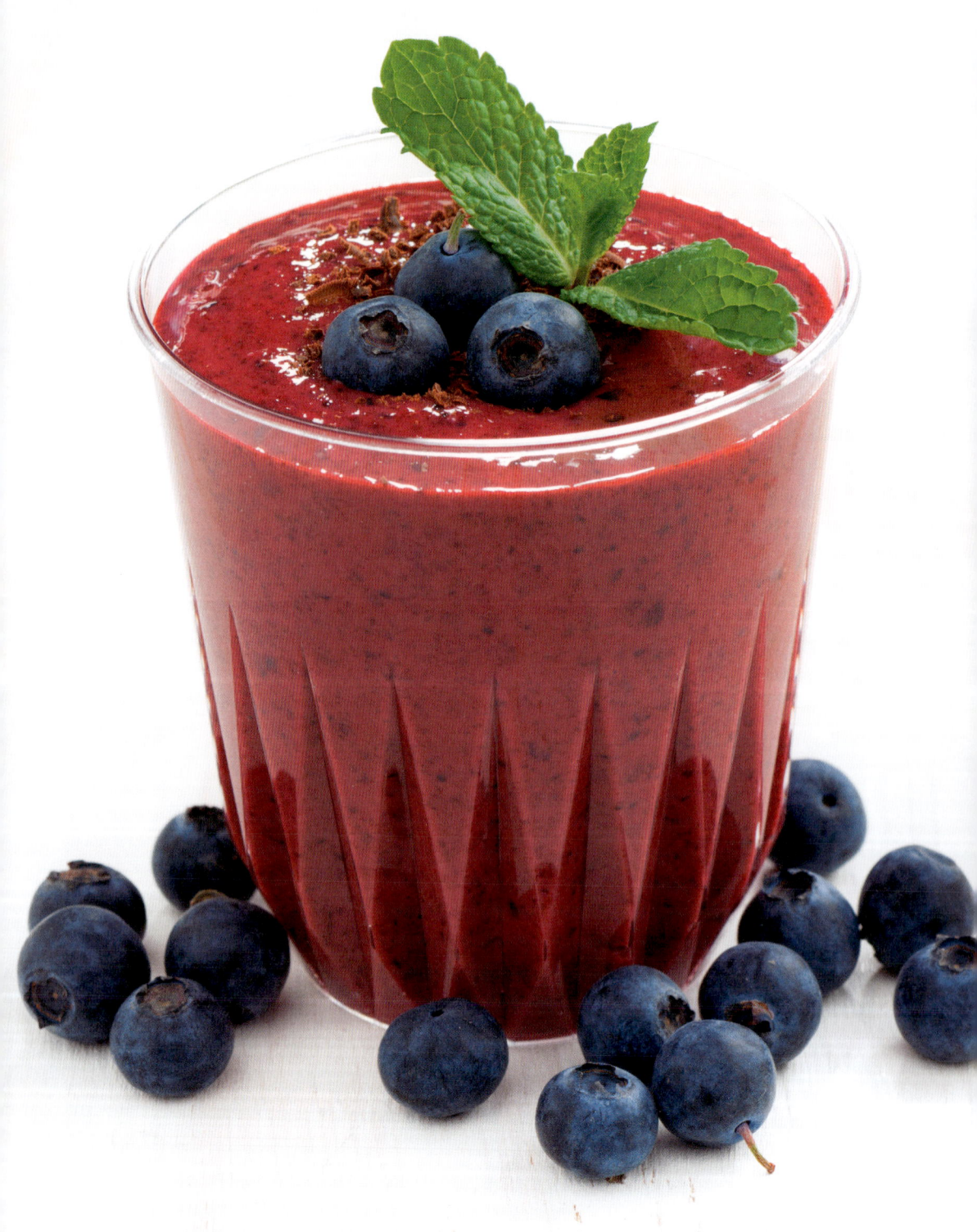

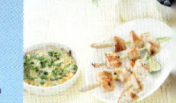

Heidelbeer-Dickmilch-Shake

Zutaten für zwei Personen: 400 ml fettarme Dickmilch, ersatzweise fettarme Milch
8 Esslöffel tiefgefrorene Blaubeeren • 1 Esslöffel Honig • 4 Esslöffel Schmelzflocken
Zubereitungszeit ca. 5 bis 10 Minuten

1 Alle Zutaten in das hohe Gefäß geben und mit dem Stabmixer zu einem glatten Shake pürieren.

Anrichten: In zwei hohen Gläsern servieren.

Tipp: Eine Variation ist es, Vanille-Proteinpulver anstatt der Schmelzflocken zu nehmen. Es eignen sich auch andere tiefgefrorene oder frische Beerenfrüchte wie Erdbeeren, Himbeeren, aber auch ein Beerenmix.

Nährstoffe pro Portion
Energie: 787 kJ / 188 kcal
Protein: 10 g
Kohlenhydrate: 31 g (68 Prozent)
Fett: 2 g
Nährstoff plus: Kalzium, Eisen, Folsäure, Vitamin B2 sowie Ballaststoffe.

Benötigte Gerätschaften
– ein Stabmixer
– ein hohes Gefäß
(1-l-Messbecher)

181

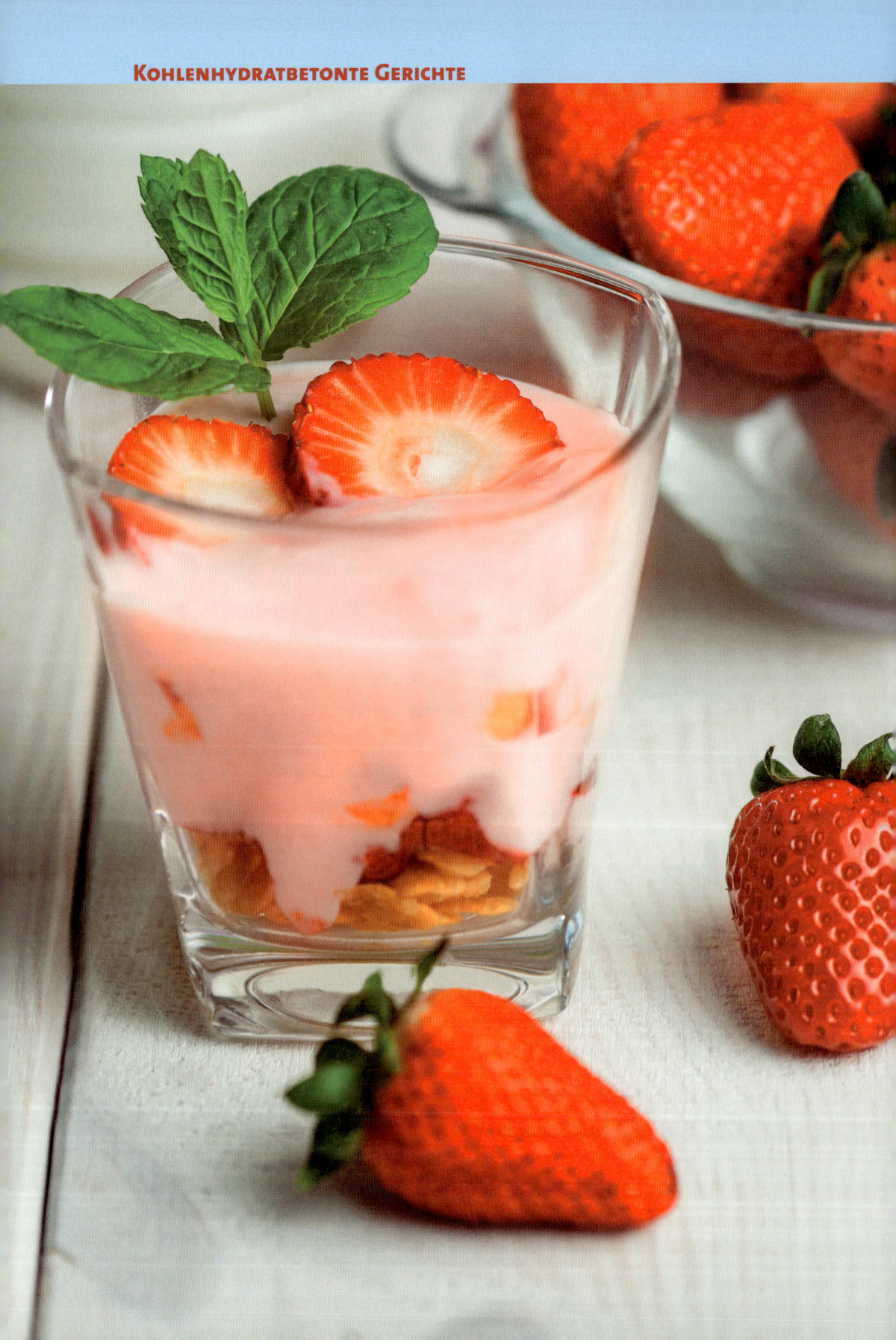

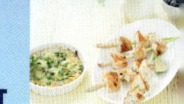

Erdbeer-Joghurt-Haferflocken-Shake

Zutaten für zwei Personen: 150 g Erdbeeren frisch oder tiefgekühlt • 300 ml Joghurt ersatzweise Buttermilch • 1 Teelöffel Honig • 1 Teelöffel Zitronensaft • 1 Esslöffel Haferflocken oder Schmelz-Haferflocken
Zubereitungszeit ca. 10 Minuten

1 Die frischen Erdbeeren waschen, von den Stielansätzen trennen. Alle Zutaten im Messbecher oder Standmixer pürieren und den Joghurt nach und nach dazugeben.

Anrichten: In zwei hohen Gläsern servieren.

Tipp: Zur Abwandlung können auch andere Früchte genommen werden wie Brombeeren, Himbeeren oder auch ein tiefgekühlter Beerenmix.

Nährstoffe pro Portion
Energie: 525 kJ / 125 kcal
Protein: 7 g
Kohlenhydrate: 18 g (63 Prozent)
Fett: 2 g

Nährstoff plus: Kalzium, Magnesium und Folsäure.

Benötigte Gerätschaften
– ein hohes Gefäß (500-ml-Messbecher)
– ein Pürierstab oder Standmixer
– ein kleines Gemüsemesser

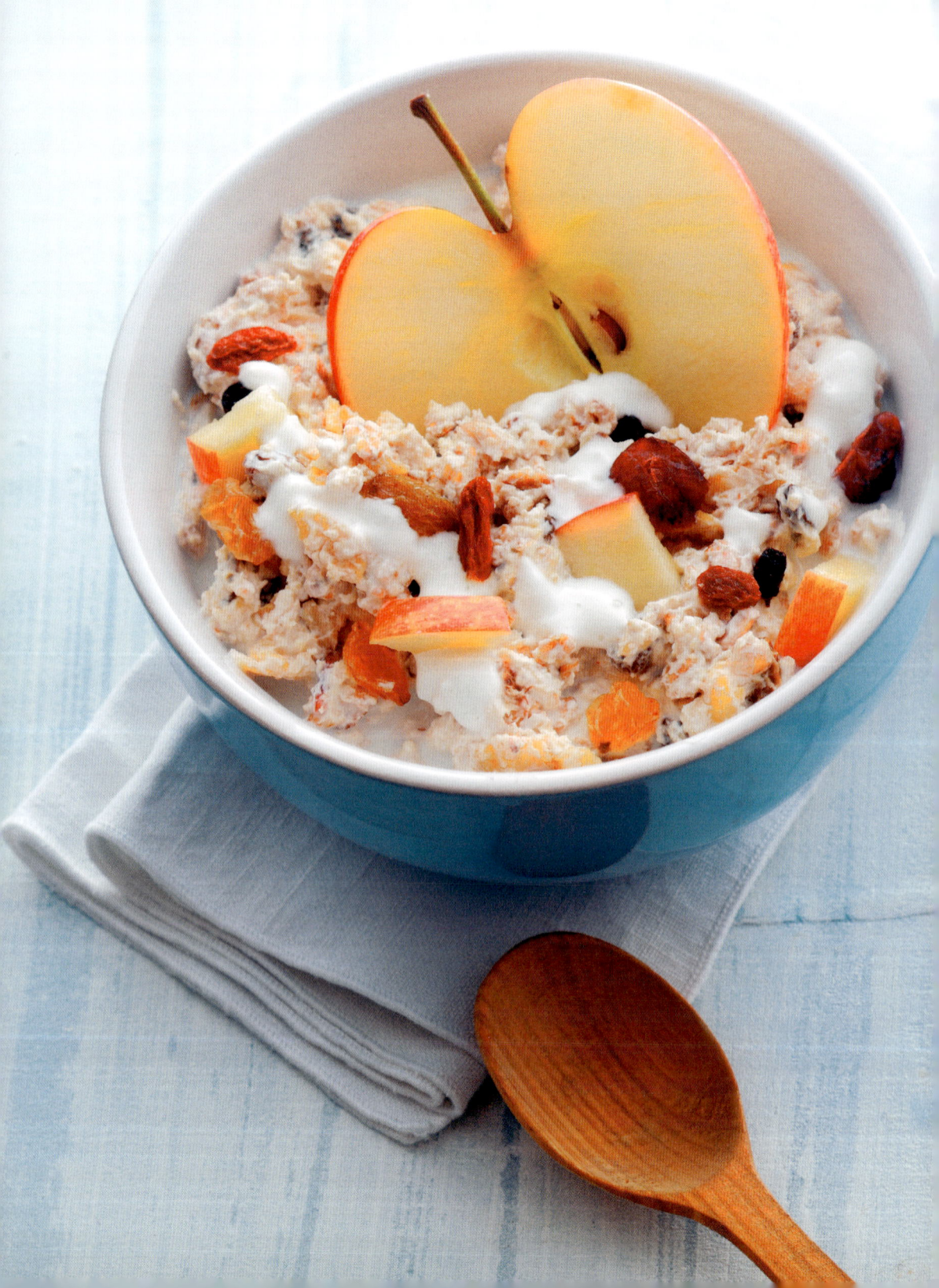

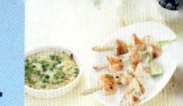

Bircher Müsli

Zutaten für zwei Personen: 6 bis 7 Esslöffel kernige Haferflocken • 150 ml Apfelsaft
1 großer Apfel • 50 g Schlagsahne • 50 g fettarmen Joghurt • 50 g fettarmen Quark
Zubereitungszeit ca. 20 Minuten

1 Die Haferflocken für ca. 10 Minuten im Apfelsaft einweichen. Die Sahne mit dem Schneebesen steif schlagen. Den Apfel abwaschen und fein reiben. Den Quark mit dem Joghurt glatt rühren, die Haferflocken und den geriebenen Apfel untermischen. Zuletzt die geschlagene Sahne unterheben. Gegebenenfalls mit Apfelstücken garnieren.

Anrichten: In zwei kleineren Schüsseln anrichten.

Tipp: Zur Abwandlung können auch Früchte wie Cranberries, Rosinen dazugegeben werden. Man kann dieses Gericht auch mit einem Fruchtcocktail aus der Dose herstellen. Hierbei sollte aber der Apfelsaft weggelassen werden, stattdessen wird der Fruchtsaft dann zum Einweichen der Haferflocken genommen. Gerne können auch Walnüsse oder andere Nüsse zum Verfeinern dazugegeben werden.

Nährstoffe pro Portion
Energie: 1718 kJ / 410 kcal
Protein: 14 g
Kohlenhydrate: 59 g (59 Prozent)
Fett: 13 g
Nährstoff plus: Magnesium, Kalium, Eisen und Zink.

Benötigte Gerätschaften
– zwei mittelgroße Schüsseln
– ein Gummischaber
– ein Schneebesen
– eine Obst-Gemüse-Reibe

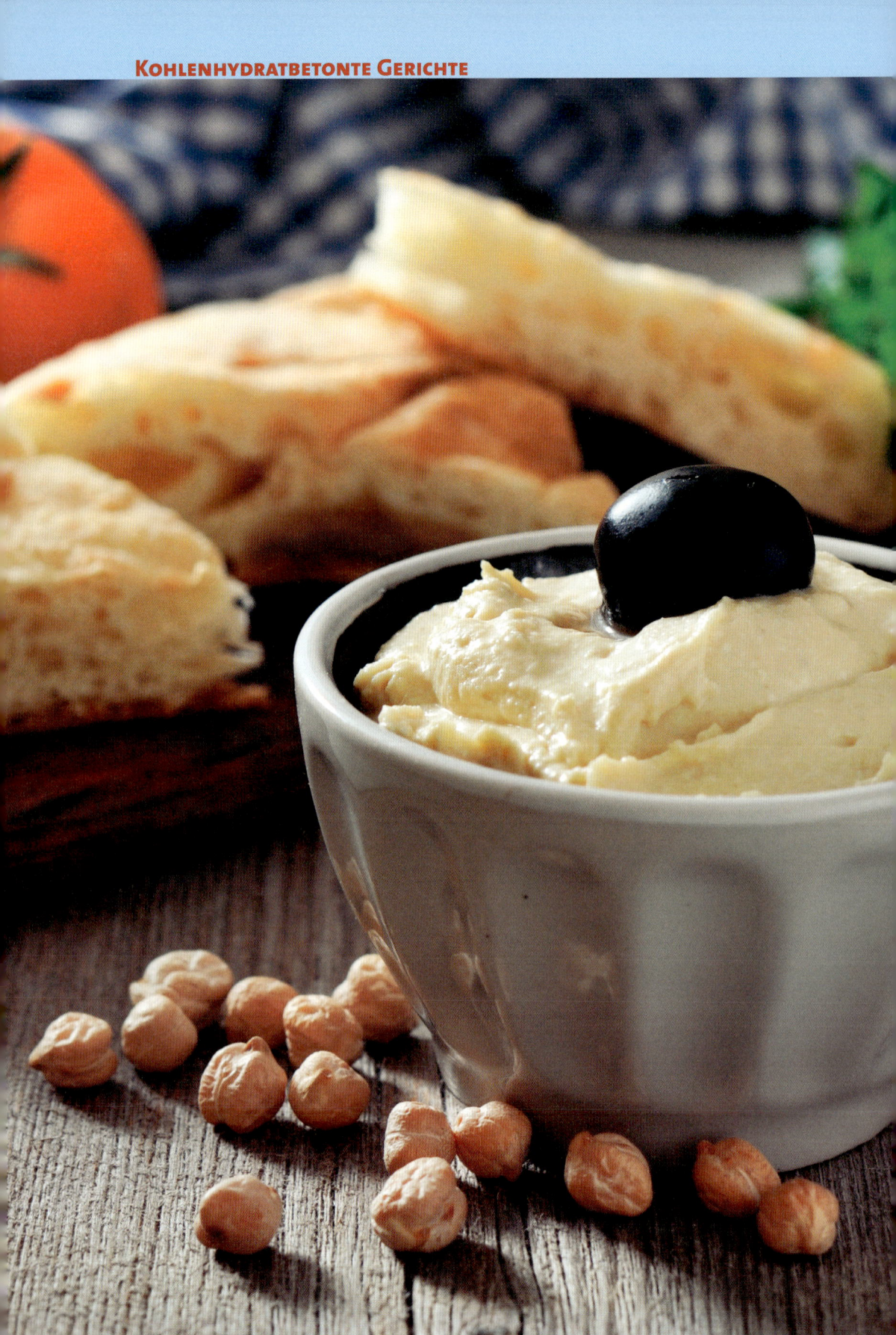

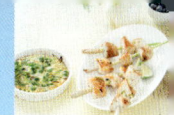

Brot mit Hummus, Kirschtomaten und frischen Kräutern

Zutaten für zwei Personen: 1 kleiner Zweig Blattpetersilie oder Koriander • 1 Stange Baguettebrot, auch als Vollkorn möglich • 6 Kirschtomaten • 200 g Kichererbsen vorgekocht aus der Dose • 2 Eiswürfel oder 4 Esslöffel kaltes Wasser • 1 Spritzer Zitronensaft oder 1 Prise Limonensalz (erhältlich im türkischen Supermarkt) 1/2 Teelöffel Salz • 1 Messerspitze gemahlenen Kreuzkümmel (Cumin) • 1 Esslöffel Sesambutter (Tahina) • 1 kleine geschälte Knoblauchzehe • Paprikapulver (edelsüß)
Zubereitungszeit ca. 20 Minuten

1 Die Petersilie abwaschen und abtrocknen. Das Baguettebrot in 12 schräge Scheiben schneiden, die Kirschtomaten halbieren und zur Seite stellen.

2 Die Kichererbsen absieben und mit den restlichen Zutaten (ohne das Paprikapulver) in die Moulinette geben und für ca. 5 Minuten mixen, bis eine cremige Masse entsteht. Sollte keine Moulinette vorhanden sein, dann müssen die restlichen Zutaten mit dem Stabmixer Schritt für Schritt püriert werden. Das Hummus (Kicherebsenpüree) sollte nun ein wenig mit Salz abgeschmeckt werden.

Anrichten: Das Hummus auf die Baguettescheiben streichen, mit ein wenig Paprikapulver bestreuen. Je eine halbe Kirschtomate auflegen und mit der Blattpetersilie oder dem Koriander garnieren.

Tipp: Am besten schmeckt das Hummus, wenn es für mindestens zwei Stunden oder noch besser über Nacht kalt gestellt wird. Einige Tropfen Olivenöl über das Hummus gegossen, verbessern noch den Geschmack.

Nährstoffe pro Portion
Energie: 2358 kJ / 563 kcal
Protein: 20 g
Kohlenhydrate: 81 g (59 Prozent)
Fett: 17 g
Nährstoff plus: Kalzium, Magnesium, Folsäure und Ballaststoffe.

Benötigte Gerätschaften
– ein Schneidebrett
– ein Brotschneidemesser
– ein kleines Schneidemesser
– eine Moulinette oder Stabmixer
– eine Waage
– ein hohes Gefäß (Messbecher)
– ein Gummischaber

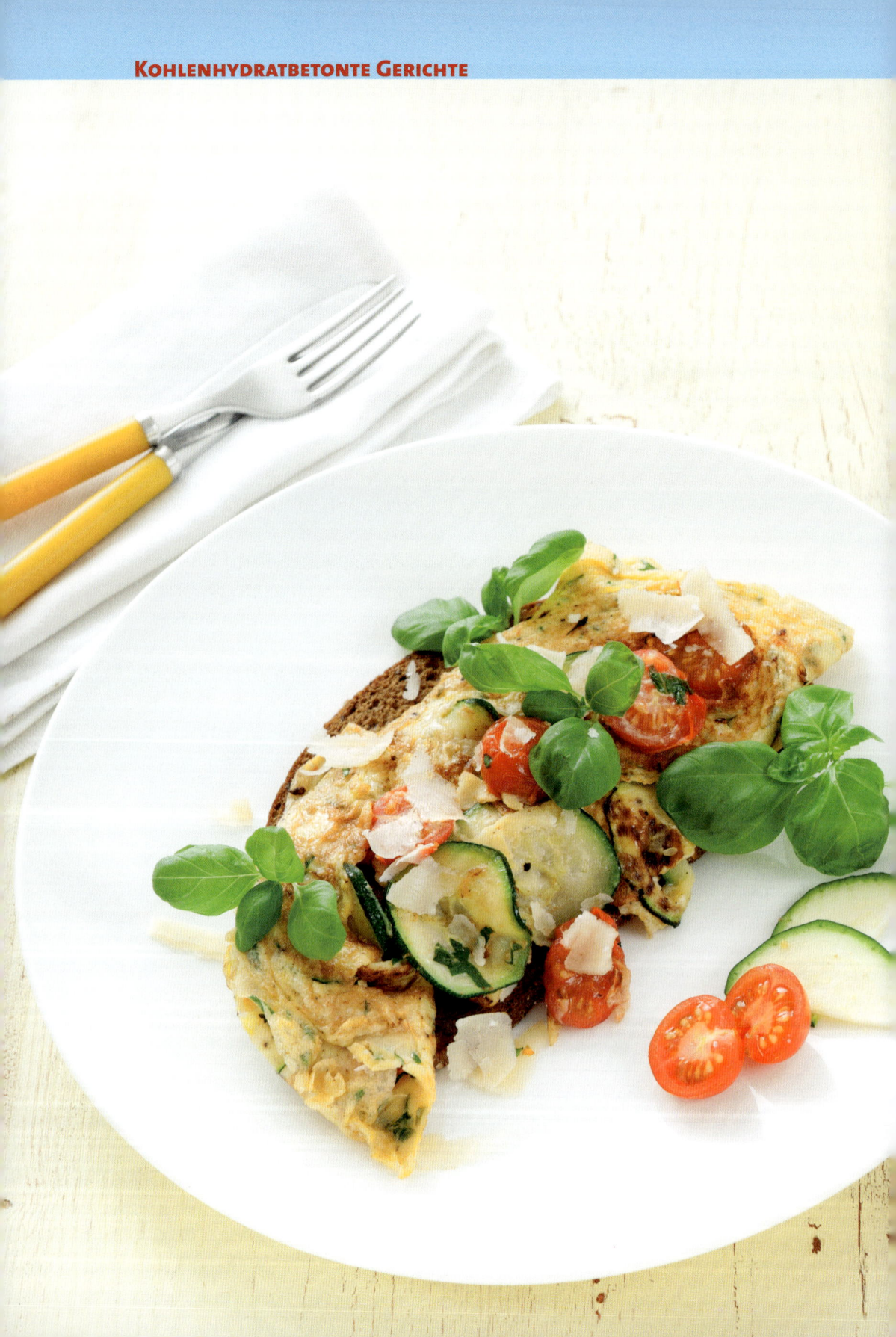

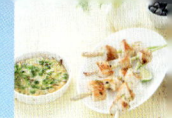

Zucchini-Tomaten-Omelett mit Parmesan auf Vollkornbrot

Zutaten für zwei Personen: 4 Eier • Salz • Pfeffer aus der Mühle • 8 Kirschtomaten
1 kleine Zucchini • frische Kräuter, je nachdem, was man gerade zur Hand hat
(Basilikum, Thymian, Rosmarin, Petersilie) • 1 Teelöffel Olivenöl • 4 Scheiben
Vollkornbrot • (Wer mag, 1 kleine Ecke Parmesan, ca. 30 g)
Zubereitungszeit ca. 20 bis 30 Minuten

1 Die Eier in die Schüssel aufschlagen, mit Salz und Pfeffer würzen und mit dem Schneebesen verquirlen.

2 Das Gemüse und die Kräuter waschen und trocknen. Die Kräuter zupfen und kurz durchhacken, die Kirschtomaten halbieren und die Zucchini in dünne Scheiben schneiden. Die Pfanne leicht erhitzen, mit einem Tropfen Olivenöl und mittels eines Küchenpapiers ausstreichen und das Gemüse für ca. 2 Minuten mit den Kräutern dünsten und dabei leicht salzen.

3 Die zweite Pfanne erhitzen, mit Olivenöl und einem Küchenpapier ausstreichen und die Hälfte der verquirlten Eier eingießen, bis diese leicht stocken. Das Gemüse auf zwei Portionen aufteilen und auf die untere Seite hin zum Stiel der Pfanne verteilen. Wer mag, kann nun ein wenig Parmesan auf das Gemüse reiben und das fast gestockte Omelette nun von der oberen Seite der Pfanne nach unten hin mit dem Pfannenwender umklappen (verschließen). Das Omelette jetzt wenden. In gleicher Weise die zweite Portion Omelette anrichten.

Anrichten: Das Vollkornbrot auf zwei Tellern verteilen und die Omelettes schräg an dem Brot anlegen und mit ein wenig Basilikum oder Petersilie garnieren.

Nährstoffe pro Portion
Energie: 1810 kJ / 432 kcal
Protein: 25 g
Kohlenhydrate: 52 g (50 Prozent)
Fett: 13 g

Nährstoff plus: Magnesium, Eisen und Zink.

Benötigte Gerätschaften
– ein Schneidebrett
– ein mittelgroßes Messer
– eine Zestenreibe
– eine mittelgroße Schüssel
– ein Schneebesen
– zwei mittelgroße Bratpfannen
– ein Pfannenwender

Benötigte Gerätschaften
- ein Schneidebrett
- ein mittelgroßes Messer
- ein kleines Gemüsemesser
- ein mittelgroßer Topf
- ein Messbecher (500ml)
- ein Sieb oder Durchschlag
- zwei kleine Schüsseln
- eine große Schüssel
- ein kleiner Schneebesen
- ein Gummischaber

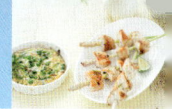

Quinoasalat mit Granatapfel, Orangenfilets und Minzjoghurt

Zutaten für zwei Personen: 150g Quinoa • 400–500 ml Wasser • 1/2 Sternanis
1 Lorbeerblatt • 1 Teelöffel gemahlenen Kreuzkümmel (Cumin) • 2 Orangen
1 Granatapfel • ca. 8 Esslöffel fettarmen Joghurt (150 g) • 1 kleines Bund frische Minze
Zucker, Salz und Pfeffer aus der Mühle
Zubereitungszeit ca. 30 Minuten

1 Das Wasser leicht salzen und mit dem Lorbeerblatt, Sternanis sowie Kreuzkümmel aufkochen. Das Quinoa im Sieb unter kaltem Wasser kurz abwaschen und anschließend für ca. 20 Minuten im aufgekochten Wasser quellen lassen.

2 Orangen schälen und mit einem Gemüsemesser die Filets herrausschneiden und in eine kleine Schüssel geben.

3 Den Joghurt in eine weitere Schüssel geben, Saft der übrigen Orangen dazupressen, mit Zucker, Salz und Pfeffer würzen. Die Minzeblätter waschen, trocknen und in dünne Streifen schneiden, zum Joghurt geben und glatt rühren.

4 Granatapfel halbieren, die Kerne mit einem Esslöffel von außen herausklopfen und in die größte Schüssel geben.

5 Das Lorbeerblatt und den Sternanis aus dem gegarten Quinoa nehmen. Die Granatäpfel und Orangenfilets vorsichtig unter das Quinoa heben.

Anrichten: Den Quinoasalat auf zwei flachen Tellern mittig anrichten, den Joghurt außen herum als Streifen oder als Punkte anrichten, mit Minzblättern garnieren.

Tipp: Gebratene Hähnchenbrustfilets, Lammfilets oder auch Garnelen passen hervorragend dazu.

Nährstoffe pro Portion
Energie: 1804 kJ / 431 kcal
Protein: 14 g
Kohlenhydrate: 76 g (72 Prozent)
Fett: 7 g
Nährstoff plus: Kalzium, Kalium, Eisen und Zink.

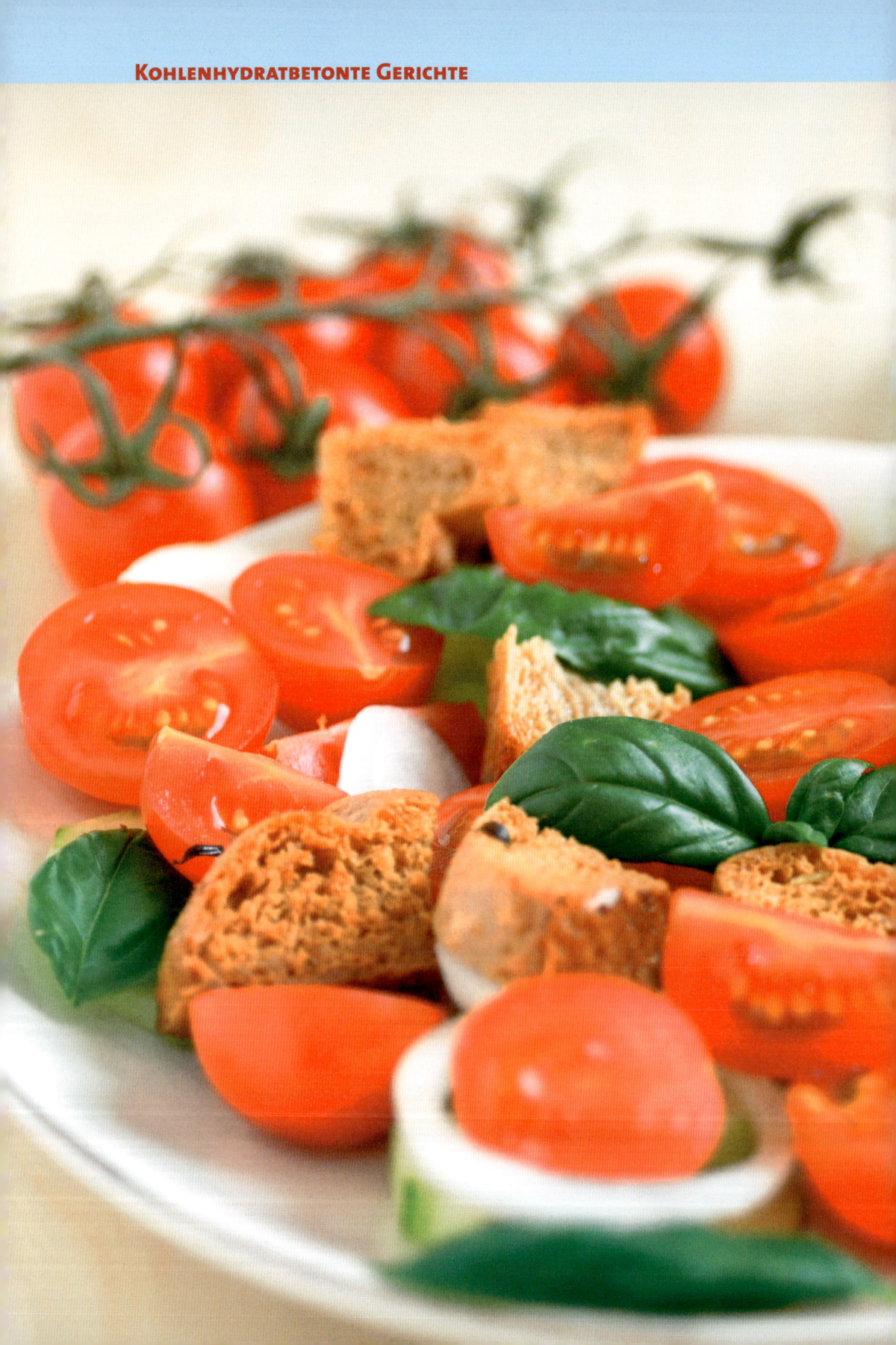

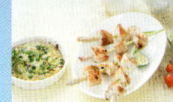

Tomaten-Brotsalat

Zutaten für zwei Personen: 1/2 Ciabattabrot • 1 Knoblauchzehe • 3 Esslöffel Olivenöl
1 Zweig Rosmarin • 2 großeTomaten • 1 kleine Spitzpaprika • 1 Stange Staudensellerie
1 kleine Zwiebel oder Schalotte • ca. 2 Esslöffel dunklen Balsamico-Essig • 1 kleiner
Zweig Basilikum • Zucker, Salz und Pfeffer aus der Mühle
Zubereitungszeit ca. 20 bis 30 Minuten

1 Das Ciabattabrot in ca. 3 cm große Würfel schneiden. Den Knoblauch schälen, in dünne Scheiben schneiden und mit dem Rosmarin zum Ciabattabrot geben sowie anschließend im Backofen bei 180 °C für 5 Minuten rösten. Zum Abkühlen auf die Seite stellen.

2 Das Gemüse waschen und trocknen. Tomaten und Paprika in Würfel schneiden, die Zwiebel schälen, halbieren und in dünne Streifen schneiden. Den Staudensellerie von den Blättern befreien (zur Seite legen) und in dünne Scheiben schneiden.

3 Das Gemüse mit dem gerösteten Ciabattabrot (Knoblauch und Rosmarin drinnen lassen), ein wenig gezupften Basilikum sowie dem Olivenöl und Balsamico-Essig in der Schüssel vermengen. Mit dem Zucker, Salz und Pfeffer abschmecken.

Anrichten: Den Salat auf zwei tiefen Tellern anrichten und mit den Blättern vom Staudensellerie garnieren.

Tipp: Zur Abwandlung kann man gerne andere Essige nutzen, z. B. weißen oder rosé Balsamico-Essig. Ebenfalls eignen sich Salate wie Rucola und Radicchio hervorragend dazu, sowie Oliven , Kapern und Zitrone.

Nährstoffe pro Portion
Energie: 2008 kJ / 480 kcal
Protein: 11,7 g
Kohlenhydrate: 62 g (53 Prozent)
Fett: 20 g
Nährstoff plus: Kalzium, Eisen und Vitamin A.

Benötigte Gerätschaften
– ein Schneidebrett
– ein Sägemesser
– ein mittelgroßes Schneidemesser
– eine große Bratpfanne
– eine große Schüssel
– ein Backblech

Hähnchenbrust in Chilikräuterkruste mit Salat der Saison

Zutaten für zwei Personen: Für den Reis: ca. 360–400 ml heißes Wasser
180 g Basmatireis (ersatzweise Parboiled Reis) • 1/2 Teelöffel Cumin (gemahlener Kreuzkümmel) • Salz • 1/2 Granatapfel
Für das Hähnchen: 2 Hähnchenbrüste, ca. je 150–180 g schwer • 1–2 Eier • 1 Esslöffel Mehl • 80–100 g Paniermehl, ca. 4 gehäufte Esslöffel • frische Kräuter, z. B. Petersilie, Basilikum, Majoran, Dill, Rosmarin, Thymian • 1 Teelöffel getrocknete Chiliflocken (Chiliflocken oder »Pul Biber« sind im türkischen Gemüsemarkt erhältlich) • Salz und Pfeffer aus der Mühle • ca. 3 Esslöffel Rapsöl
Für den Salat: 1 Kopf Salat, je nach Saison und Vorliebe • 1/2 Gurke • 1 Tomate oder 6–8 Kirschtomaten • 1 kleiner Apfel oder Birne, im Sommer auch gerne Melone oder Erdbeeren) • 1 Zitrone oder Limette
Zubereitungszeit ca. 30 bis 40 Minuten

1 Den Backofen auf 170 °C Umluft oder 190 °C Ober- und Unterhitze vorheizen. Das Wasser in den Topf einfüllen, salzen und aufkochen. Den Reis und das Cumin hinzugeben. Deckel drauf und bei schwacher Hitze unter gelegentlichem Umrühren ca. 20 Minuten den Reis ausquellen lassen. Dann umrühren und mit Deckel auf der warmen Platte stehen lassen.

2 Den Granatapfel halbieren, die Kerne mit einem Esslöffel herausklopfen. Die Eier in eine Schüssel aufschlagen und verquirlen. Das Mehl und Paniermehl ebenfalls in je eine Schüssel verteilen. Die Kräuter waschen, abtrocknen, klein hacken und mit den Chiliflocken unter das Paniermehl heben.

3 Den Salat, das Gemüse und die Früchte waschen und abtrocknen. Auf dem Schneidebrett den Salat, das Gemüse und Obst in die gewünschte Größe schneiden und alle Zutaten in eine Schüssel geben.

4 Die Hähnchenbrüste auspacken, unter kaltem Wasser abspülen und mit einem Küchentuch trocken tupfen und in der Reihenfolge Schneidebrett, Mehl, Eier und Chilikräuterpaniermehl eine Panierstation vorbereiten.
Die Hähnchenbrüste der Länge nach halbieren und mit dem Salz und dem Pfeffer aus der Mühle würzen.

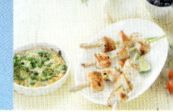

5 Die Hähnchenbrüste nun erst im Mehl wenden, gut abklopfen, dann in das Ei geben und ebenfalls leicht abtropfen, von da aus in das Chilikräuterpaniermehl, dieses nun gleichmäßig verteilen und leicht andrücken.

6 Die Hähnchenbrüste bei mittlerer Hitze von jeder Seite ca. 2 Minuten lang in Rapsöl goldfarben anbraten, auf einem Küchenpapier kurz abtropfen und auf dem Backblech im Backofen weitere 5 bis 7 Minuten backen. Wer mag, kann noch eine kleine Butterflocke auf die Hähnchenbrüste legen.

Anrichten: Die Kaffeetasse mit ein wenig warmem Wasser ausspülen, einige Granatäpfelkerne und danach den Reis in die Tasse mit einem Esslöffel abfüllen, ein wenig andrücken und die Tasse verkehrt herum auf den Teller stellen. Nun die Tasse vorsichtig anheben.
Die Zitrone oder Limette halbieren, den Saft über den Salat ausdrücken, diesen vorsichtig vermengen und neben dem Reis auf dem Teller positionieren.
Die Hähnchenbrüste aus dem Backofen herausnehmen. Der Länge nach halbieren und ebenfalls auf dem Teller je zwei Stücke über Kreuz positionieren. Das Gericht mit den restlichen Granatapfelkernen bestreuen

Tipp: Wer mag, kann auch gerne dem Reis beim Kochen ein wenig Butter hinzugeben oder diesen noch in der Tasse mit Cashewnüssen, Pinienkernen, Sultaninen oder Datteln garnieren. Von diesem Reis kann man auch etwas größere Mengen kochen, wobei die Restmenge aus Gründen der Hygiene schnell heruntergekühlt werden muss. Daraus lässt sich mit einigen kleinen Handgriffen dann am nächsten oder übernächsten Tag sehr schön ein »Asiatischer Bratreis« herstellen.

Nährstoffe pro Portion:
Energie: 3024 kJ / 828 kcal, Protein: 49 g, Kohlenhydrate: 88 g (55 Prozent), Fett: 19 g
Nährstoff plus: Zink, Eisen, Folsäure, Magnesium und Vitamin B6.

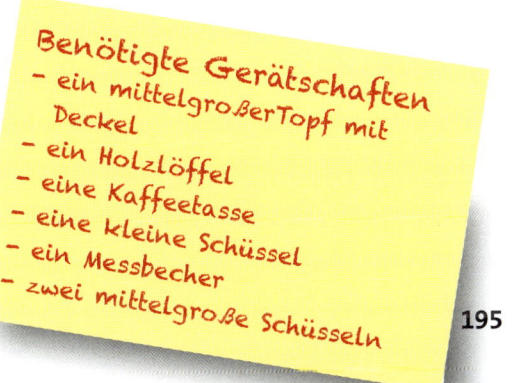

Benötigte Gerätschaften
– ein mittelgroßerTopf mit Deckel
– ein Holzlöffel
– eine Kaffeetasse
– eine kleine Schüssel
– ein Messbecher
– zwei mittelgroße Schüsseln

– eine mittelgroße Bratpfanne
– eine Zange
– ein Backblech
– zwei Schneidebretter
– zwei mittelgroße Schneidemesser
– ein Sieb bzw. Durchschlag

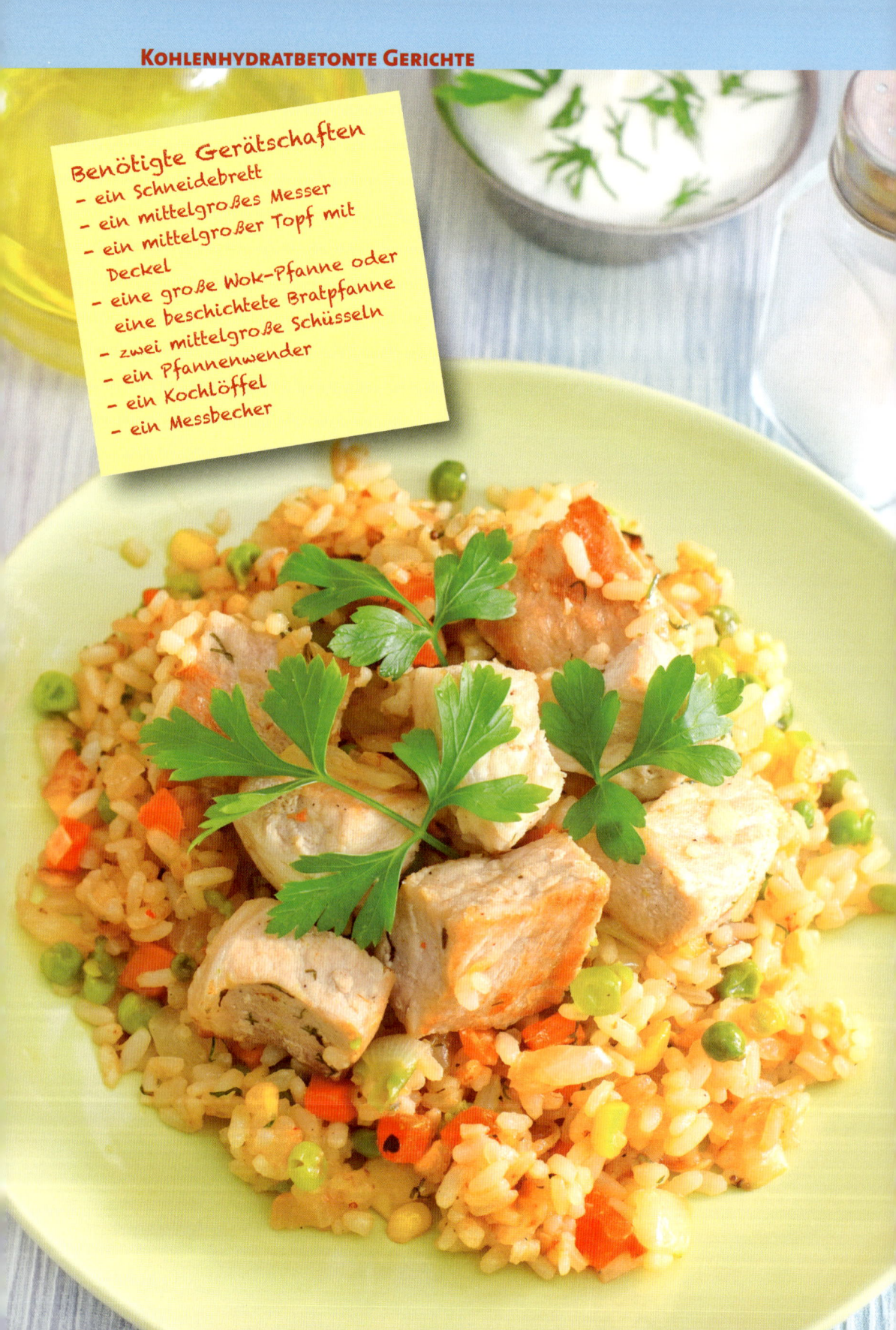

Benötigte Gerätschaften
- ein Schneidebrett
- ein mittelgroßes Messer
- ein mittelgroßer Topf mit Deckel
- eine große Wok-Pfanne oder eine beschichtete Bratpfanne
- zwei mittelgroße Schüsseln
- ein Pfannenwender
- ein Kochlöffel
- ein Messbecher

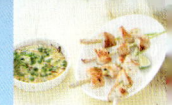

Asiatischer Bratreis mit Rindfleisch oder Geflügel und frischem Gemüse

Zutaten für zwei Personen: 200 g Parboiled Langkornreis • 400–450 ml heißes Wasser • 3 gehäufte Esslöffel Erbsen tiefgekühlt • 1 kleines Bund Suppengrün 1 kleine Paprika • 1 Knoblauchzehe • 200 g Rinderhüfte o. Hähnchenbrust • 1 Esslöffel Raps- oder Sesamöl • 1 Teelöffel Chiliflocken (Pul Biber) • 1 Teelöffel Currypulver 1 Teelöffel Kreuzkümmel gemahlen • 1 Hühnerei • 1–2 Esslöffel Sojasoße • Salz und Pfeffer aus der Mühle
Zubereitungszeit ca. 40 Minuten

1 Wasser salzen, aufkochen und Reis bei schwacher Hitze unter gelegentlichem Umrühren ca. 15 bis 20 Minuten quellen lassen. Hitzezufuhr ausschalten, Erbsen dazugeben, durchrühren und Topf zugedeckt auf der Herdplatte stehen lassen.

2 Das Wurzelgemüse schälen, der Länge nach in Scheiben schneiden, übereinander legen, in dünne Streifen schneiden und in eine Schüssel geben. Paprika und Lauch waschen, in kleine Streifen schneiden und zum Wurzelgemüse geben.

3 Die Knoblauchzehe schälen, in dünne Streifen schneiden und in eine andere Schüssel geben. Das Fleisch der Länge nach halbieren, in dünne Scheiben schneiden und zum Knoblauch geben. Mit dem Öl, den Chiliflocken, dem Currypulver und Kreuzkümmel würzen sowie salzen und pfeffern. Alles gut durchrühren.

4 Pfanne erhitzen. Das Fleisch mit der Marinade (Öl und Gewürze) ca. 2 Minuten anbraten. Gemüse dazugeben und weitere 2 bis 3 Minuten braten. Das Ei dazugeben, dann Reis und die Sojasoße und alles 1 weitere Minute unter Rühren braten.

Anrichten: Zum Anrichten den Bratreis auf zwei Tellern verteilen und mit ein wenig frischer Petersilie oder wer mag frischen Koriander garnieren.

Tipp: Schmeckt auch mit Chinakohl, Pak Choi, Champignons. Ebenso kann das Fleisch anders mariniert werden, z. B. mit Paprikapulver oder Koriander.

Nährstoffe pro Portion:
Energie: 2188 kJ / 523 kcal, Protein: 38 g, Kohlenhydrate: 68 g (53 Prozent), Fett: 11 g
Nährstoff plus: Vitamin A, Eisen, Zink und Magnesium.

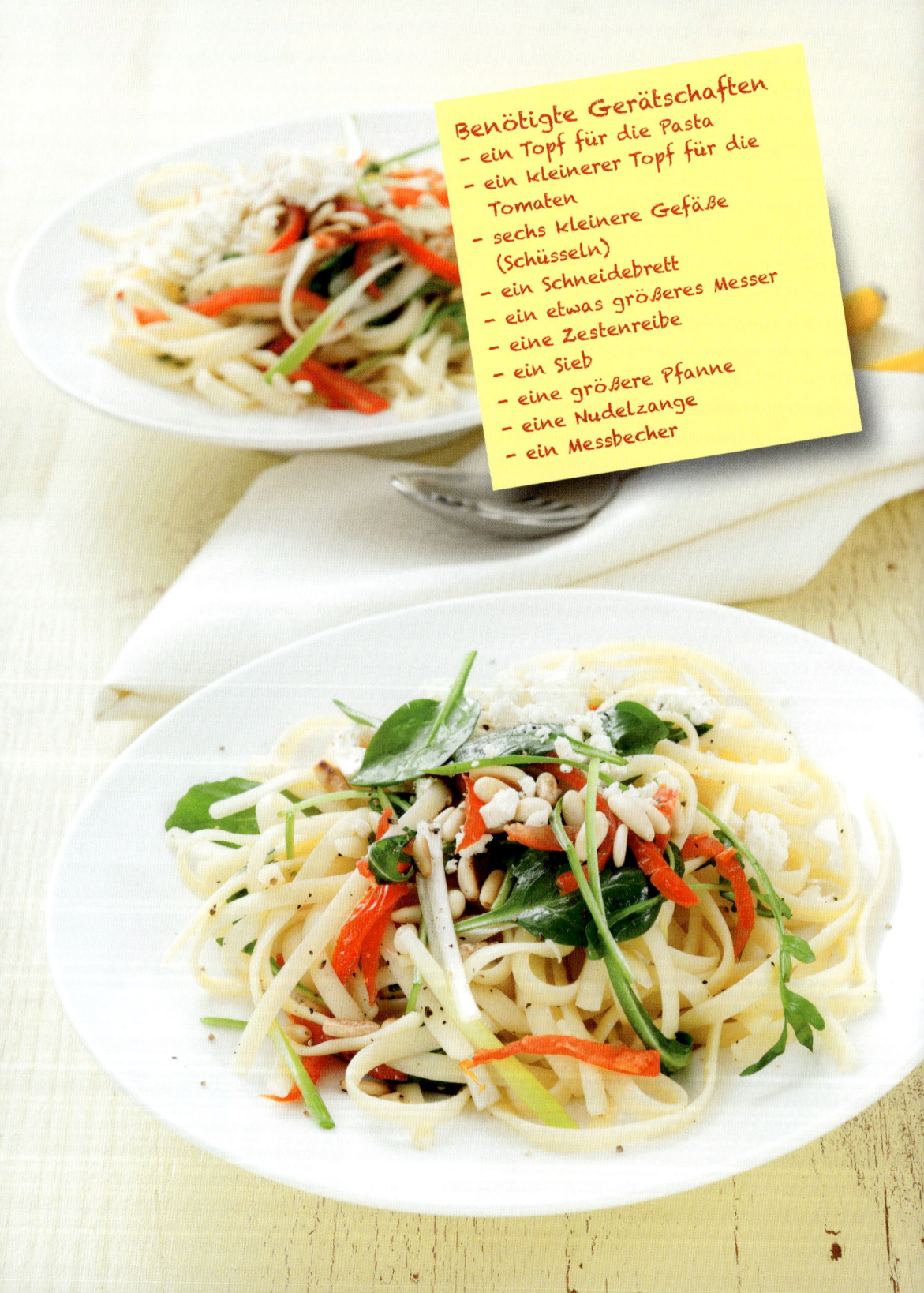

Benötigte Gerätschaften
- ein Topf für die Pasta
- ein kleinerer Topf für die Tomaten
- sechs kleinere Gefäße (Schüsseln)
- ein Schneidebrett
- ein etwas größeres Messer
- eine Zestenreibe
- ein Sieb
- eine größere Pfanne
- eine Nudelzange
- ein Messbecher

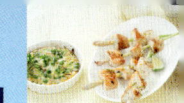

Linguine in Limonenöl mit Dörrtomaten, Schafskäse und frischer Rucola

Zutaten für zwei Personen: 60 g getrocknete Dörrtomaten, ca. einer Hand voll
1 kleine Knoblauchzehe • 2 Bio-Limetten (bzw. heiß abgewaschene Limetten)
3 Esslöffel Olivenöl • 1 kleines Bund Rucola oder junge Spinatblätter • 2 kleine
Schalotten • 1 Stange Frühlingslauch • 200 g Linguine oder Spaghetti • ca. 1 Teelöffel
Butter • 1 Esslöffel Pinienkerne • 3 Esslöffel Schafskäse, ca. 60 g • Salz, Zucker, groben
Pfeffer aus der Mühle
Zubereitungszeit ca. 20–30 Minuten

1 Nudelwasser (ca. fünf Liter) reichlich gesalzen zum Kochen bringen. In der Zwischenzeit werden alle anderen Zutaten bearbeitet.

2 Dörrtomaten in dicke Streifen schneiden und mit ein wenig Wasser, einer Prise Salz und Zucker kurz aufkochen sowie gleich vom Herd ziehen. Knoblauch und Limetten auf der Zestenreibe reiben und mit einer Prise Salz und Zucker bestreuen (stehen lassen). Den Saft einer halben Limette zum Zestenabrieb pressen und mit Olivenöl aufgießen.

3 Rucola waschen, Schalotten und Frühlingslauch in feine Streifen schneiden und zur Seite stellen. Nun die Dörrtomaten abgießen. Nudeln nach Packungsanleitung (ca. 7–9 Min.) al dente (bissfest) kochen.

4 Schalotten und Pinienkernen im Limonenöl auf kleiner Flamme leicht rösten. Dörrtomaten und Butter hinzugeben und alles mit Zucker und Pfeffer leicht würzen. Die Nudeln abgießen (etwas Nudelwasser überlassen) und mit ein wenig Nudelwasser in die Pfanne geben. Frühlingslauch nun auch hinzugeben, alles leicht salzen und durchrühren.

Anrichten: Die Nudeln auf zwei tiefen Tellern anrichten, den Schafskäse grob darüberbröseln und mit der Rucola garnieren. Mit Chili und Blattpetersilie lässt sich das Gericht prima verfeinern.

Nährstoffe pro Portion:
Energie: 2688 kJ / 642 kcal, Protein: 17 g, Kohlenhydrate: 76 g (53 Prozent), Fett: 28 g
Nährstoff plus: Kalzium, Kalium, Zink und Eisen.

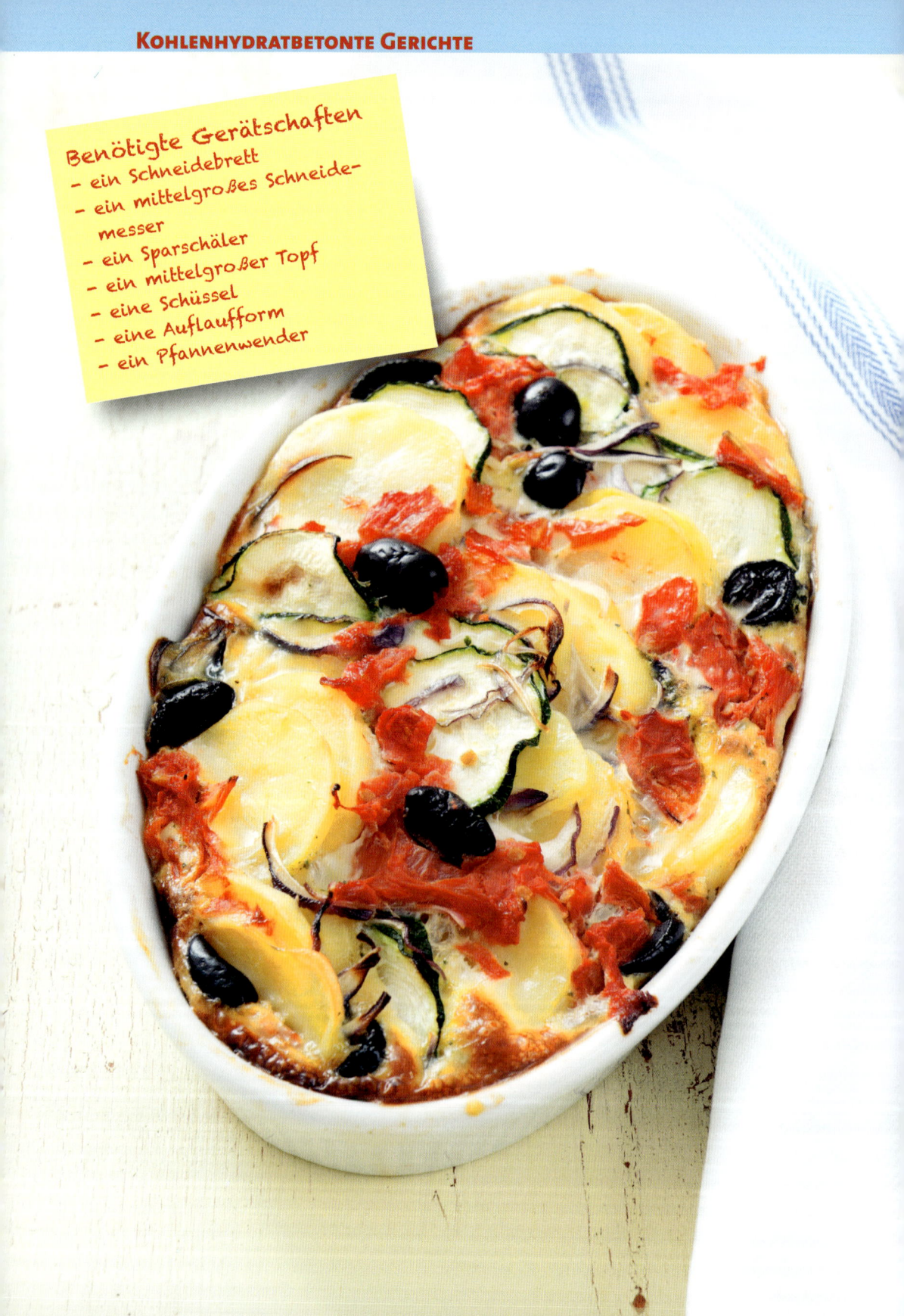

Benötigte Gerätschaften
- ein Schneidebrett
- ein mittelgroßes Schneidemesser
- ein Sparschäler
- ein mittelgroßer Topf
- eine Schüssel
- eine Auflaufform
- ein Pfannenwender

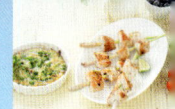

Mediterraner Kartoffelauflauf

Zutaten für zwei Personen: 1 kleine rote Zwiebel • 1 Esslöffel Olivenöl • 1 Knoblauchzehe • 400 g Dosentomaten gewürfelt • 20 schwarze entsteinte Oliven 1 kleine Zucchini • 600 g vorwiegend festkochende Kartoffeln • 2 Hühnereigelb 100 ml fettarme Milch oder Joghurt • 1/2 Teelöffel getrockneten Thymian 1/2 Teelöffel getrockneten Oregano • ca. 20 g geriebenen Parmesan • Salz , Zucker und Pfeffer aus der Mühle
Zubereitungszeit ca. 40 bis 50 Minuten

1 Den Backofen auf 170 °C Umluft bzw. 190 °C Ober- und Unterhitze vorheizen. Zwiebeln und den Knoblauch schälen. Die Zwiebel würfeln, den Knoblauch in dünne Scheiben schneiden und im Olivenöl leicht anrösten. Die Zwiebeln dazugeben, kurz mit anschwitzen, mit den Dosentomaten aufgießen und zur Seite stellen.

2 Die Oliven halbieren, Zucchini waschen und in ½ cm dicke Scheiben schneiden. Die Kartoffeln waschen, schälen und in ½ cm dicke Scheiben schneiden.

3 Die Eigelbe mit der Milch verquirlen und zu der Tomatensoße geben. Die halbierten Oliven und getrockneten Kräuter ebenfalls zur Tomatensoße geben, alles durchrühren, mit Zucker, Salz und Pfeffer abschmecken.

4 Ein wenig von der Tomatensoße ohne Gemüse mit einem Esslöffel auf dem Boden der Auflaufform verteilen und die Kartoffel- und Zucchinischeiben abwechselnd darin verteilen. Mit der restlichen Soße übergießen und mit dem Parmesan bestreuen. 20–30 Minuten im Backofen backen.

Anrichten: Den Auflauf auf zwei tiefen Tellern anrichten.

Tipp: Als Variation kann man andere Gemüsesorten wie Auberginen oder Fenchel nehmen. Ebenfalls hervorragend schmeckt das Gericht mit ein wenig frischem gezupftem oder getrocknetem Basilikum in der Soße.

Nährstoffe pro Portion
Energie: 1825 kJ / 436 kcal, Protein: 18 g, Kohlenhydrate: 53 g (50 Prozent), Fett: 16 g
Nährstoff plus: Kalium, Kalzium und Magnesium.

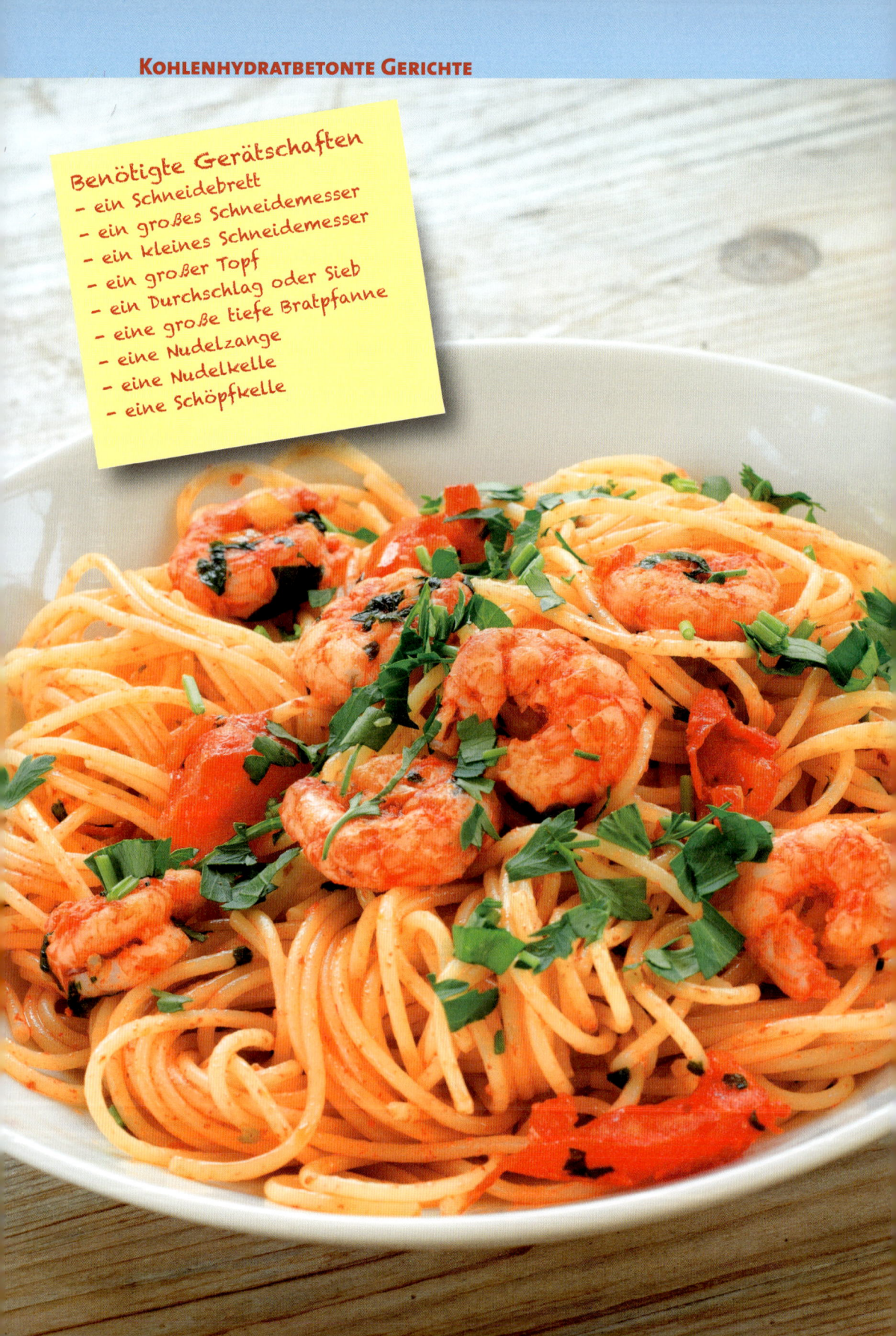

Benötigte Gerätschaften
- ein Schneidebrett
- ein großes Schneidemesser
- ein kleines Schneidemesser
- ein großer Topf
- ein Durchschlag oder Sieb
- eine große tiefe Bratpfanne
- eine Nudelzange
- eine Nudelkelle
- eine Schöpfkelle

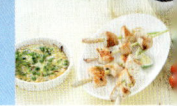

Spaghetti aglio e olio

Zutaten für zwei Personen: 4 bis 6 dicke Knoblauchzehen • 1 kleines Bund
Blattpetersilie • 200 g Spaghetti (oder Linguine) • 2 Esslöffel Olivenöl • 1 Esslöffel
kalte Butter • Salz und Pfeffer aus der Mühle • Wer mag, ein wenig Chili und
200 g Garnelen – geschält und entdarmt
Zubereitungszeit ca. 20 bis 30 Minuten

1 Ca. 3 Liter Wasser reichlich gesalzen zum Kochen bringen. Währenddessen den
Knoblauch schälen, in dünne Stifte (Streifen) schneiden.
Die Petersilie waschen, abtrocknen und ebenfalls in Streifen schneiden.

2 Die Spaghetti ins Nudelwasser geben und bei gelegentlichem Umrühren ca. 7
bis 9 Minuten bissfest (al dente) kochen. In dieser Zeit den Knoblauch im Olivenöl bei mäßiger Hitze goldbraun rösten (nicht zu dunkel, sonst wird der Knoblauch bitter), Chili dazugeben und anschließend die Petersilie (Vorsicht, spritzt!).
Eine Schöpfkelle vom Nudelwasser und die Butter hinzugeben. Während die Soße
kocht, die Pfanne schwenken, bis die Butter völlig aufgelöst ist und die Soße leicht
sämig geworden ist.

3 Die Nudeln abgießen, zur Soße geben und das Ganze mit der Nudelzange
durchrühren. Mit ein wenig Salz und Pfeffer abschmecken.

4 Wer möchte, kann noch einige Garnelen dazu braten. Dazu wird parallel eine
zweite mittelgroße Pfanne benötigt, etwas Olivenöl zum Braten, ein Rosmarinzweig und ein wenig Chili. Wer mag, kann das Gericht dann mit einem Spritzer
Zitronensaft oder Zestenabrieb verfeinern.

Anrichten: Auf zwei tiefen Tellern anrichten.

Tipp: Zur Abwandlung können gerne einige Kirschtomaten dazu geben werden oder
auch Pinienkerne.

Nährstoffe pro Portion:
Energie: 2224 kJ / 531 kcal, Protein: 14 g, Kohlenhydrate: 75 g (57 Prozent), Fett: 20 g
Nährstoff plus: Eisen, Zink und Kalium.

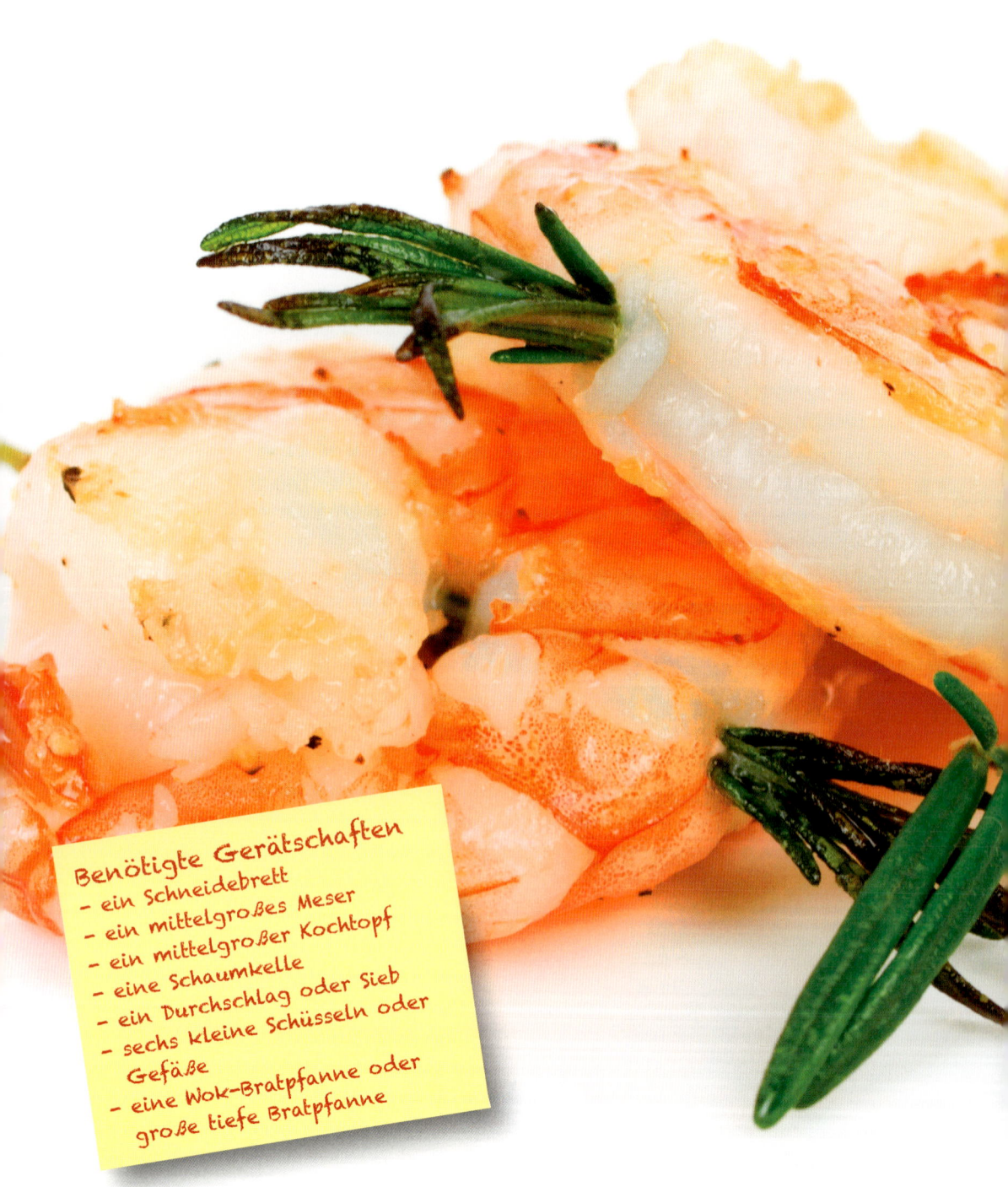

Benötigte Gerätschaften
- ein Schneidebrett
- ein mittelgroßes Meser
- ein mittelgroßer Kochtopf
- eine Schaumkelle
- ein Durchschlag oder Sieb
- sechs kleine Schüsseln oder
  Gefäße
- eine Wok-Bratpfanne oder
  große tiefe Bratpfanne

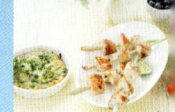

Spicy Penne mit Sepia oder Scampi

Zutaten für zwei Personen: 4 Knoblauchzehen • 1 kleine rote Zwiebel • 1 ganz kleines Bund Blattpetersilie • 1 kleine Zucchini • 1 kleine rote Spitzpaprika • 6 Esslöffel Olivenöl • 200 g Calamarettis oder Garnelen (ohne Schale) • 200 g Penne (Nudeln) 1 Esslöffel Rapsöl • 1 bis 2 Esslöffel Chiliflocken • Salz
Zubereitungszeit ca. 30 bis 40 Minuten

1 Nudelwasser (ca. drei Liter) reichlich gesalzen zum Kochen bringen. Den Knoblauch und die Zwiebeln schälen und die Petersilie, Zucchini und Paprika kurz abwaschen. Den Knoblauch grob hacken bzw. würfeln, mit dem Olivenöl vermengen und beiseite stellen.

2 Die Zwiebel halbieren und in Streifen schneiden. Die Zucchini an den Enden abschneiden, der Länge nach halbieren, dann vierteln. Anschließend das Kerngehäuse der Länge nach heraustrennen und die Zucchini schräg in Stifte schneiden. Die Paprika schräg in Ringe schneiden. Die Petersilie in feine Streifen schneiden und alle Zutaten in getrennten Schüsseln zur Seite stellen. Die Calamarettis in ca. 1 cm dicke Ringe schneiden.

3 Die Penne al dente (bissfest ca. 7–9 Minuten) kochen, abgießen und kurz unter kaltem Wasser abschrecken.

4 Die Wok-Bratpfanne vorheizen bis diese richtig heiß ist. Das Rapsöl mit den Calamarettis hineingeben und ca. 1 Minute anbraten Chili und Petersilie kurz mitrösten (darf nicht schwarz werden), anschließend 2 Esslöffel Knoblauchöl hinzugeben. Die Paprika, dann die Zucchini und zuletzt die Zwiebeln dazugeben. Nach ca. 1 Minute die Nudeln dazugeben und alles 2 weitere Minuten braten.

Anrichten: Die Nudeln mit einer Schaumkelle aus der Pfanne nehmen, kurz abtropfen lassen und auf zwei tiefen Pasta-Tellern anrichten.

Tipp: Dazu passen sehr gut Parmesan und frisches Ciabattabrot.

Nährstoffe pro Portion
Energie: 2710 kJ / 647 kcal, Protein: 34 g, Kohlenhydrate: 80 g (51 Prozent), Fett: 21 g
Nährstoff plus: Vitamin B6, C, E und Magnesium.

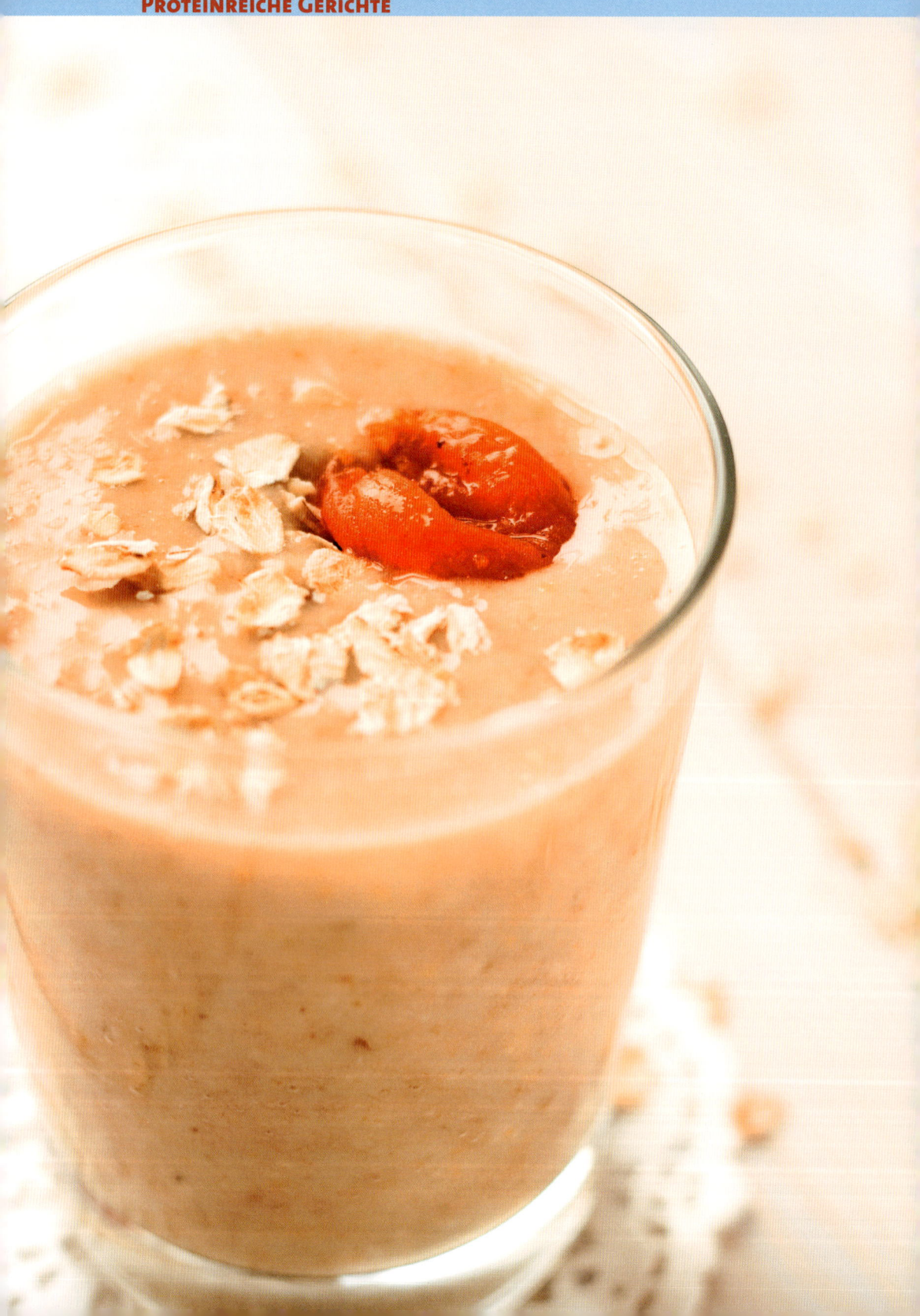

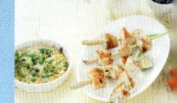

Schnelles Frühstück

Zutaten für eine Person: 200 ml Stilles Mineralwasser • 100 ml Orangensaft • 100 ml fettarme Milch • 2 Esslöffel Proteinpulver (Schoko oder Vanille) • 1 Esslöffel Schmelz-Haferflocken
Zubereitungszeit max. 5 Minuten

1 Alle Zutaten in das hohe Gefäß geben und mit dem Stabmixer zu einem glatten Shake pürieren.

Anrichten: In einem hohen Glas servieren.

Tipp: Zur Abwandlung kann man tiefgefrorene oder frische Früchte wie Erdbeeren, Himbeeren, aber auch einen Beerenmix nehmen.

Nährstoffe pro Portion
Energie: 1008 kJ / 236 kcal
Protein: 32 g (52 Prozent)
Kohlenhydrate: 20 g (34 Prozent)
Fett: 3 g

Nährstoff plus: Kalzium und Kalium.

Benötigte Gerätschaften
– ein Stabmixer
– ein hohes Gefäß (1-l-Mess-becher)

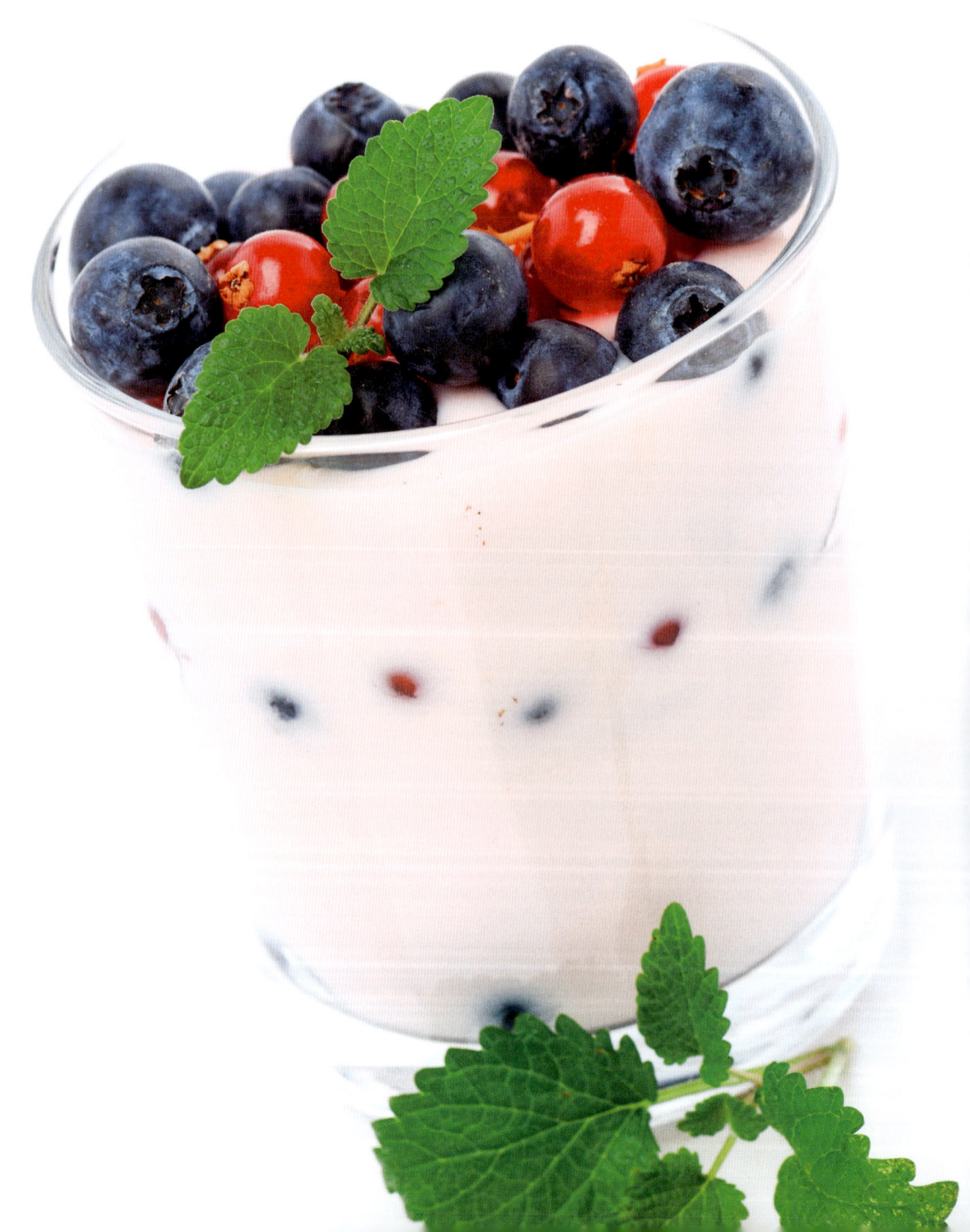

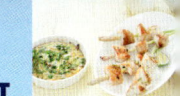

Quark mit Beerenobst

Zutaten für zwei Personen: ca. 6–8 Esslöffel Beerenobst, z.B. Erdbeeren, Himbeeren, oder ein Beerenmix (frisch oder tiefgefroren) • 500 g Quark, 0,5–20 Prozent Fett, oder Joghurt • 2 Esslöffel Haferflocken oder Studentenfutter • zum Süßen evtl. einen Teelöffel Honig
Zubereitungszeit ca. 15 Minuten

1 Das Beerenobst in reichlich kaltem Wasser waschen und kurz im Sieb abtropfen lassen bzw. das tiefgefrorene Beerenobst kurz in der Mikrowelle antauen. Den Quark in die Schüssel geben und mit dem Schneebesen glatt rühren. Die Haferflocken und das Beerenobst nun mit dem Silikonschaber vorsichtig unterheben, bis eine gleichmäßige Masse entsteht.

Anrichten: Den Quark auf zwei tiefen Teller verteilen und eventuell mit ein wenig Minze garnieren.

Nährstoffe pro Portion
Energie: 1192 kJ / 285 kcal
Protein: 37 g (53 Prozent)
Kohlenhydrate: 25 g
Fett: 2 g

Nährstoff plus: Kalzium, Kalium, Eisen und Zink.

Benötigte Gerätschaften
- ein mittelgroßes Sieb
- eine mittelgroße Schüssel
- ein Schneebesen
- ein Silikonschaber

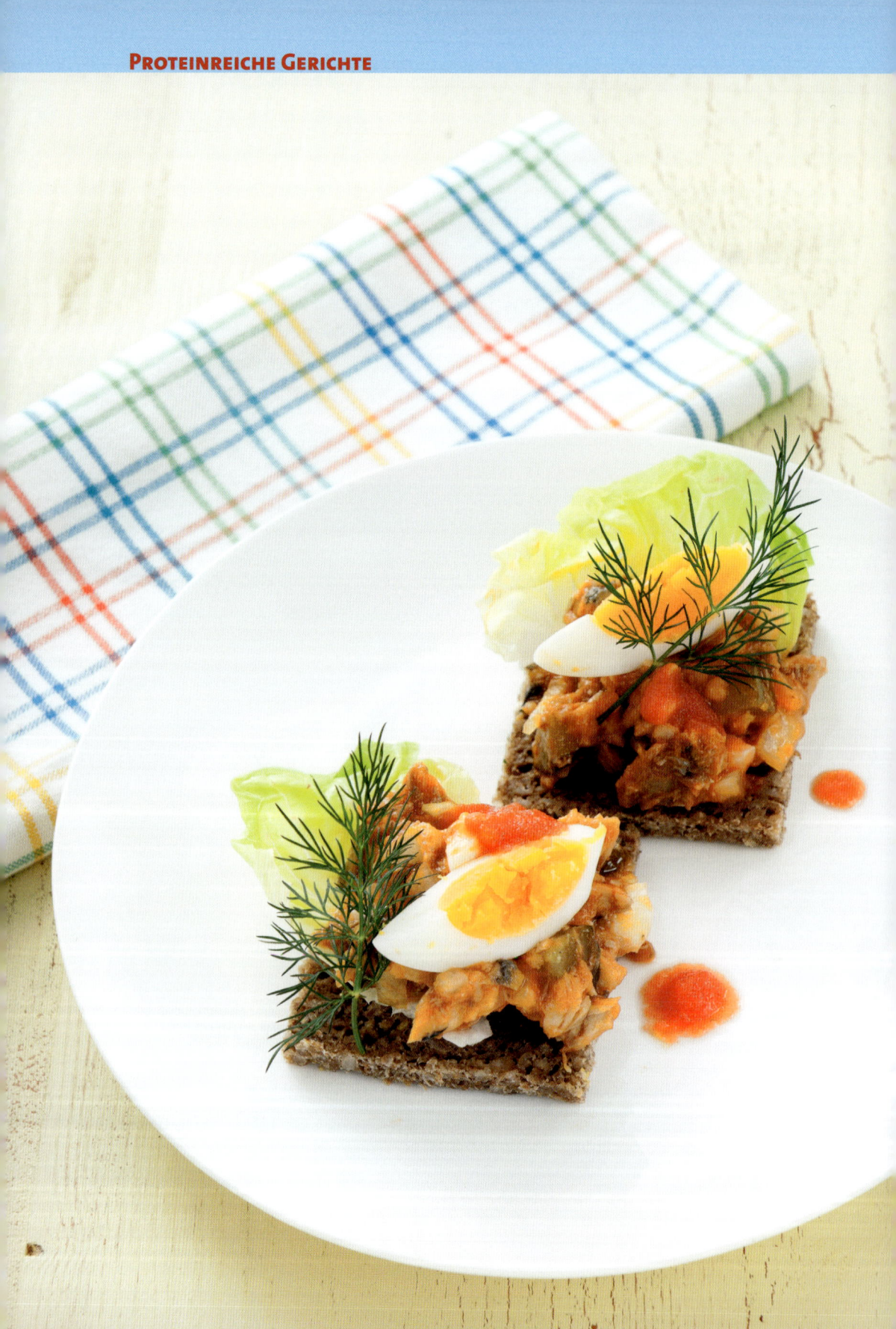

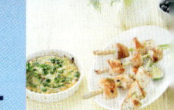

Heringsfilet in einer Tomatenmarinade mit Ei und Gewürzgurke auf Proteinbrot

Zutaten für zwei Personen: 2 Hühnereier • 2 kleine Gewürzgurken • wer mag, 1 kleine Zwiebel • 1 Dose Heringsfilets in Tomatensoße • 1 Zweig Dill • 4 bis 6 Scheiben Vollkorn- oder Proteinbrot
Zubereitungszeit ca. 15 Minuten

1 Wasser aufkochen und die Eier mit einer Schaumkelle vorsichtig in das kochende Wasser geben. Die Eier hart kochen (8–9 Min.).

2 Die Gurken und die Zwiebel in kleine Würfel schneiden bzw. hacken. Die Heringsfilets mit der Tomatensoße in eine Schüssel geben und mit der Gabel zerkleinern. Gewürzgurken- und Zwiebelwürfel hinzufügen.

3 Die hart gekochten Eier unter kaltem Wasser abschrecken, pellen und ebenfalls in kleine Würfel schneiden bzw. hacken. Diese mit den restlichen Zutaten in der Schüssel vermengen.

Anrichten: Die Heringmasse mit der Gabel nun auf den Proteinbrotscheiben verstreichen, mit ein wenig Dillzweigen nach Belieben garnieren.

Nährstoffe pro Portion
Energie: 2056 kJ / 491 kcal
Protein: 42 g (83 Prozent)
Kohlenhydrate: 15 g
Fett: 28 g

Nährstoff plus: Zink und Eisen.

Benötigte Gerätschaften
– ein Schneidebrett
– ein mittelgroßes Messer
– ein kleiner Topf
– eine Schaumkelle
– eine mittelgroße Schüssel
– eine Gabel

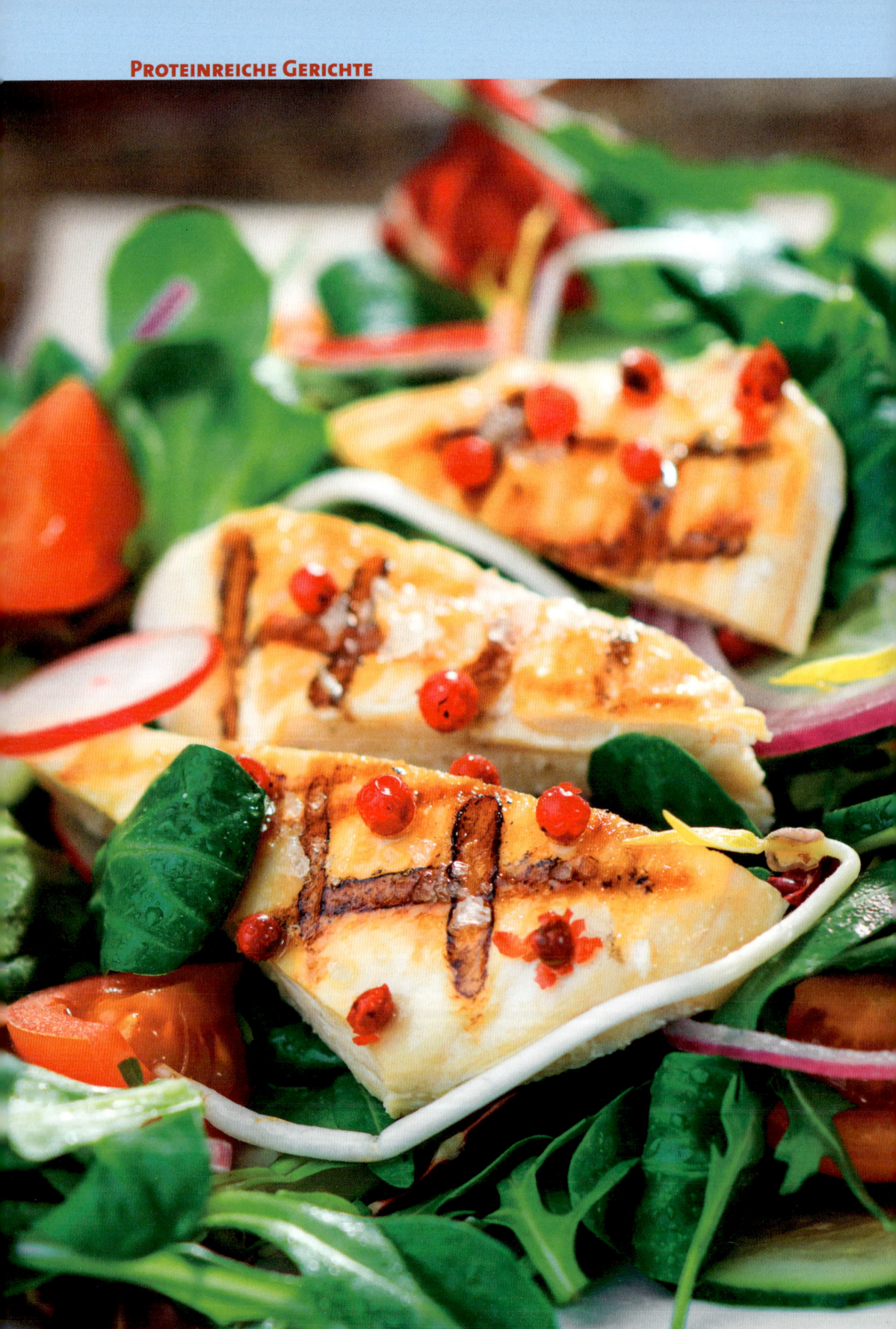

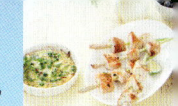

Hähnchenbrust orientalische Art mit Granatapfelkernen und Minze

Zutaten für zwei Personen: je 200 g Hähnchenbrust • je ein Zweig Rosmarin und Thymian • 1 Teelöffel gemahlenen Kreuzkümmel • 1/2 Teelöffel Tomatenmark oder Harissa (scharfe arabische Tomaten-Chilipaste) • 1 Teelöffel Olivenöl • 1 Teelöffel Rapsöl • Salat: 1 kleinen Kopf Salat der Saison • 1 kleines Bund Blattpetersilie 1 Zweig frischer Minze • 1 große Tomate • 1 halbe Salatgurke • 1 kleiner Granatapfel 1 Esslöffel Olivenöl • Saft einer halben Zitrone • Salz und Pfeffer aus der Mühle
Zubereitungszeit ca. 30 Minuten

1 Die Hähnchenbrüste unter kaltem Wasser kurz abwaschen und mit einem Küchenpapier trocken tupfen. Die Gewürze mit den Ölen in eine kleine Schüssel geben, salzen, pfeffern und die Hähnchenbrüste darin marinieren.

2 Den Salat vom Strunk befreien, waschen und danach trocknen. Die Petersilie, Minze und das Gemüse ebenfalls waschen. Den Granatapfel halbieren, die Kerne mit einem Esslöffel herausklopfen und in eine Schüssel geben.

3 Die Tomaten und Gurken in Würfel schneiden, die Kräuter und den Salat zupfen und in die Schüssel zu den Granatapfelkernen geben.

4 Die Pfanne erhitzen, die Hähnchenbrüste aus der Marinade nehmen und bei mittlerer Hitze darin von beiden Seiten durchbraten (ca. 8–10 Min.).

5 Kurz vor Ende der Garzeit der Hähnchenbrüste den Salat leicht salzen und mit dem Olivenöl und dem Saft der Zitrone begießen und vorsichtig mit den Händen von unten nach oben durchmengen.

Anrichten: Den Salat auf zwei Tellern verteilen, die Hähnchenbrüste aus der Pfanne nehmen und entweder schräg der Länge nach halbieren oder in Streifen schneiden und um den Salat herum platzieren.

Nährstoffe pro Portion:
Energie: 1776 kJ / 424 kcal, Protein: 51 g
(49 Prozent), Kohlenhydrate: 16 g, Fett: 17 g
Nährstoff plus: Vitamin A, B6 und C.

Benötigte Gerätschaften
- ein Schneidebrett
- ein mittelgroßes Messer
- zwei mittelgroße Schüsseln
- eine kleine Schüssel
- eine große Bratpfanne

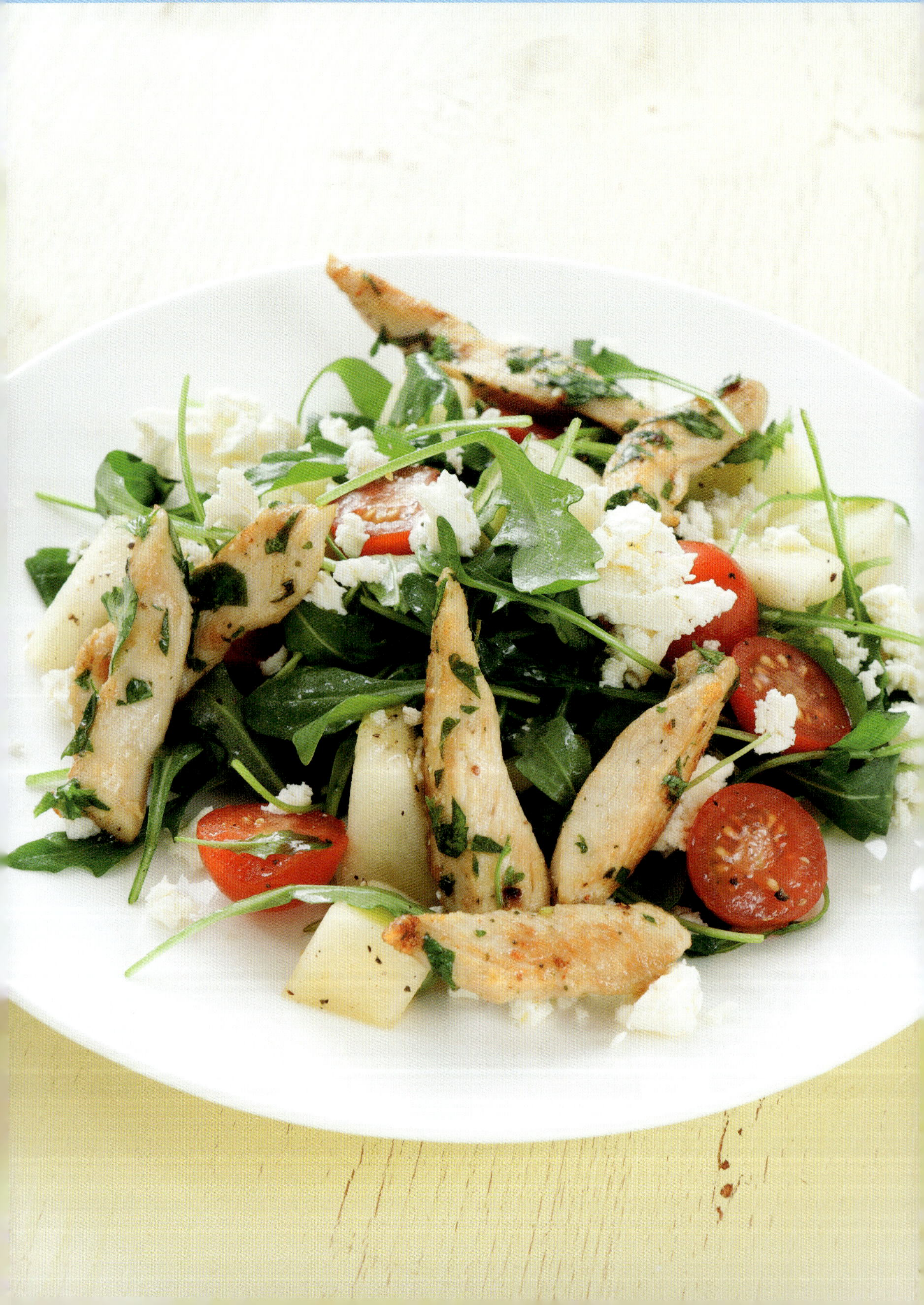

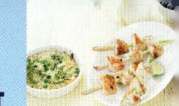

Rucola-Melonensalat mit Schafskäse und in Kräutern gebratener Hähnchenbrust

Zutaten für zwei Personen: ca. 300 g Hähnchenbrust oder Filet • eine Schale Rucolasalat, ca. 200 bis 250 g • ca. 8 Kirschtomaten • 1/4 Wassermelone 1 Esslöffel Rapsöl zum Braten • 1 Knoblauchzehe • 1 Zweig Rosmarin • 60–80 g Schafskäse • 1 Esslöffel weißen Balsamico-Essig • (Wer mag, auch dunklen oder rose Balsamico) • 1 Esslöffel Olivenöl • Zucker, Salz und Pfeffer aus der Mühle
Zubereitungszeit ca. 20 bis 25 Minuten

1 Die Hähnchenbrust unter fließendem kaltem Wasser kurz abspülen, mit einem Küchenpapier trocken tupfen und anschließend in ca. 1 cm dicke Streifen schneiden. Den Rucolasalat waschen und zum Abtropfen beiseite stellen, die Kirschtomaten halbieren. Die Melone schälen und in 1 cm große Würfel schneiden.

2 Die Bratpfanne auf mittlerer Flamme vorwärmen, die Hähnchenstreifen leicht salzen, pfeffern und im Rapsöl ca. 5–6 Minuten unter gelegentlichem Wenden braten. Kurz vor Schluss den Knoblauch mit der flachen Hand andrücken und diesen mit dem Rosmarin zu den Hähnchenstreifen geben. In dieser Zeit die Rucola in der großen Schüssel ein wenig salzen, zuckern und mit dem Balsamico-Essig, Olivenöl, Melonenwürfeln und Kirschtomaten vorsichtig vermengen.

Anrichten: Den marinierten Salat auf zwei tiefen Tellern verteilen, den Schafskäse darüberbröseln und die Hähnchenstreifen um den Salat verteilen. Anschließend das Ganze leicht mit gemahlenem Pfeffer bestreuen.

Tipp: Zur Abwandlung kann man auch eine Honigmelone oder Erdbeeren in den Salat geben.

Nährstoffe pro Portion
Energie: 1886 kJ / 450 kcal
Protein: 45 g (41 Prozent)
Kohlenhydrate: 13 g
Fett: 24 g

Benötigte Gerätschaften
– ein Schneidebrett
– ein mittelgroßes Messer
– eine mittelgroße Bratpfanne
– eine kleine Schüssel
– eine große Schüssel
– ein Durchschlag oder Sieb

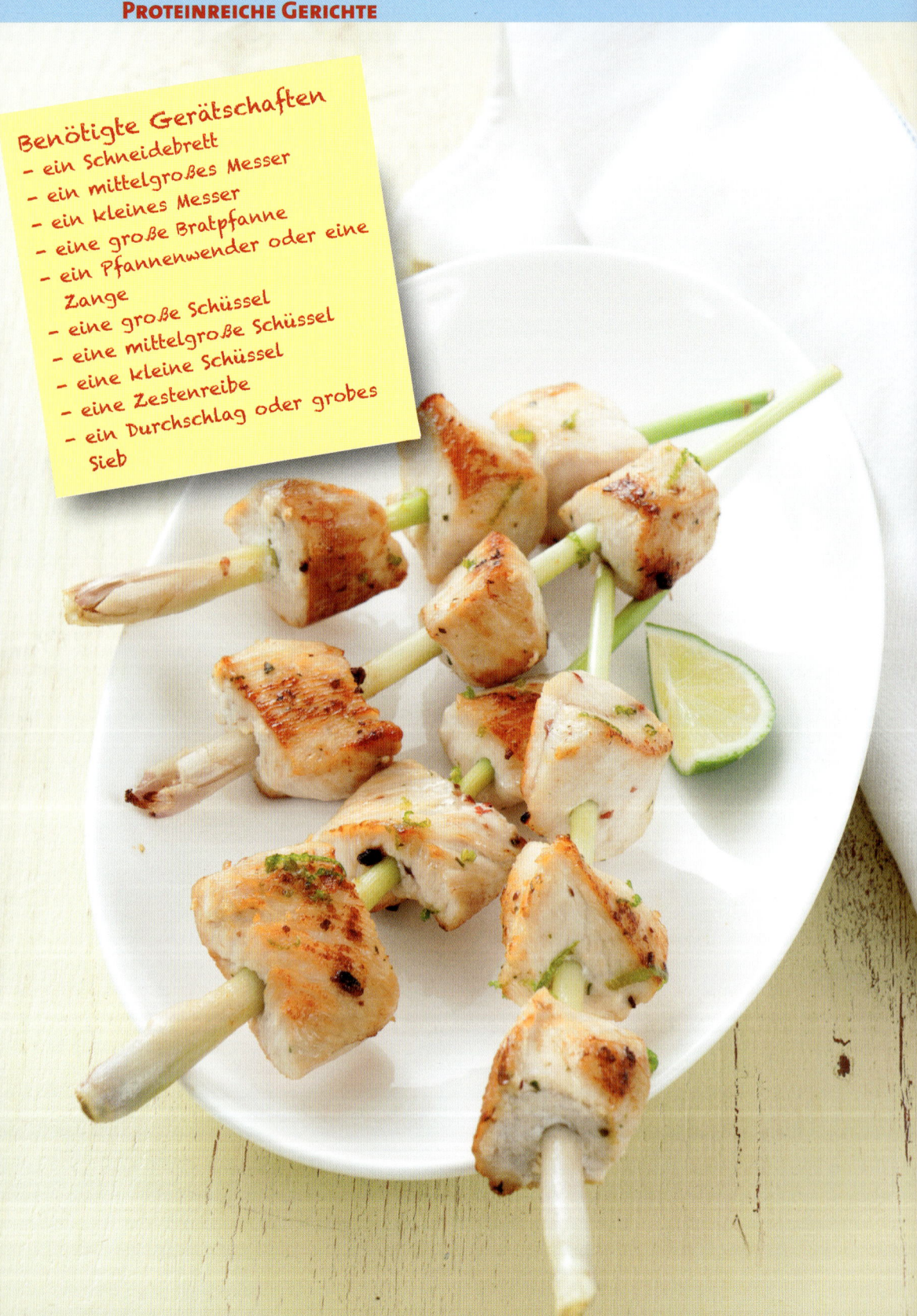

Benötigte Gerätschaften
- ein Schneidebrett
- ein mittelgroßes Messer
- ein kleines Messer
- eine große Bratpfanne
- ein Pfannenwender oder eine
  Zange
- eine große Schüssel
- eine mittelgroße Schüssel
- eine kleine Schüssel
- eine Zestenreibe
- ein Durchschlag oder grobes
  Sieb

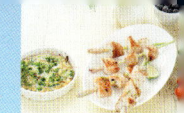

Zitronengras-Hähnchenspieß mit Radicchio-Friséesalat und Ananas

Zutaten für zwei Personen: 300 g Hähnchenbrustfilet • 1 Limette • 1 Teelöffel Paprikapulver (edelsüß) • 1–2 Esslöffel Sesamöl • je nach Größe 2 bis 4 Stangen Zitronengras • 1 kleiner Kopf Friséesalat • 1 kleiner Kopf Radicchio • 1/2 Ananas 1 Esslöffel fettarmen Joghurt • 1 Teelöffel Olivenöl • Salz und Pfeffer aus der Mühle
Zubereitungszeit ca. 20 bis 30 Minuten

1 Die Hähnchenbrüste waschen und trocken tupfen und in ca. 2 bis 3 cm große Würfel schneiden. Die Limette unter heißem Wasser abspülen und die Hähnchenwürfel mit dem Zestenabrieb der Limette, dem Paprikapulver , Sesamöl und ein wenig Salz und Pfeffer in einer mittelgroßen Schüssel marinieren.

2 Die Zitronengrasstangen am dickeren Ende mit dem Messerrücken anklopfen, bis sie aufspringen, anschließend die Hähnchenwürfel aufspießen.

3 Den Frisée- und Radicchiosalat waschen, zupfen und zum Trocknen beiseite stellen, anschließend in eine große Schüssel geben. Die Ananas schälen, in Streifen schneiden und zum Salat geben. Die Limette schälen, die Filets auslösen und ebenfalls zum Salat geben. Den Limettensaft in die kleine Schüssel pressen und mit dem Joghurt, Olivenöl und einer Prise Salz verrühren.

4 Die Zitronengras-Hähnchenspieße bei niedriger Hitze (ohne Öl) ca. 5 bis 6 Minuten braten. In der Zwischenzeit den Salat mit dem Limette-Joghurtdressing marinieren.

Anrichten: Wenn längliche Teller vorhanden sind, den Salat auf diesen der Länge nach mittig verteilen und die Zitronengras- Hähnchenspieße gekreuzt auf diese legen und das Gericht mit ein wenig gemahlenem Pfeffer bestreuen.

Tipp: Zur Abwandlung kann man Kopfsalat nehmen, aber auch Grapefruits, Pfirsich, Ananas, Kiwis oder Mangos in den Salat geben.

Nährstoffe pro Portion
Energie: 1782 kJ / 426 kcal, Protein: 37 g (36 Prozent), Kohlenhydrate: 15 g, Fett: 24 g
Nährstoff plus: Vitamin B6

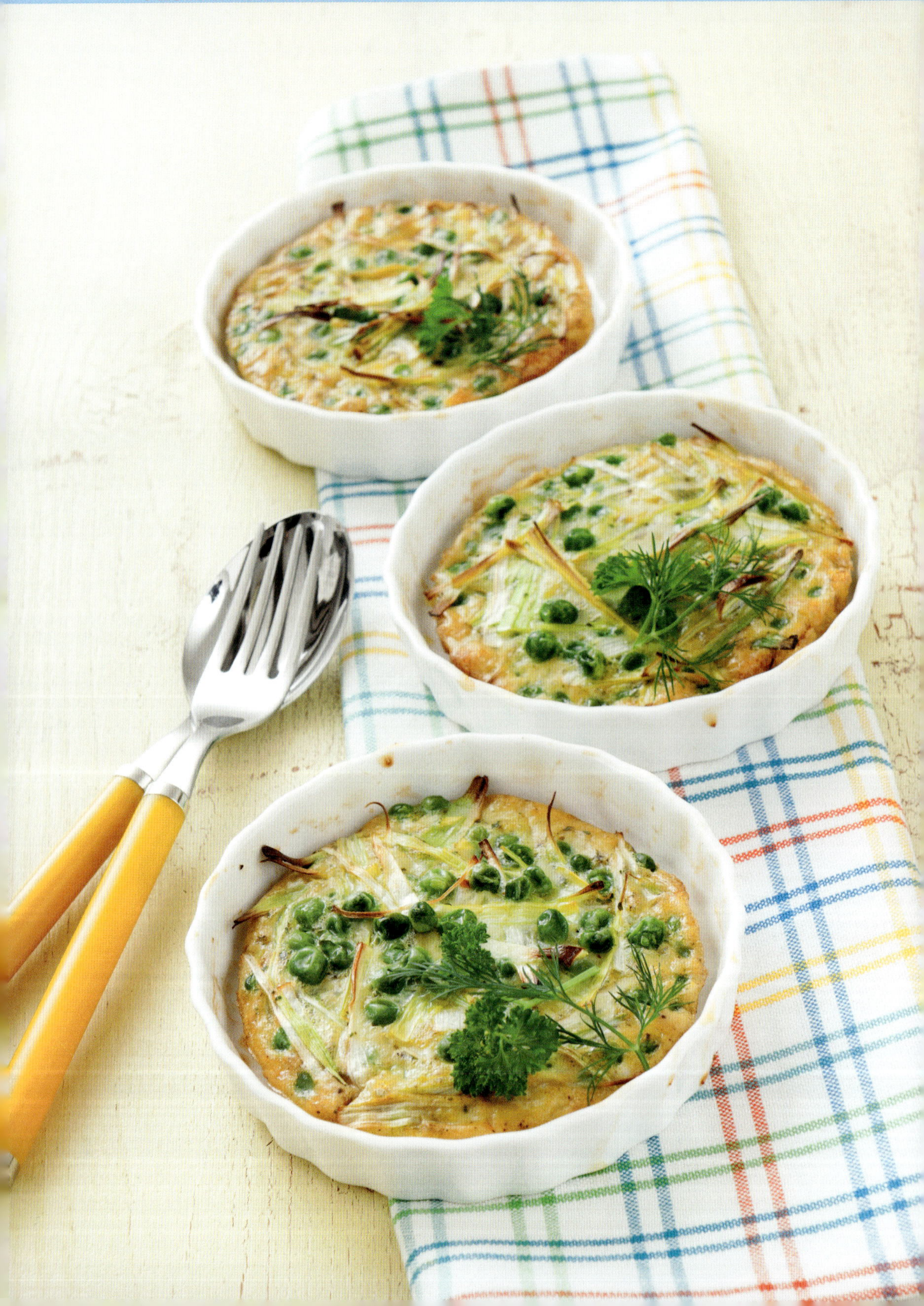

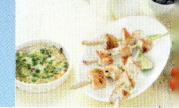

Erbsen-Lauch-Frittata

Zutaten für zwei Personen: 6 Hühnereier • Salz • Pfeffer aus der Mühle • eine Prise Kreuzkümmel • 1/4 Stange Porree • 4 Esslöffel Erbsen (tiefgekühlt), ca. 100 g
Zubereitungszeit ca. 30 Minuten

1 Den Backofen auf 180 °C Umluft bzw. 200 °C Ober- und Unterhitze vorheizen. Die Eier in die Schüssel aufschlagen, mit Salz, Pfeffer und Kreuzkümmel würzen und mit dem Schneebesen verquirlen.

2 Den Porree der Länge nach halbieren, unter fließend kaltem Wasser abspülen, in feine Streifen schneiden und zu den Eiern geben. Die Erbsen ebenfalls dazugeben, die Masse nochmals durchrühren, in die Auflaufform geben und für ca. 15 Minuten in den Backofen geben.

Anrichten: Die Frittata auf zwei tiefen Tellern anrichten.

Tipp: Zur Abwandlung kann man auch Gemüse der Saison nehmen, aber auch Pilze, zum Beispiel Champignons oder Pfifferlinge.

Nährstoffe pro Portion
Energie: 1257 kJ / 300 kcal
Protein: 26 g (36 Prozent)
Kohlenhydrate: 11 g
Fett: 17 g

Nährstoff plus: Eisen, Zink, Kalzium.

Benötigte Gerätschaften
– ein Schneidebrett
– ein mittelgroßes Messer
– eine mittlere Schüssel
– ein Schneebesen
– eine mittelgroße Auflauf-
oder Quicheform

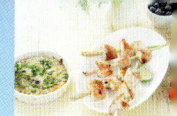

Fisch in der Alufolie
mit gebratenem grünem Spargel

Zutaten für zwei Personen: 1 kleine Zwiebel • 1 Knoblauchzehe • 1 kleines
Bund frischen Estragon • 2 Esslöffel Olivenöl • 1 Lorbeerblatt • 1 Dose Tomaten
gewürfelt (400 g) • 400 g Fischfilet nach Wahl • 1 Zitrone oder Limette • 2 Esslöffel
vorzugsweise trockenen Weißwein • 1 Esslöffel Butter (ca. 15 g) • 1 Bund grünen
Spargel • Salz, Zucker und Pfeffer aus der Mühle
Zubereitungszeit ca. 30 bis 40 Minuten

1 Den Backofen auf 180–200 °C vorheizen. Die Zwiebel, den Knoblauch schälen,
in kleine Würfel schneiden und den Estragon klein hacken. 1 Esslöffel Olivenöl im Topf erwärmen und den Knoblauch und die Zwiebel darin 1 bis 2 Minuten
anschwitzen. Diese nun leicht zuckern, das Lorbeerblatt und ein wenig Estragon
dazugeben, 1 weitere Minute anschwitzen und mit den Dosentomaten aufgießen.
Leicht salzen, pfeffern, mit dem Deckel verschließen und ca. eine halbe Stunde lang
auf kleiner Flamme köcheln lassen..

2 Etwa 1 cm der Stielansätze vom Spargel abschneiden. Das Fischfilet kurz abspülen, mit einem Küchenpapier trocknen und halbieren. Die zwei Alufolien
ausbreiten, je einen Esslöffel Olivenöl mittig auf die Alufolie geben, leicht salzen
und je ein Fischfilet darauf platzieren. Ebenfalls von der Oberseite leicht salzen,
eine Scheibe Zitrone darauflegen und je einen Esslöffel Weißwein darübergießen. In
Folie einschlagen und für ca. 10–12 Minuten in den Backofen geben.

3 Die Butter in die Bratpfanne geben und den Spargel ca. 6 Minuten lang auf kleiner Flamme anbraten, zum Schluss leicht salzen und zuckern.
Die Fischpakete aus dem Ofen nehmen. Das Lorbeerblatt aus der Soße nehmen,
anschließend diese pürieren und das restliche Olivenöl sowie den Estragon in die
Soße geben und mit einem Esslöffel durchrühren.

Anrichten: Spargel und Fischfilets schräg auf den Teller legen, mit ein wenig Toma-
ten-Estragonsoße nappieren sowie etwas Soße um den Spargel verteilen.

Nährstoffe pro Portion
Energie: 1817 kJ / 434 kcal, Protein: 51 g (48 Prozent), Kohlenhydrate: 11 g, Fett: 19 g

Benötigte Gerätschaften
- ein Schneidebrett
- ein mittelgroßes Messer
- ein Sägemesser
- ein mittelgroßer Topf mit
  Deckel
- zwei mittelgroße Bratpfannen
- eine mittelgroße Schüssel
- eine Moulinette oder ein
  Pürierstab

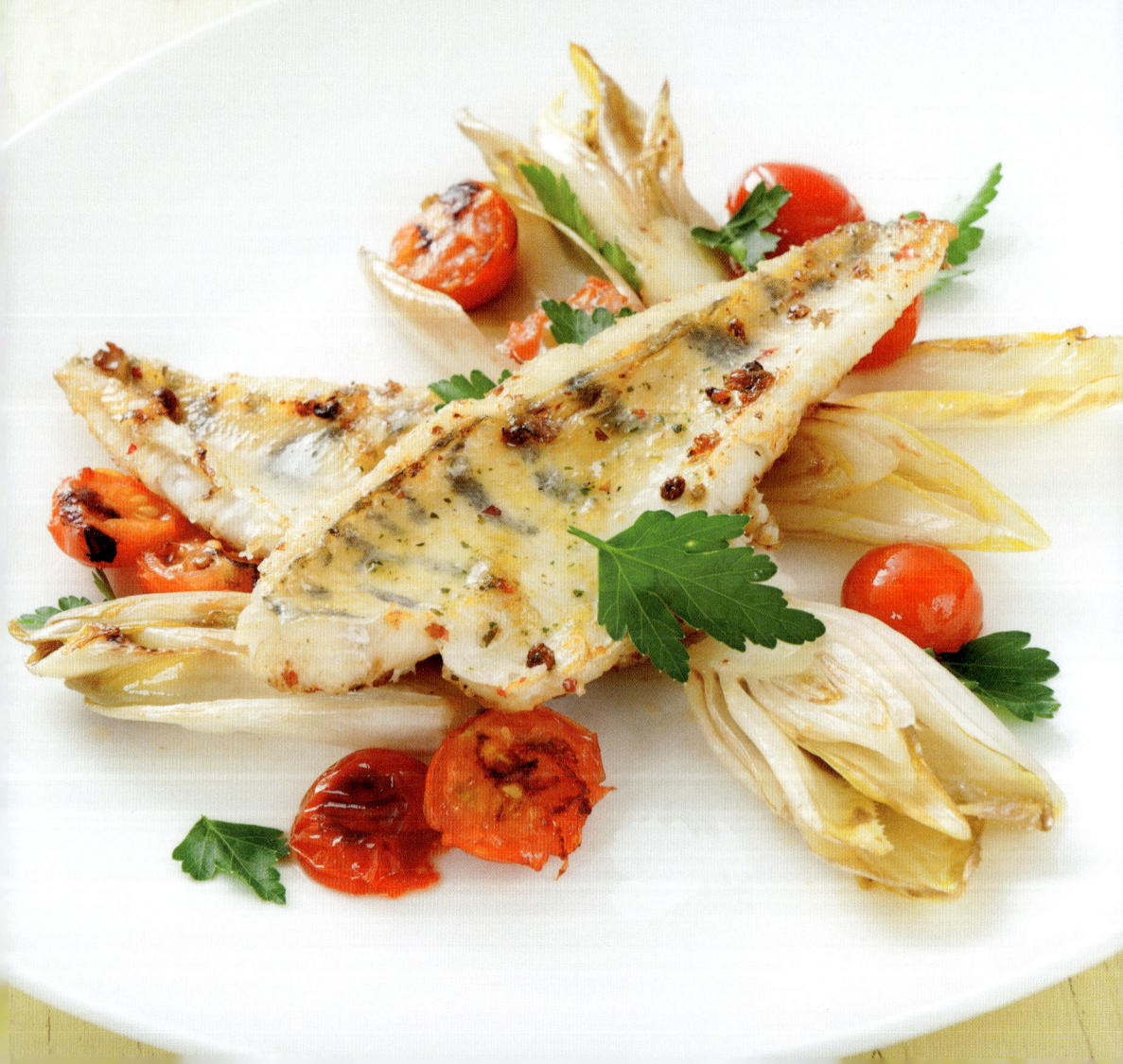

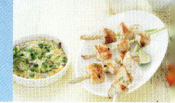

Zanderfilet an Selleriepüree und gebratenem Chicorée

Zutaten für zwei Personen: 1 kleiner Selleriekopf, ca. 400 g • 1 kleine Zwiebel
1 Teelöffel Butter • 1 Lorbeerblatt • Salz • Prise Muskat • ca. 200–250 ml fettarme
Milch • Salz • Pfeffer aus der Mühle • 2 Zanderfilets je ca. 200 g • 1 Esslöffel Rapsöl
1 Chicoree • 6 Kirschtomaten • 2 Zweige Blattpetersilie
Zubereitungszeit ca. 30–40 Minuten

1 Den Sellerie und die Zwiebel schälen und in kleine Würfel schneiden. Die Butter im Topf schmelzen, die Zwiebelwürfel und das Lorbeerblatt dazugeben und ca. 1 Minute dünsten. Danach die Selleriewürfel dazugeben, leicht salzen, durchrühren und auf kleiner Flamme zugedeckt ca. 10 Minuten garen. Milch dazugeben, dann ohne Deckel noch 5 Minuten weiter kochen lassen. Das Lorbeerblatt herausnehmen, mit Muskat würzen und pürieren. In den Topf zurückgeben und warm halten.

2 Die Zanderfilets abwaschen und trocken tupfen, auf der Hautseite der Länge nach einritzen. Den Chicorée ebenfalls waschen, zupfen und zur Seite stellen.

3 Die Zanderfilets leicht salzen und auf der Hautseite ca. 5–7 Minuten bei mittlerer Hitze braten, danach einmal wenden und für ca. 1 Minute weiterbraten. Den Chicorée in einer anderen Pfanne für ca. 1 Minute kurz anbraten, bis dieser leicht einfällt, dann leicht zuckern, salzen, pfeffern und aus der Pfanne nehmen. In die gleiche Pfanne die Kirschtomaten geben, bis diese leicht aufplatzen.

Anrichten: Zwei Esslöffel Selleriepüree auf die Teller geben und mit dem Esslöffel in eine Richtung glattziehen. Den Radicchio auf dem Püreestreifen anrichten und das Zanderfilet darüber platzieren. Die geschmolzenen Kirschtomaten auf dem Zanderfilet platzieren und mit der Blattpetersilie garnieren.

Tipp: Zur Abwandlung kann man statt Sellerie Fenchel nehmen.

Nährstoffe pro Portion
Energie: 1666 kJ / 398 kcal, Protein: 52 g (53 Prozent), Kohlenhydrate: 10 g, Fett: 17 g
Nährstoff plus: Kalzium, Magnesium, Eisen und Zink.

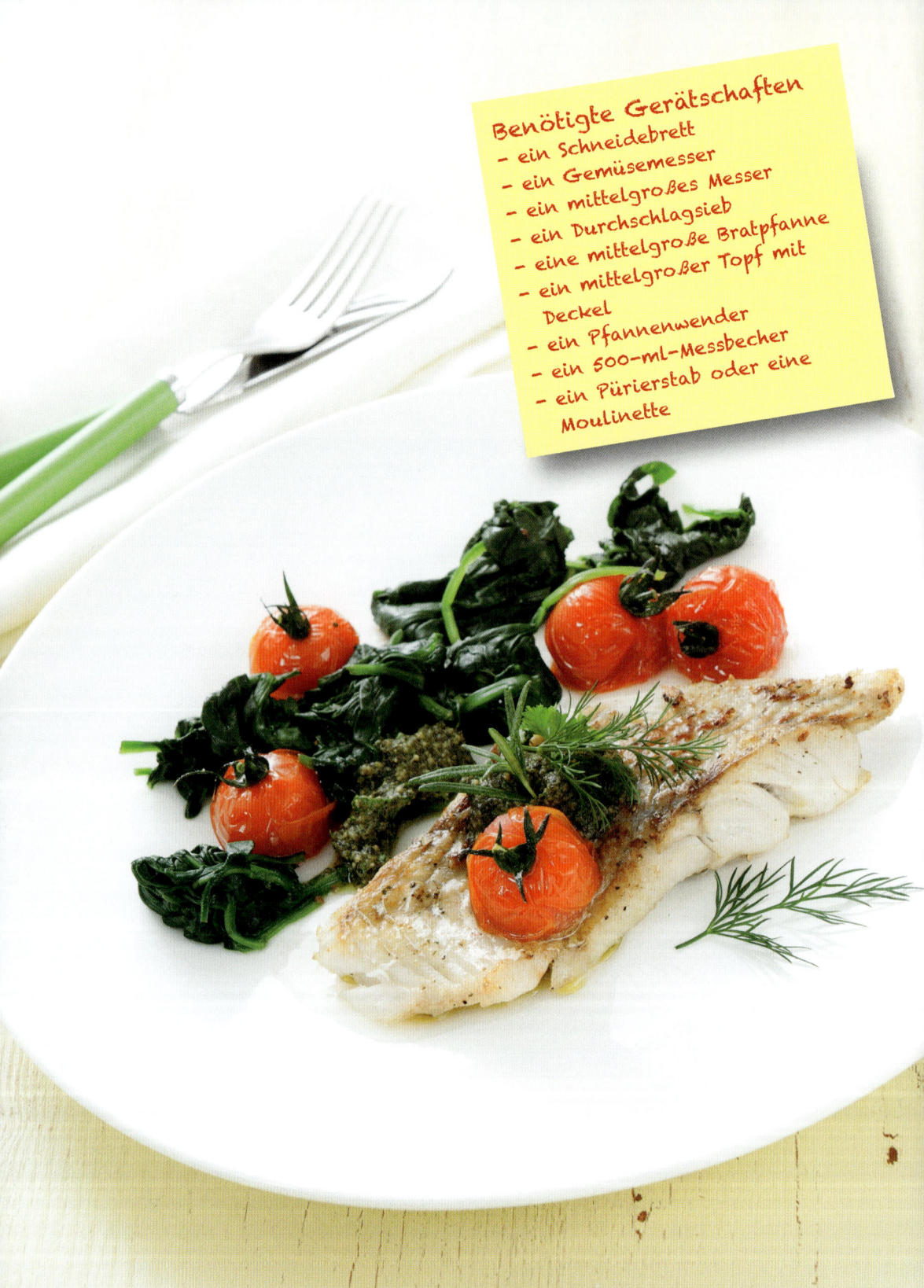

Benötigte Gerätschaften
- ein Schneidebrett
- ein Gemüsemesser
- ein mittelgroßes Messer
- ein Durchschlagsieb
- eine mittelgroße Bratpfanne
- ein mittelgroßer Topf mit Deckel
- ein Pfannenwender
- ein 500-ml-Messbecher
- ein Pürierstab oder eine Moulinette

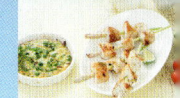

Fischfilet mit Salsa Verde

Zutaten für zwei Personen: 2 Lachs- oder Seelachsfilets, je 200 g • 800 g frischen oder 200 g tiefgefrorenen Spinat • 1/2 Knoblauchzehe • 1 kleine Zwiebel • 1 Teelöffel Butter 1 Esslöffel Olivenöl • 1 Zweig Rosmarin • 1 Zweig Thymian • 10 Kirschtomaten Salsa Verde: 1 kleines Bund Petersilie • 1 kleines Bund Basilikum • 1 kleines Bund Dill 1 kleines Bund Koriander • 1/2 Knoblauchzehe • 4 Esslöffel Olivenöl • ca. 50 ml Rapsöl oder 4 Esslöffel • 1 Limette • Muskat • Salz, Zucker und Pfeffer aus der Mühle
Zubereitungszeit ca. 30 bis 40 Minuten

1 Für die Salsa Verde den Knoblauch schälen und halbieren, die gewaschenen Kräuter grob klein schneiden und mit den restlichen Zutaten und der halben Knoblauchzehe im Messbecher pürieren. Mit Zucker, Salz, Pfeffer und dem Saft einer halben Limette abschmecken und im Kühlschrank kalt stellen.

2 Die Fischfilets abspülen, trocken tupfen und mit dem Saft der anderen halben Limette beträufeln und liegen lassen. Die Zwiebel schälen und mit der anderen halben Knoblauchzehe in kleine Würfel schneiden.

3 Die Butter im Topf mit dem Knoblauch schmelzen, die Zwiebeln kurz angehen lassen und den Spinat dazugeben. Mit Salz, Pfeffer und Muskat würzen, durchrühren und zugedeckt ca. eine Minute garen. Den Topf zur Seite stellen und nun auf der gleichen Platte die Pfanne erhitzen.

4 Die Fischfilets salzen und im Olivenöl beidseitig ca. 3 bis 4 Minuten auf mittlerer Hitze braten. Nach dem ersten Wenden der Fischfilets die Kirschtomaten mit dem Rosmarin und Thymian in die Pfanne geben, bis diese leicht aufplatzen.

Anrichten: Den Spinat abgetropft mittig auf den Teller legen und die Fischfilets daraufgeben. Einen Esslöffel der Salsa Verde um den Spinat verteilen und die geschmolzenen Kirschtomaten über die Fischfilets geben.
Tipp: Zur Abwandlung kann man der Salsa Verde noch ein wenig Minze beigeben.

Nährstoffe pro Portion
Energie: 1982 kJ / 473 kcal, Protein: 48 g (42 Prozent), Kohlenhydrate: 7 g , Fett: 28 g
Nährstoff plus: Eisen, Zink und Vitamin C.

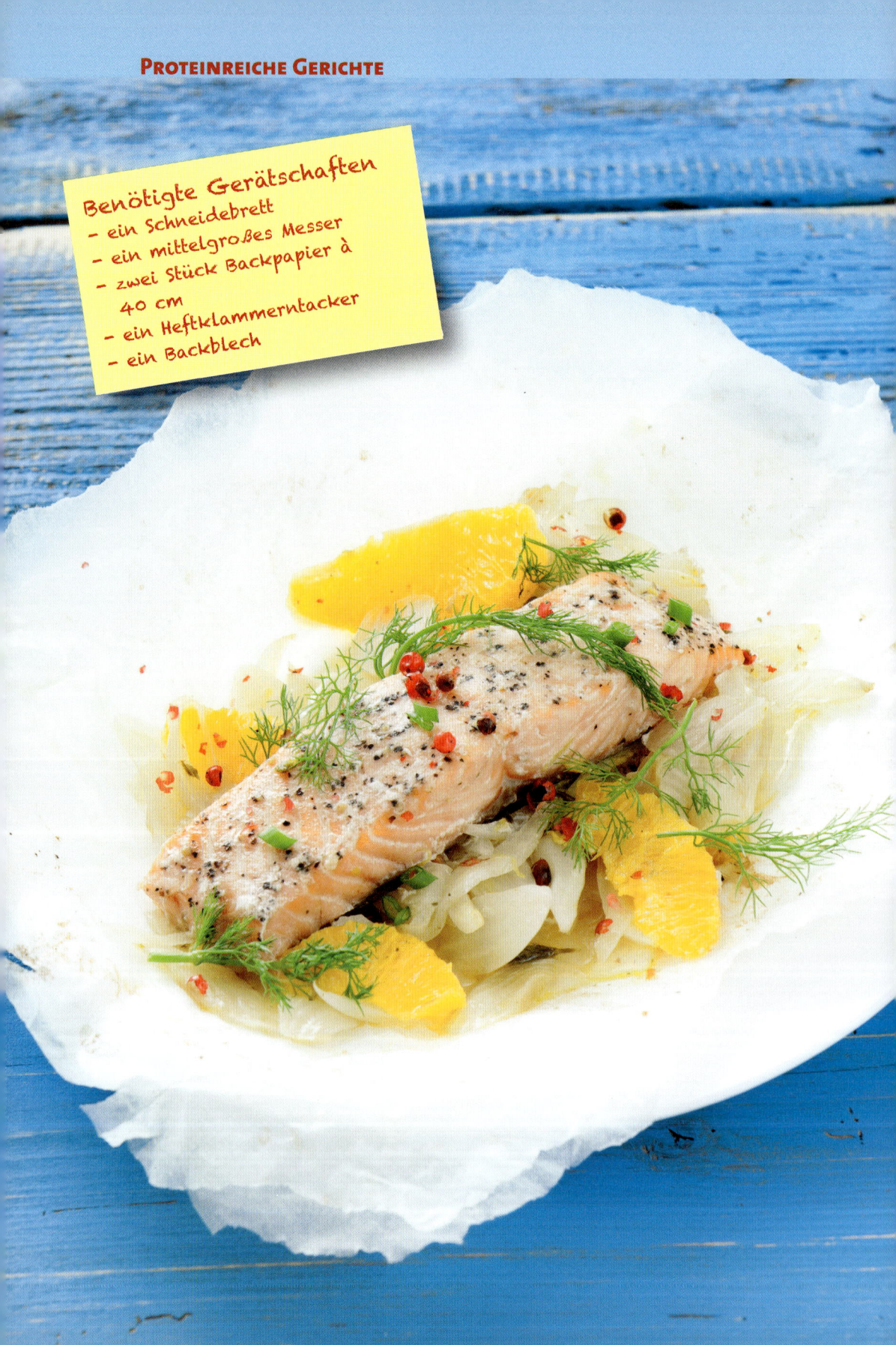

Benötigte Gerätschaften
- ein Schneidebrett
- ein mittelgroßes Messer
- zwei Stück Backpapier à
  40 cm
- ein Heftklammerntacker
- ein Backblech

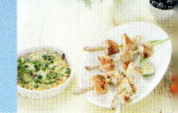

Fischfilet auf Orangen-Fenchelgemüse

Zutaten für zwei Personen: 400 g Fischfilet nach Wahl (es gehen auch Garnelen, Muscheln und andere Meeresfrüchte) • 1 kleiner Fenchel • 1 Orange • 1 Knoblauchzehe 1 Prise Chiliflocken • 2 Esslöffel trockenen Weißwein • 2 Teelöffel Olivenöl • 2 Zweige Thymian • Meersalz oder gewöhnliches Jodsalz
Zubereitungszeit ca. 30 bis 40 Minuten

1 Den Backofen auf 220 °C (Umluft 200 °C) vorheizen. Die Fischfilets vorsichtig in kaltem Wasser abwaschen und mit einem Küchenpapier trocken tupfen. Das Backpapier in der Mitte einmal falten und auf einer Arbeitsfläche aufgeklappt ausbreiten.

2 Den Fenchel der Länge nach halbieren, vom Strunk befreien und ebenfalls kurz waschen. Anschließend der Länge nach dünn schneiden.

3 Die Orange und den Knoblauch schälen und in Scheiben schneiden. Diese Zutaten nun auf den unteren Hälften der Backpapiere mittig platzieren und leicht salzen sowie mit den Chiliflocken bestreuen. Die Fischfilets darauflegen, mit dem Weißwein und Olivenöl beträufeln, die Thymianzweige darauflegen und ebenfalls leicht salzen.

4 Nun die obere Hälfte der Backpapiere darüberklappen und die offenen Seiten jeweils zwei Mal nach innen umknicken. Alle Seiten mit dem Heftklammern-Tacker zutackern, diese Pakete nun auf das Backblech legen und im vorgeheizten Ofen ca. 10–12 Minuten garen.

Anrichten: Die Pakete auf zwei Teller legen und mit einer Schere vorsichtig oben öffnen.

Tipp: Zur Abwandlung kann man diverse andere Gemüsesorten, aber auch andere Zitrusfrüchte, Kräuter und Öle (z. B. Trüffelöl) verwenden.

Nährstoffe pro Portion
Energie: 1440 kJ / 344 kcal, Protein: 45 g (54 Prozent), Kohlenhydrate: 14 g, Fett: 10 g
Nährstoff plus: Eisen, Zink, Vitamin B2, B6 und C sowie Folsäure.

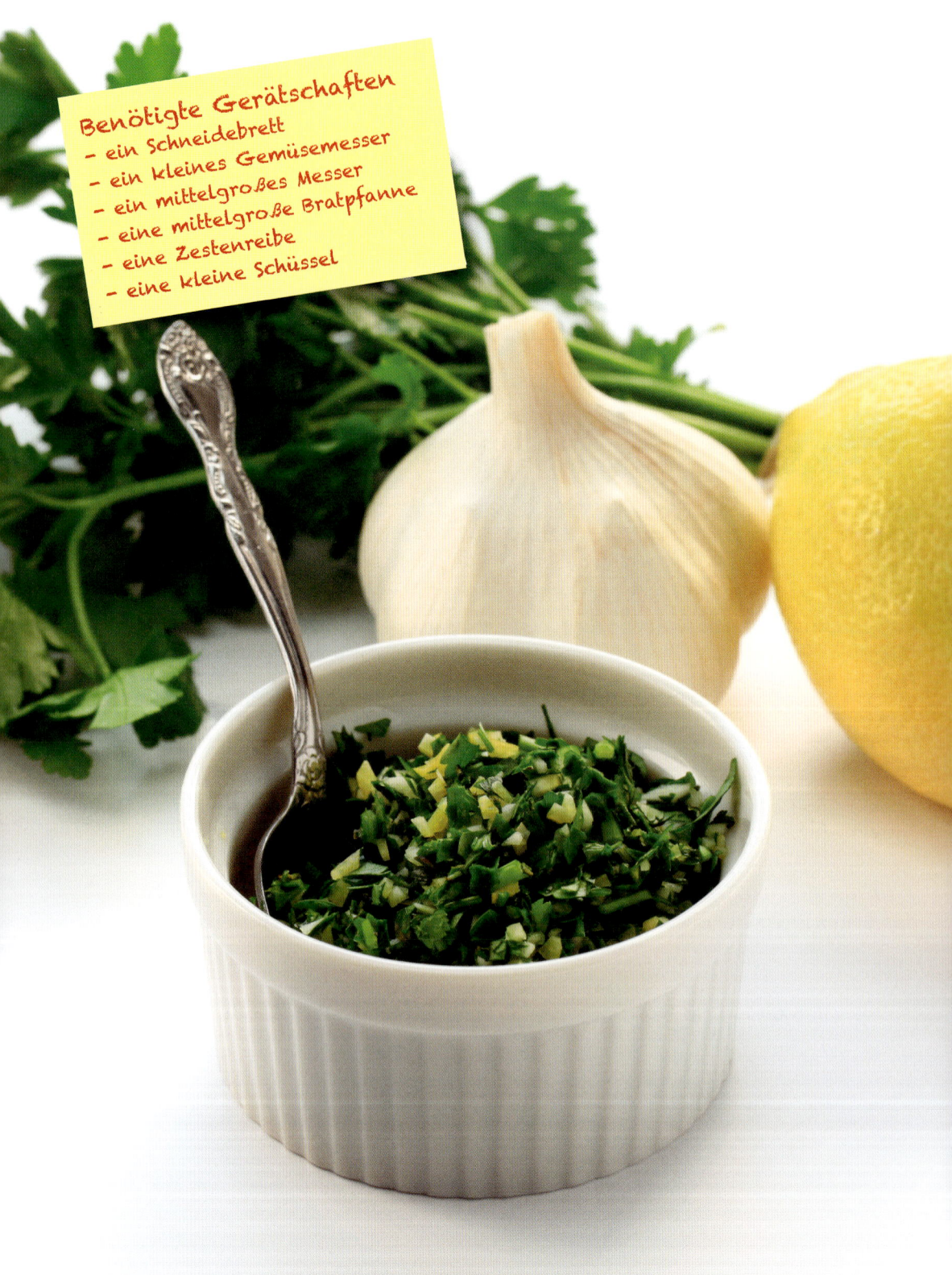

Benötigte Gerätschaften
- ein Schneidebrett
- ein kleines Gemüsemesser
- ein mittelgroßes Messer
- eine mittelgroße Bratpfanne
- eine Zestenreibe
- eine kleine Schüssel

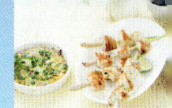

Hähnchen mit Gremolata

Zutaten für zwei Personen: 2 Hähnchenbrustfilet à 200–250 g • 1 kleines Bund Blattpetersilie • 1/2 Zitrone • 1 Knoblauchzehe • 1 Teelöffel Kümmel • 2 Zweige Thymian • Salz • 1 Esslöffel Olivenöl • Pfeffer aus der Mühle
Zubereitungszeit ca. 20 Minuten

1 Die Hähnchenbrüste unter kaltem Wasser abspülen und mit einem Küchenpapier trocken tupfen. Ebenfalls die Blattpetersilie in reichlich kaltem Wasser waschen und trocknen, anschließend die Zitrone kurz unter heißem Wasser abspülen.

2 Die Blattpetersilie ein wenig einrollen und in dünne Streifen (Chiffonade) schneiden und in die Schüssel geben. Die halbe Zitrone auf der Zestenreibe zu der Blattpetersilie reiben, den Knoblauch schälen und ebenfalls dazureiben.

3 Nun den Kümmel in der Pfanne auf mittlerer Hitze leicht rösten (ca. 1–2 Min.), bis er ein schönes Aroma entfaltet, diesen ebenfalls zu der Blattpetersilie geben und alles mit einem Esslöffel durchrühren. Die Pfanne bei niedriger Hitzezufuhr auf dem Kochfeld stehen lassen.

4 Die Hähnchenbrüste salzen, das Olivenöl in die Pfanne geben und die Hähnchenbrüste darin von beiden Seiten braten (ca. 4–5 Minuten auf jeder Seite). Nach der Hälfte der Garzeit die Thymianzweige zur Aromaentfaltung dazugeben und die Hähnchenbrüste erst nach dem Braten mit dem Pfeffer würzen.

Anrichten: Die Hähnchenbrüste der Länge nach schräg durchschneiden oder in Streifen schneiden. Auf zwei Tellern anrichten und mit der Gremolata bestreuen.

Tipp: Zur Abwandlung kann man die Gremolata mit Orangenabrieb herstellen oder die Hähnchenbrüste mit einer Knoblauchzehe und einem Rosmarinzweig braten.

Nährstoffe pro Portion
Energie: 1218 kJ / 291 kcal, Protein: 48 g (68 Prozent), Kohlenhydrate: 2 g , Fett: 10 g

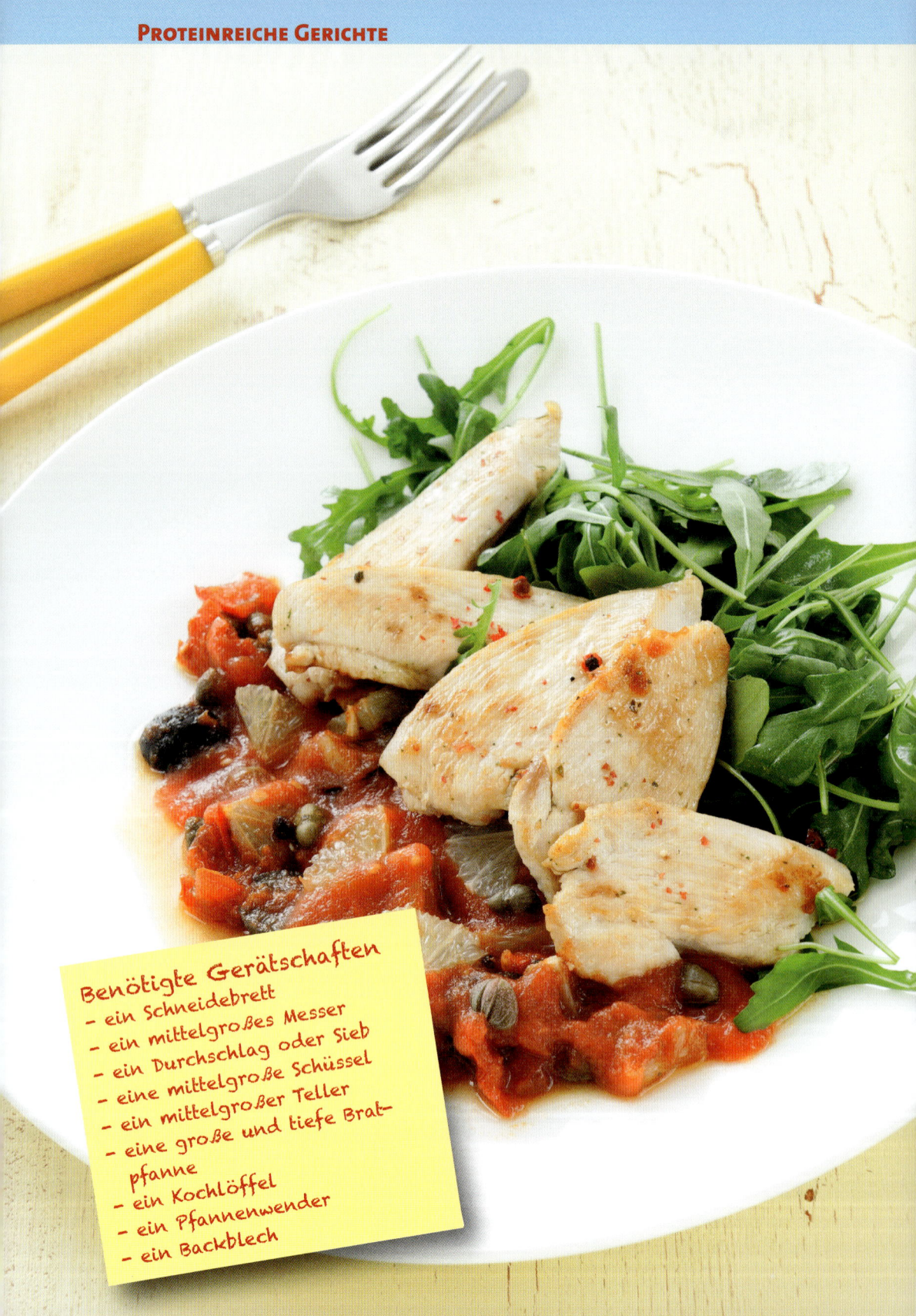

Benötigte Gerätschaften
- ein Schneidebrett
- ein mittelgroßes Messer
- ein Durchschlag oder Sieb
- eine mittelgroße Schüssel
- ein mittelgroßer Teller
- eine große und tiefe Bratpfanne
- ein Kochlöffel
- ein Pfannenwender
- ein Backblech

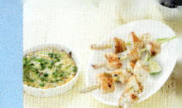

Hähnchenschnitzel italienischer Art, mit Oliven, Kapern und Limetten

Zutaten für zwei Personen: 1 kleine Zwiebel • 1 Knoblauchzehe • 1 Teelöffel Olivenöl 1 kleines Lorbeerblatt • 400 g Dosentomaten gewürfelt • 1 Zweig Rosmarin 1 Esslöffel Kapern • 1 Handvoll schwarze Oliven • 300 g Hähnchenbrustfilet 2 Esslöffel Rapsöl • 2 Esslöffel Mehl • 1 Limette • Kirschtomaten • 100 g Rucola Zucker, Salz und Pfeffer aus der Mühle
Zubereitungszeit ca. 30 bis 40 Minuten

1 Backofen auf 100 °C vorheizen. Zwiebel und Knoblauch schälen und fein würfeln. Den Knoblauch im Olivenöl goldbraun rösten, die Zwiebel und das Lorbeerblatt hinzugeben und eine weitere Minute mitschwitzen. Eine Prise Zucker dazugeben, die Dosentomaten aufgießen und leicht mit Salz und Pfeffer würzen. Den Rosmarin klein hacken und dazugeben. Die Soße auf kleiner Flamme 5 Minuten köcheln, danach Kapern und Oliven dazugeben und weitere 15 Minuten köcheln.

2 Die Hähnchenbrüste abspülen und mit Küchenpapier trocknen. Anschließend diese schräg in Scheiben schneiden. Die Bratpfanne mit dem Rapsöl vorheizen und parallel das Mehl auf einen Teller geben. Die Hähnchenschnitzel ein wenig salzen, im Mehl wenden und gut abklopfen. Die Schnitzel von beiden Seiten bei mittlerer Hitze ca. ½ Minute anbraten, bis sie eine leicht goldbraune Farbe haben, anschließend auf dem Backblech im Backofen warm stellen.

3 Die Limette schälen, der Länge nach vierteln und in kleine dreieckige Scheiben schneiden. Die Rucola waschen, abtrocknen und grob hacken. Die Soße sollte nun leicht dickflüssig sein und kann nochmal abgeschmeckt werden..

Anrichten: Die Hähnchenschnitzel pfeffern und auf einem Teller mittig anrichten sowie mit der Tomatensoße übergießen. Ein wenig Rucola darüberstreuen. Mit einigen Limettenstücken und Kirschtomaten garnieren
Tipp: Das Gericht kann man in einer Auflaufform mit Mozarella überbacken.

Nährstoffe pro Portion
Energie: 1551 kJ / 370 kcal, Protein: 39 g (43 Prozent), Kohlenhydrate: 14 g, Fett: 18 g
Nährstoff plus: Eisen, Zink, Kalzium, Vitamin A, B6, C und E.

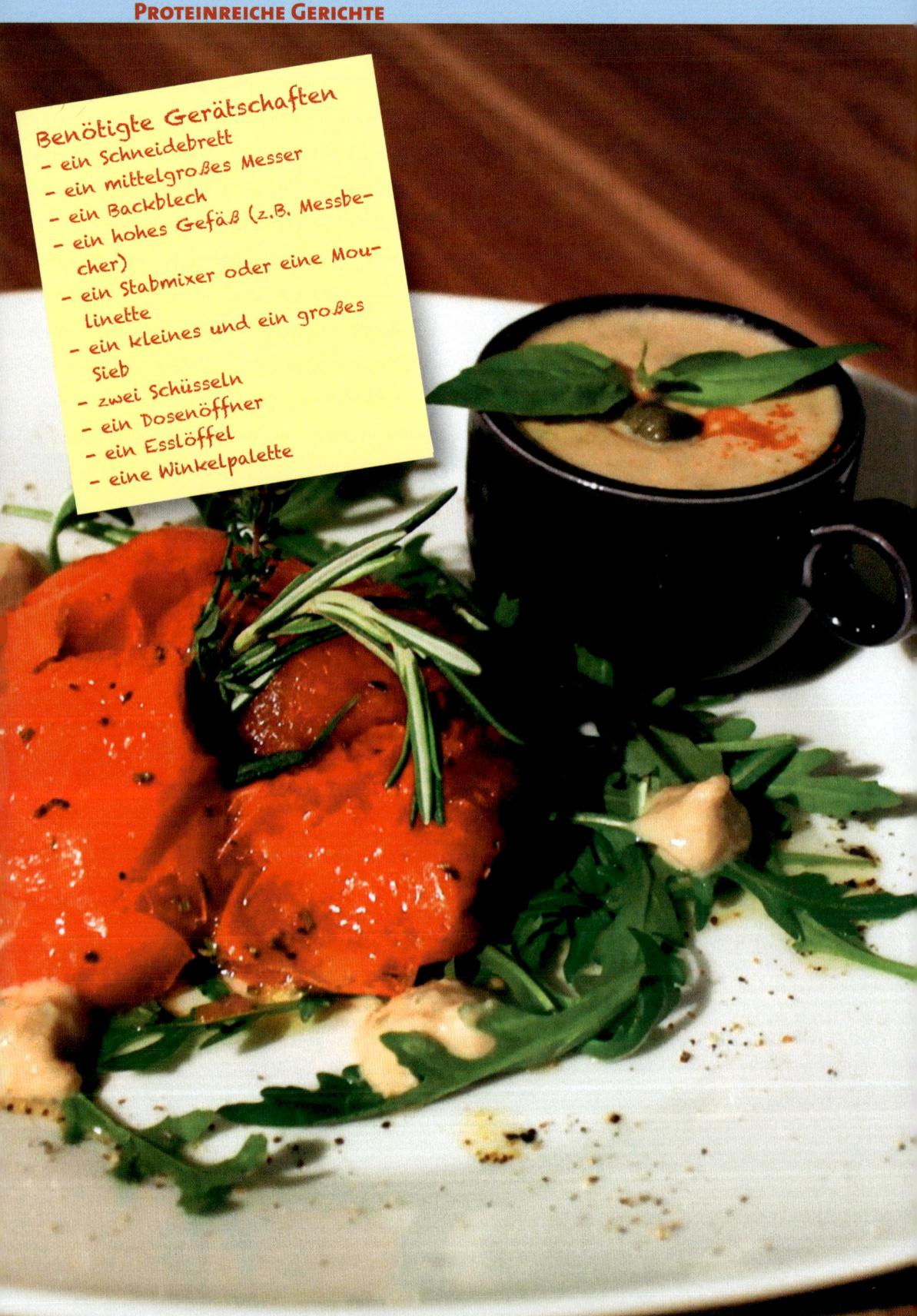

Benötigte Gerätschaften
- ein Schneidebrett
- ein mittelgroßes Messer
- ein Backblech
- ein hohes Gefäß (z.B. Messbecher)
- ein Stabmixer oder eine Moulinette
- ein kleines und ein großes Sieb
- zwei Schüsseln
- ein Dosenöffner
- ein Esslöffel
- eine Winkelpalette

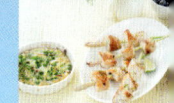

Ofentomaten mit Thunfisch-Kaperncreme und frischer Rucola

Zutaten für zwei Personen: ca. 400 g Romatomaten (Eiertomaten) • 1 Knoblauchzehe je ein Zweig Thymian, Rosmarin • Basilikum • Abrieb 1/2 Zitrone und 1/2 Limette 1 Esslöffel Olivenöl • 150 g Thunfisch aus der Dose (abgetropft) • 1 Teelöffel Kapern und Kapernsaft • 1 Eigelb • 2 gehäufte Esslöffel fettarmer Joghurt • 1 Messerspitze Paprikapulver • 1 kleines Bund Rucola • grobes Meersalz (oder Jodsalz) • grober schwarzer Pfeffer aus der Mühle
Zubereitungszeit ca. 30–40 min

1 Backofen auf 180 °C (Umluft 170 °C) vorheizen. Tomaten der Länge nach halbieren, den Stielansatz herausschneiden und in eine Schüssel geben. Den Knoblauch schälen und in grobe Scheiben schneiden. Thymian und Rosmarin fein hacken. Basilikum grob zerreißen. Alle Zutaten mit dem Zitronenabrieb und dem Olivenöl zu den Tomaten geben. Mit Salz und Pfeffer würzen und vorsichtig durchmischen.

2 Die Tomaten auf dem Backblech mit der Schnittfläche nach unten verteilen und ca. 20 Minuten im Backofen bei 165 °C garen. Abgetropften Thunfisch zusammen mit den Kapern, dem Kapernsaft, Eigelb, Joghurt, Limettenabrieb und Paprikapulver in ein hohes Gefäß geben. Alles mixen, bis eine sämige Masse entsteht und beiseite stellen. Rucola waschen und zupfen.

Anrichten: Tomaten auf zwei Teller geben, vorsichtig mit der Thunfisch-Kaperncreme marinieren und mit Rucola garnieren.

Tipp: Zur Abwandlung kann man auch andere Salate wie Römersalat nehmen. Wer mag, kann dieses Gericht auch mit ein wenig gehobeltem Parmesan dekorieren.

Nährstoffe pro Portion
Energie: 1488 kJ / 355 kcal, Protein: 31 g (36 Prozent), Kohlenhydrate: 10 g, Fett: 28 g
Nährstoff plus: Eisen, Kalzium sowie Vitamin A und C

233

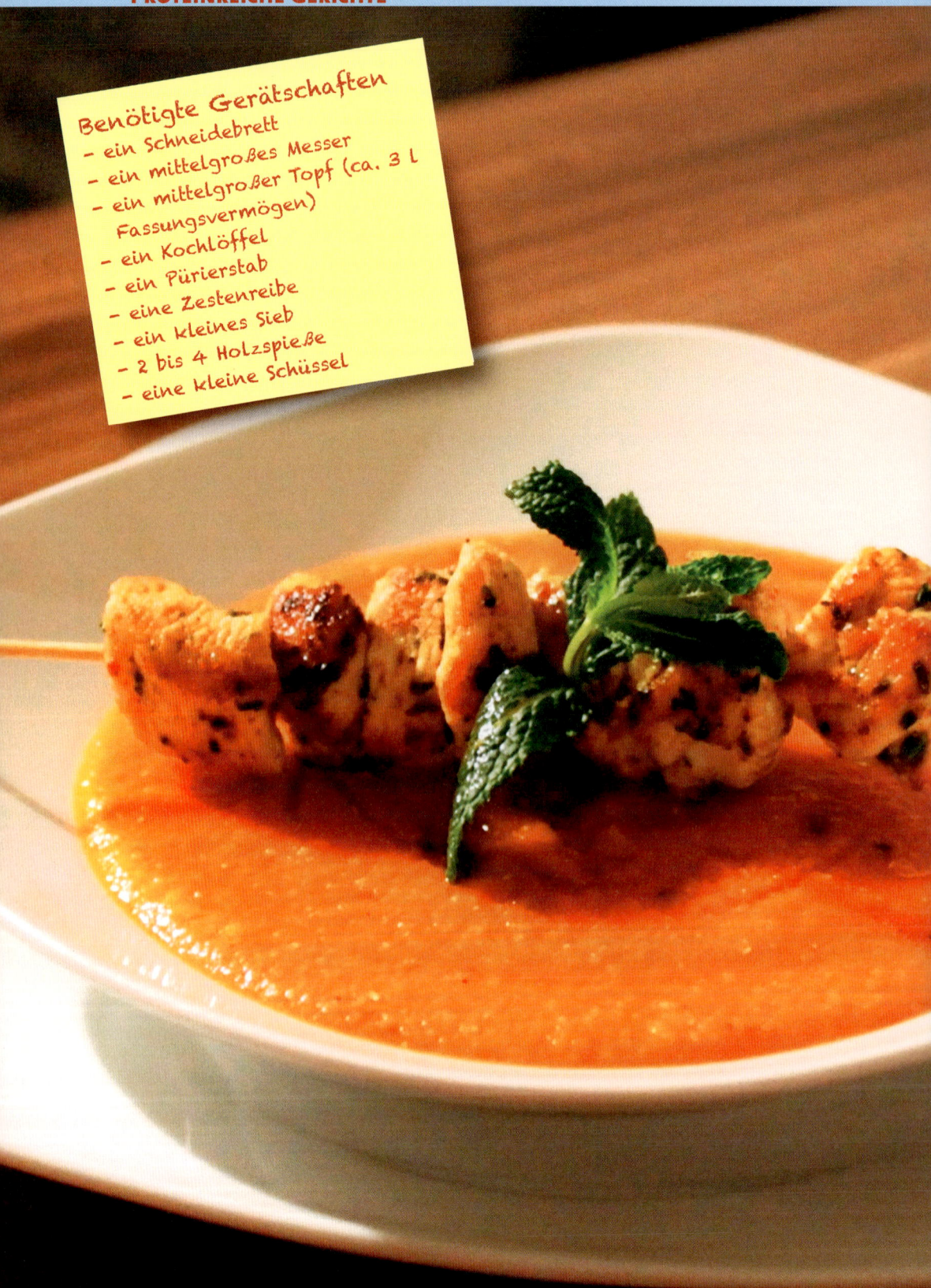

Benötigte Gerätschaften
- ein Schneidebrett
- ein mittelgroßes Messer
- ein mittelgroßer Topf (ca. 3 l
  Fassungsvermögen)
- ein Kochlöffel
- ein Pürierstab
- eine Zestenreibe
- ein kleines Sieb
- 2 bis 4 Holzspieße
- eine kleine Schüssel

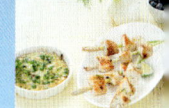

Orientalische Linsensuppe mit Hähnchenspieß und frischer Minze

Zutaten für zwei Personen: 1 Karotte • 1 kleine Zwiebel • 1 Knoblauchzehe
1 Esslöffel Olivenöl • 6 Esslöffel rote Linsen • 1 Teelöffel Kreuzkümmel gemahlen
1 Teelöffel getrocknete Minze • 400 g Dosentomaten • 600 ml Wasser • 200 g
Hähnchenbrust • 1 Esslöffel Rapsöl • 1/2 Teelöffel Paprikapulver (edelsüß)
1/2 Teelöffel Currypulver • 1 Zitrone • 2 Zweige frischer Minze • Zucker, Salz und
Pfeffer
Zubereitungszeit ca. 40 Minuten

1 Die Karotten, Zwiebeln und Knoblauch schälen, in kleine Würfel schneiden und im Olivenöl im Topf anschwitzen. Die Linsen dazugeben, mit dem Kreuzkümmel, der getrockneten Minze bestreuen und 1 Minute weiter schwitzen. Mit den Dosentomaten und Wasser aufgießen, mit Zucker, Salz und Pfeffer würzen. Das Ganze auf kleiner Flamme für ca. ½ Stunde bei gelegentlichem Umrühren kochen.

2 Die Hähnchenbrüste abspülen und trocknen und in ca. 2 cm große Würfel schneiden. Die Hähnchenbrustwürfel mit 1 Esslöffel Rapsöl, Paprika- und Currypulver sowie Salz und Pfeffer würzen und marinieren und auf Spieße stecken.

3 Die Suppe sollte nun ca. 20 Minuten geköchelt haben. Die Zitrone heiß abspülen und deren Schale zur Suppe reiben, mit dem Pürierstab pürieren und weitere 10 Minuten köcheln lassen. Die Bratpfanne vorheizen und die Hähnchenspieße im restlichen Rapsöl bei niedriger Hitzezufuhr ca. 6–7 Minuten braten.

4 Die Suppe mit dem Saft der Zitrone und ein wenig gehackter frischer Minze abschmecken. Durch die Zugabe von Wasser kann ein Eindicken reguliert werden.

Anrichten: Die Suppe in zwei tiefen Tellern anrichten, die Spieße darauflegen und mit ein wenig frischer Minze garnieren.

Tipp: Zur Abwandlung kann man die Suppe auch mit frischem Koriander servieren.

Nährstoffe pro Portion
Energie: 1644 kJ / 393 kcal, Protein: 34 g (35 Prozent), Kohlenhydrate: 27 g, Fett: 16 g
Nährstoff plus: Vitamin A, B6 und E sowie Ballaststoffe.

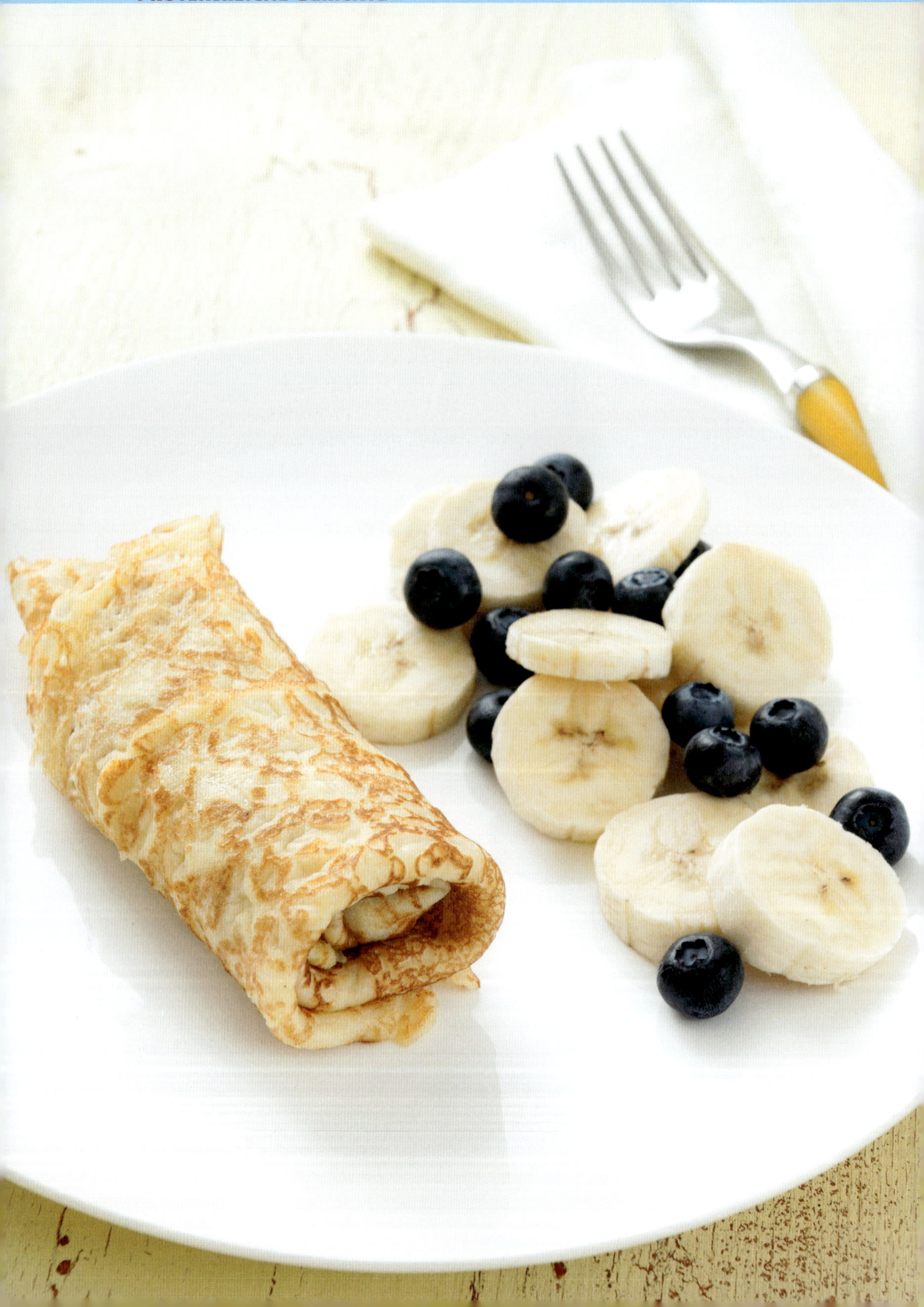

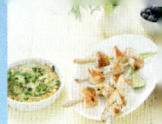

Low-Carb-Pfannkuchen

Zutaten für zwei Personen: 2 Hühnereier Gr. M • 75 g Sojamehl • 50 ml Milch, fettarm
40 g Stevia-Zucker • 1/2 Teelöffel Backpulver • 1 Prise Salz • etwas Öl zum Einfetten
der Bratpfanne
Zubereitungszeit ca. 20 Minuten

1 Eigelb und Eiklar trennen. Eiklar in der Rührschüssel schaumig schlagen. Sojamehl zusammen mit Eigelb, Stevia-Zucker, Backpulver und Salz verrühren und
mit dem Eiweiß mischen. Milch und Salz dazugeben. Etwas Öl in einer Pfanne auf
dem Herd erhitzen und eine Kelle Teig hineingeben. Von beiden Seiten gelb-braun
braten.

Tipp: Zur Abwandlung können auch ein paar Blaubeeren oder Bananenstücke in
den Teig gegeben werden. Bei Bedarf mit etwas Stevia-Zucker nachsüßen.

Nährstoffe pro Portion
Energie: 1334 kJ / 319 kcal
Protein: 26 g (34 Prozent)
Kohlenhydrate: 3 g
Fett: 23 g

Benötigte Gerätschaften
- eine große Rührschüssel
- ein kleiner Messbecher
- eine kleine Bratpfanne
- eine Küchenwaage
- ein Pfannenwender
- ein Handrührgerät mit Knethaken
- eine Schöpfkelle

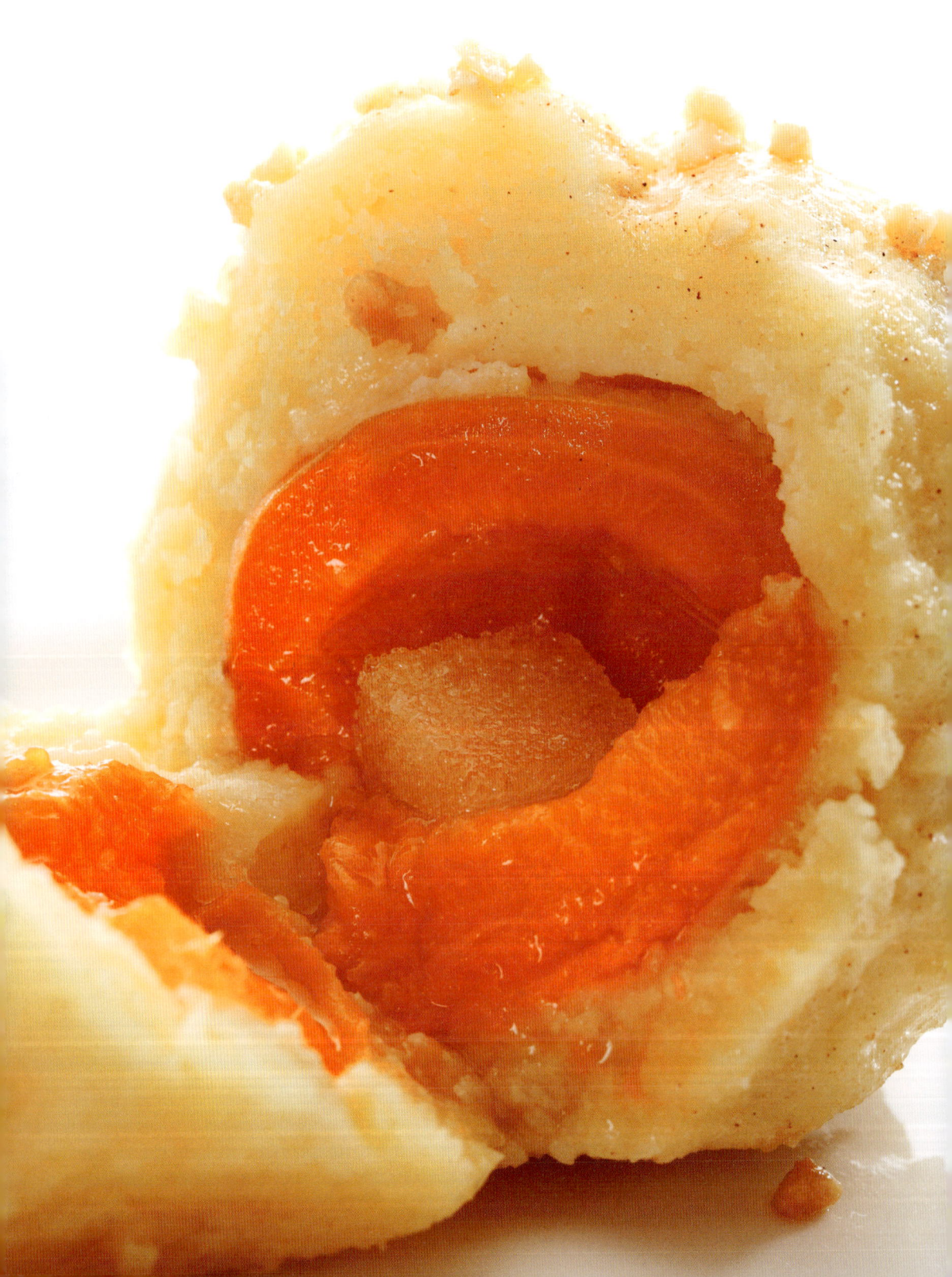

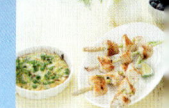

Low-Carb-Aprikosenknödel
mit Butter-Zimt-Soße

Zutaten für zwei Personen: Für die Knödel: 150 g Quark, Magerstufe • 1 Eiweiß
15 g entöltes Mandelmehl • 15 g Weizeneiweiß •Stevia-Zucker
Für die Füllung: 2 Aprikosen
Für die Soße: 20 g Butter • 20 g Stevia-Zucker • 1 Messerspitze Zimt
Zubereitungszeit ca. 40 Minuten

1 Quark, Eiweiß, Mandelmehl und Weizeneiweiß mit den Händen zu einem festen Teig verkneten und 15 Minuten ruhen lassen.
Die Aprikosen halbieren. Den Teig in vier gleich große Portionen teilen, mit einer Aprikosenhälfte füllen und zu einem Knödel formen.

2 Wasser mit etwas Salz in einem Topf zum Kochen bringen, die Knödel hineingeben und auf niedrigster Stufe 15 Minuten ziehen lassen. Währenddessen Butter in einem Topf schmelzen, Stevia-Zucker und Zimt hinzugeben. Knödel mit einer Kelle aus dem Wasser holen und mit Zimt-Butter beträufeln.

Tipp: Zur Abwandlung kann man die Knödel zusätzlich mit etwas Mohn bestreuen. Anstelle der Butter-Zimt-Soße kann auch die abgewandelte Form der Erdbeermarmelade als Soße verwendet werden.

Nährstoffe pro Portion
Energie: 902 kJ / 215 kcal
Protein: 24 g (46 Prozent)
Kohlenhydrate: 8 g
Fett: 10 g

Benötigte Gerätschaften
- eine mittelgroße Schüssel
- zwei Kochtöpfe
- ein kleines Messer
- ein Schneidebrett
- ein Handrührgerät mit Knethaken
- eine Schöpfkelle
- ein Kochtopf
- ein Kochlöffel

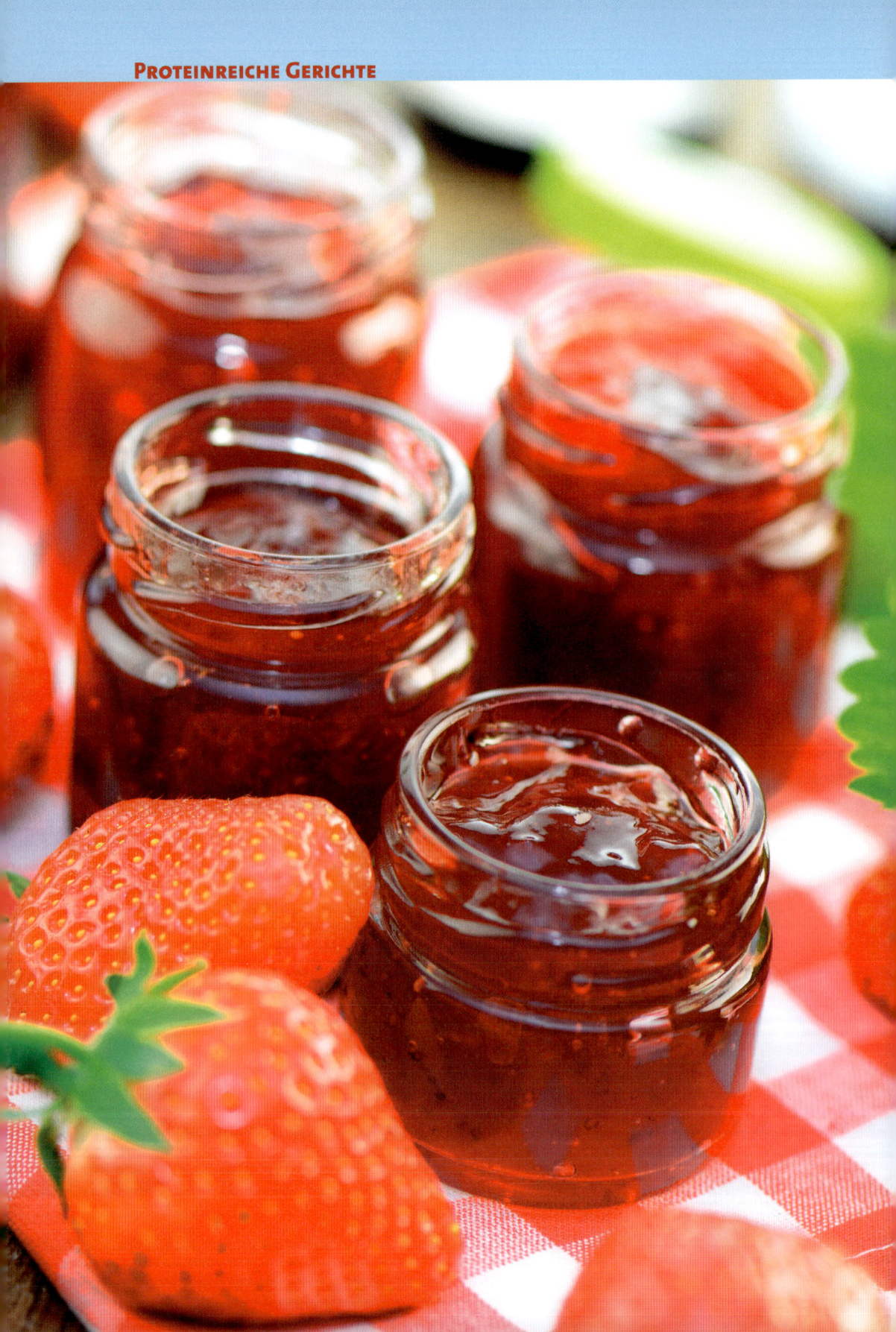

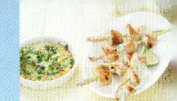

Low-Carb-Erdbeermarmelade

Zutaten für 6 Gläser Marmelade: 1 kg Erdbeere • 300 g Stevia-Zucker • 1/2 Zitrone
20 g Apfelpektin • 1 Messerspitze Agar-Agar
Zubereitungszeit ca. 20 Minuten

1 Erdbeeren waschen und vierteln. Mit 260 g Stevia-Zucker und Zitronensaft unter Rühren zum Kochen bringen. Fünf Minuten köcheln lassen. Das Apfelpektin abwiegen und mit dem übrigen Zucker und Agar-Agar mischen.

2 Geliermittel mit einem Kochlöffel in die köchelnde Erdbeermasse einrühren und drei Minuten unter Rühren kochen lassen. Topf von der Herdplatte nehmen und die Masse mit der Füllkelle in saubere und mit kochendem Wasser gereinigte Gläser füllen. Gläser sofort zuschrauben und auf den Deckel stellen. Nach 15 Minuten umdrehen.

Tipp: Zur Abwandlung kann man anstelle von Erdbeeren auch Brombeeren verwenden (enthalten ca. 2,7 g KH/100 g). Möchte man Erdbeersoße machen, z. B. für die Low-Carb-Knödel oder -Pfannkuchen, nimmt man 15 g Apfelpektin und lässt das Agar-Agar weg.

Nährstoffe pro Portion (20 g)
Energie: 24 kJ / 5,7 kcal
Protein: 0,2 g
Kohlenhydrate: 1 g
Fett: 0,1 g

Benötigte Gerätschaften
- ein großer Kochtopf
- ein Schneidebrett
- ein mittelgroßes Messer
- eine Zitronenpresse
- sechs Marmeladengläser
* (200 ml)*
- eine Schöpfkelle
- ein Kochlöffel
- eine Küchenwaage

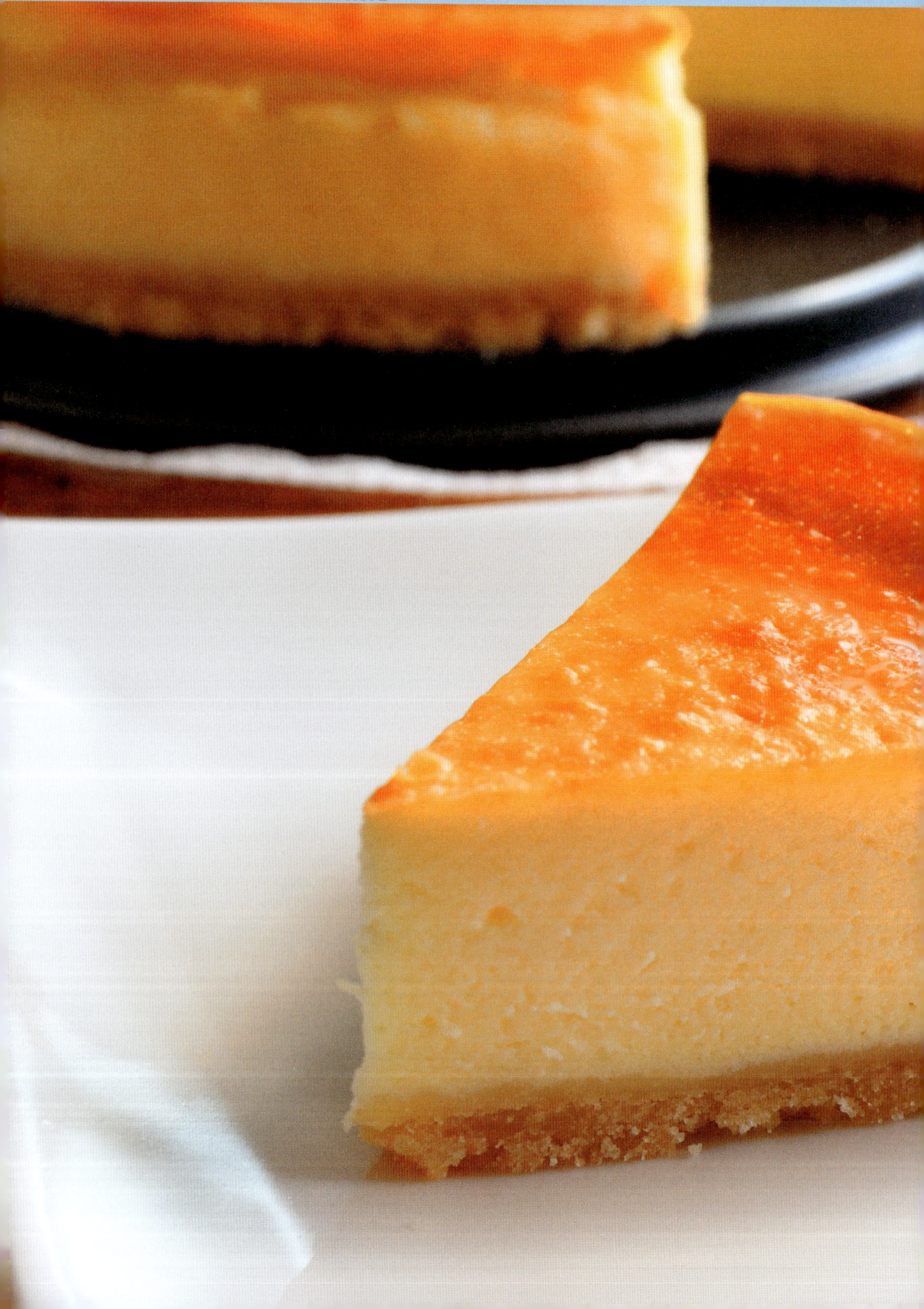

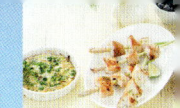

Low-Carb-Käsekuchen

Zutaten: **Für den Teig: 175 g entöltes Mandelmehl • 75 g Weizeneiweiß • 75 g Butter 75 g Stevia-Zucker • 1 Ei Gr. M • 2 Tl. Backpulver • 1 Messerspitze gemahlene Vanilleschote • etwas Butter zum Ausfetten der Form**
Für die Füllung: 1 kg Quark, Magerstufe • 120 g Stevia-Zucker • 100 g Butter • 3 Eier Gr. M • 2 Tl. Johannisbrotkernmehl • Saft und Schale von 1 Zitrone oder 1/2 Flasche Zitronen-Backaroma • 1 Messerspitze gemahlene Vanilleschote
Zubereitungszeit ca. 15 Minuten, Backzeit ca. 60 Minuten

1 Eier, Butter, Stevia-Zucker und Vanille in einer Schüssel mit dem Handrührgerät schaumig rühren. Anschließend Mandelmehl, Weizeneiweiß und Backpulver hinzugeben und zu einem glatten Teig verkneten. Die Springform mit etwas Butter ausfetten. Den Teig ca. 1 cm dick am Boden und ca. 3 cm hoch am Rand der Spring-form andrücken.

2 Für die Füllung Eier, Stevia-Zucker, Butter, Vanille, Zitronensaft und Zitronen-schale vermengen. Anschließend Johannisbrotkernmehl und Quark dazugeben. Alles gleichmäßig verrühren.

3 Den Backofen auf 200 °C (180 °C Umluft) vorheizen. Die Füllung in die Spring-form geben und für 50–60 Minuten in den Backofen stellen. Falls der Kuchen nicht braun werden soll, mit etwas Alufolie abdecken. Wenn der Kuchen fertig geba-cken ist, abkühlen lassen und aus der Springform lösen.

Tipp: Zur Abwandlung kann man den Boden weglassen.

Nährstoffe pro Stück
Energie: 929 kJ / 199 kcal
Protein: 18 g (37 Prozent)
Kohlenhydrate: 4 g
Fett: 13 g

Benötigte Gerätschaften
– eine Küchenwaage
– zwei große Rührschüsseln
– ein Handrührgerät mit Knethaken
– eine Springform (⌀ 26 cm)
– eine Küchenwaage
– ein Handrührgerät mit Knethaken
– eine große Rührschüssel
– ggf. eine Zitronenpresse

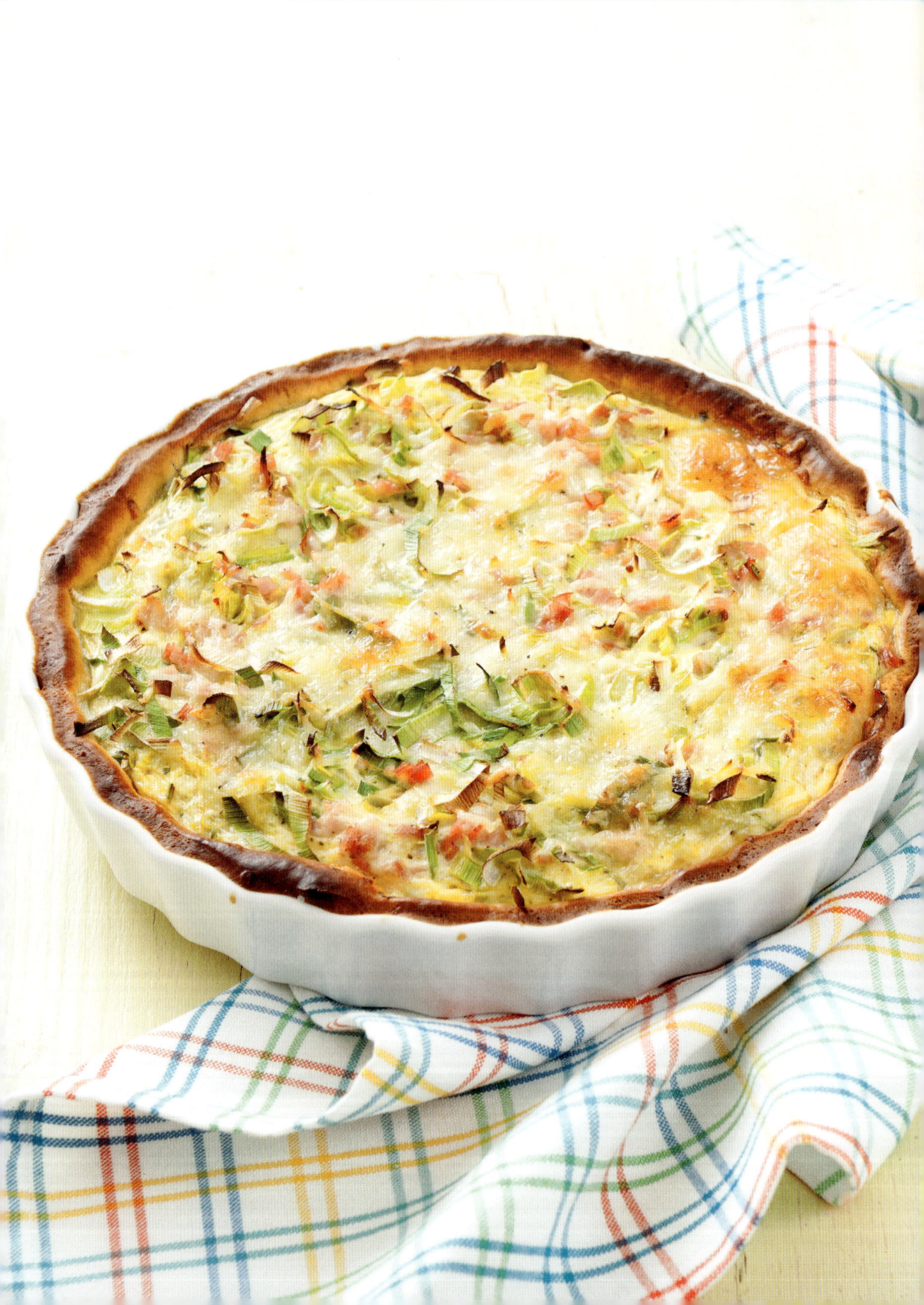

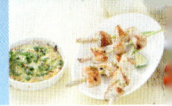

Low-Carb-Lauchtorte

Zutaten für 8 Personen: Für den Teig: 225 g entöltes Mandelmehl • 75 g Weizeneiweiß
50 g Butter • 50 ml Wasser • 1 Hühnerei Gr. M • 1/2 Päckchen Backpulver • 1/2 Tl. Salz
etwas Butter zum Ausfetten der Form
Für den Belag: 600 g Lauch • 200 g geräucherter Schinken, fettarm, gewürfelt
2 Becher saure Sahne • 5 Hühnereier Gr. M • 100 g Emmentaler • Salz, Pfeffer und
Muskatnuss nach Geschmack
Zubereitungszeit ca. 20 Minuten, Backzeit ca. 50 Minuten

1 Zunächst Eier, Butter, Wasser und Salz in einer Schüssel abwiegen und mit dem Handrührgerät vermengen. Anschließend Mandelmehl, Weizeneiweiß und Backpulver hinzugeben. Die Springform mit etwas Butter ausfetten. Den Teig ca. 1 cm dick am Boden bis zum Rand der Springform andrücken.

2 Für den Belag den Lauch der Länge nach halbieren, gründlich waschen und in ca. 0,5 cm breite Streifen schneiden. Lauch für drei Minuten in kochendem Wasser vorkochen. Die saure Sahne mit Eiern und Schinken in einer Rührschüssel verrühren. Mit Salz, Pfeffer und Muskatnuss abschmecken. Lauch dazugeben, mischen und alles in die Springform füllen. Mit Käse bestreuen.

3 Den Backofen auf 180 °C (160 °C Umluft) vorheizen und die Lauchtorte für ca. 45–50 Minuten backen. Anschließend auskühlen lassen.

Tipp: Zur Abwandlung kann man auch Möhren mit Lauch kombinieren. Wer das Rezept fettarm gestalten möchte, kann Halbfettmargarine verwenden und den Käse zum Bestreuen weglassen.

Nährstoffe pro Portion
Energie: 3302 kJ / 394 kcal
Protein: 37 g (39 Prozent)
Kohlenhydrate: 7 g
Fett: 24 g

Benötigte Gerätschaften
- eine Küchenwaage
- zwei große Rührschüsseln
- ein Handrührgerät mit Knethaken
- eine Springform (∅ 26 cm)
- ein Brett
- ein Messer

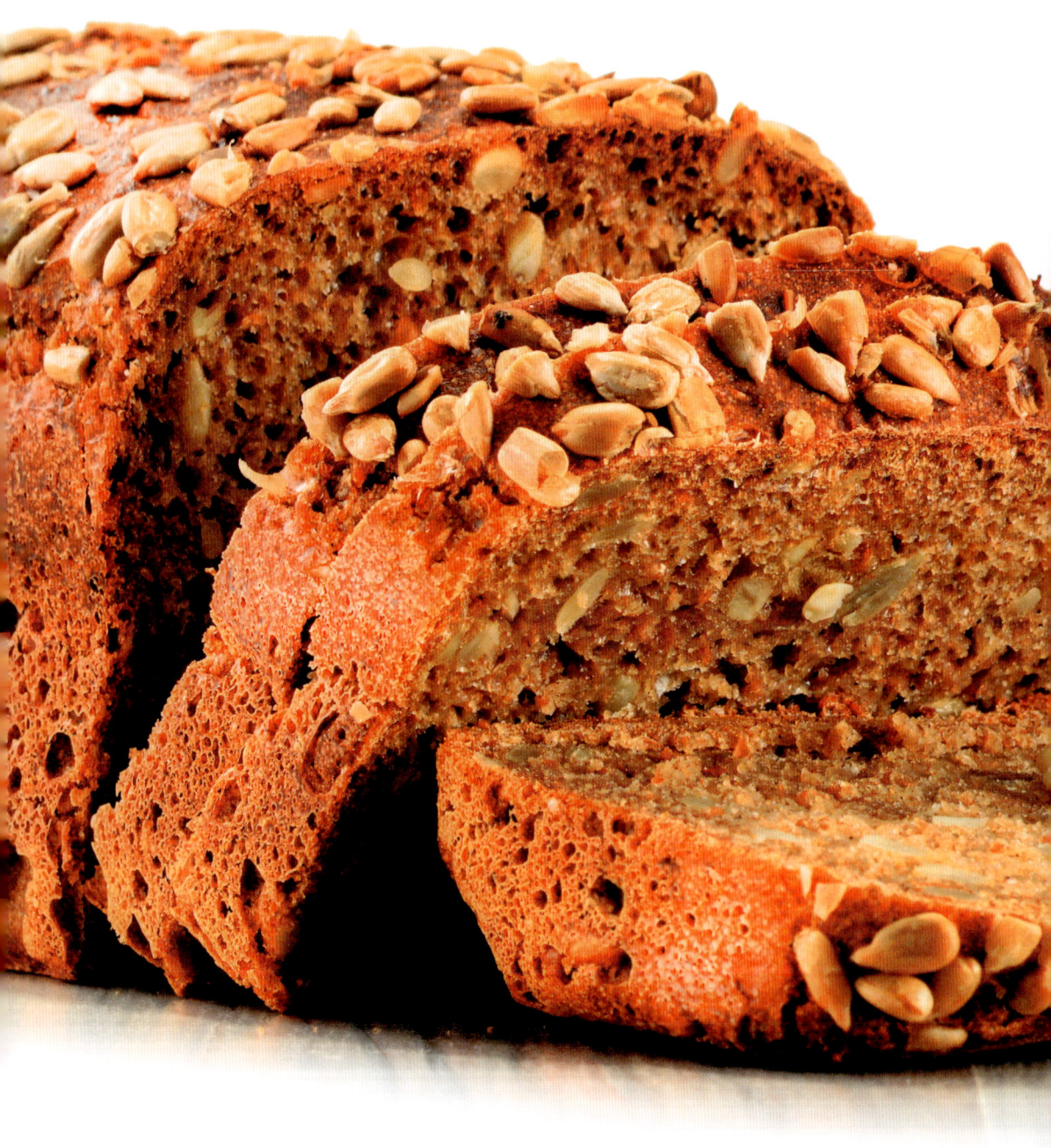

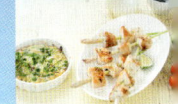

Low-Carb-Sonnenblumenkernbrot

Zutaten: 450 ml Wasser • 200 g entöltes Mandelmehl • 150 g Weizeneiweiß
100 g Sojamehl, vollfett • 50 g Sonnenblumenkerne • 1 Päckchen Trockenhefe
1 1/2 Tl. Salz • nach Geschmack etwas Brotgewürz
Zubereitungszeit ca. 20 Minuten, zusätzlich 2 1/2 Stunden Geh- und Backzeit

1 Hefe in 50 ml lauwarmem Wasser auflösen und kurz stehen lassen. Weizeneiweiß, Mandel- und Sojamehl in einer Schüssel abwiegen und mischen. Übriges Wasser in eine große Rührschüssel, die Hefe dazu geben und zusammen mit der Mehlmischung auf höchster Stufe des Handrührgerätes oder in einer Küchenmaschine fünf Minuten zu einem glatten Teig verkneten. Anschließend Salz und Sonnenblumenkerne hinzufügen. Alles eine Minute mit dem Handrührgerät verkneten.

2 Den Teig mit einem Handtuch abgedeckt für etwa eine Stunde an einen warmen Ort stellen. Anschließend abermals kneten und in eine Kastenbackform geben, ggf. Backpapier verwenden. Weitere 20 Minuten gehen lassen. Den Ofen auf 200 °C (180 °C Umluft) vorheizen. Das Brot etwa eine Stunde bis zur gewünschten Krustenbräune backen.

Tipp: Zur Abwandlung kann man anstelle der Sonnenblumenkerne auch Leinsamen oder Sesamsamen verwenden.

Nährstoffe pro Portion (100 g)
Energie: 870 kJ / 208 kcal
Protein: 31 g (61 Prozent)
Kohlenhydrate: 4 g
Fett: 7 g

Benötigte Gerätschaften
– eine Küchenwaage
– eine große Rührschüssel
– ein Handrührgerät mit Knethaken
– eine Kastenbackform
– ggf. Backpapier bei unbeschichteter Backform

Register

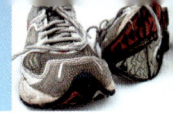

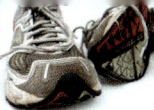

Rezepteregister

Literatur

aid infodienst Ernährung, Landwirtschaft, Verbraucherschutz e. V. (Hrsg.): Lebensmittelverarbeitung im Haushalt. Bonn 2010

Albers, Th.; Worm, N.; Segler, K.: Der LOGI MUSKELCOACH. Systemed, Lünen 2013

Baum, K.: Kohlenhydrate für Sportler unverzichtbar. Moderne Ernährung heute. Köln 2003

Berg, A.; König, D.: Optimale Ernährung des Sportlers. Hirzel, Stuttgart 2008

Bredenkamp, A.; Hamm, M.: Trainieren im Fitness-Studio. Mosaik bei Goldmann, München 2009

Breitenstein, B.; Hamm, M.: Bodybuilding. Rowohlt, Reinbek bei Hamburg 1996

Brouns, F.: Die Ernährungsbedürfnisse von Sportlern. Springer, Heidelberg 1993

Carlsohn, A.; Meyer, F.: Ernährung im Ausdauersport. Aktuelle Ernährungsmedizin (2010) 35: 173–177

Courdain, L., Friel, J.: The Paleo diet for Athletes. Rodale Verlag 2005

Deutsche Gesellschaft für Ernährung (Hrsg.): Stellungnahmen des Arbeitskreis »Sport und Ernährung«. www.dge.de

DFB-Kongress 2010. Aktuelle Wissenschaft für den Spitzenfußball. Frankfurt 2010

Donath, R.; Schüler, K.-P.: Ernährung der Sportler. Sportverlag, Berlin 1985

Feil, W.: Kohlenhydratarme Ernährung macht schnell (2012) http://www.dr-feil.com/sport/kohlenhydratarme-ernahrung-macht-schnell.html

FIFA/F-Mark: Konsensuskonferenz über Sporternährung im September 2005 in Zürich. Broschüre »Ernährung und Fußball«

Friedrich, W.: Optimale Sporternährung. Spitta, Balingen 2008

Froboese, I.; Hamm, M.: Vital ab 50. Hirzel, Stuttgart 2014

Geiß, K.-R.; Hamm, M. Handbuch Sportlerernährung. Rowohlt, Reinbek bei Hamburg 2004

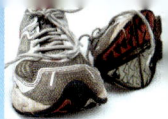

Girreßer, U.; Pauli, C.: Optimale Ernährung. Für Ausdauersportler im Breiten- und Leistungssport. medicalsports network 06.2014

Hamm, M.; Nilles, M.: Richtig essen hilft gewinnen. Hädecke, Weil der Stadt 1982
Hamm, M.; Weber, M.: Sporternährung praxisnah. Hädecke, Weil der Stadt 1990
Hamm, M.: Sportlernährung. Leitfaden der Ernährungsmedizin (Hrsg. Pudel, V.; Müller M. J.) Springer, Heidelberg 1998
Hamm, M.; König, D.: Ernährungsempfehlungen im Leistungssport. Ernährungs Umschau (2012) 59: 22–29
Hamm, M., Challis, J.; Wanke, E.: Ernährung und Flüssigkeitshaushalt. TanzSportMedizin (E. M. Wanke Hrsg.) Sportverlag Strauß , Köln 2011, S. 149–182
Hamm, M.: Die richtige Ernährung für Sportler. Riva, München 2014
Helms, E. R. et al.: A Sytematic Review of Dietary Protein During caloric Restriction in Resistance Trained Lean Athletes. International Journal of Sport Nutrition and Exercise Metabolism (2014) 24:127–138

Jeukendrup, A.; Curell, K.: Superior Endurance Performance with Ingestion of Multiple Transportable Carbohydrates. In: Medicine & Science in Sports & Exercise (2007) 9: 275–281.
Jeukendrup, A., Gleeson, M.: Sport Nutrition, Human Kinetics, Champaign, 2004

Keul, J.; Hamm, M.: Die richtige Fitness-Ernährung. Umschau/Braus, Heidelberg 1998
Konopka, P.: Sporternährung. BLV, München 2014
König, D.; Hamm, M., Berg A.: Proteinzufuhr im Sport – Bedeutung für Aufbau und Erhalt der muskulären Leistungsfähigkeit. Sport und Präventivmedizin (2010) 40: 7–12

Larsen, T. M. et al.: Diets with High or Low Protein Content and Glycemic Index for Weight-Loss Maintenance. N. Eng. J. Med. (2010) 363: 2102-13

Maughan, R. et al.: Fluid and Electrolyte Intake and Loss in Elite Soccer Players during Training. Intern. Journal of Sport Nutrition and Exercise Metabolism (2004) 14: 327–340
Messina, M.: Soja in der Sporternährung. www.medicalsportsnetwork.de 20.11.2014

Meyer, T.: Regeneration im Leistungssport. Deutsche Zeitschrift für Sportmedizin (2010) 61: 127–128

Neumann, G. Ernährung im Sport. Meyer & Meyer, Aachen 2009

Nieß, A., M. et al.: Zusätzliche Antioxidanziengabe im Sport – sinnvoll oder unsinnig? Deutsche Zeitschrift für Sportmedizin (2008) 59, 3: 50–61

Nöcker, J.: Die Ernährung des Sportlers. Hofmann, Schorndorf 1974

Prinzhausen, J.: LOGI und Low Carb in der Sporternährung. Systemed, Lünen 2008

Raschka, Ch.; Ruf, St.: Sport und Ernährung. Thieme, Stuttgart 2012

Rimbach, G.; Möhring, J.; Erbersdobler, H.: Lebensmittel-Warenkunde für Einsteiger. Springer, Heidelberg 2010

Rost, R.; Hamm, M.; Nilles, M.: Sportmedizinische und ernährungswissenschaftliche Aspekte. Beiträge zur Trainings- und Wettkampfentwiclung im Hallenhandball (Hrsg. H. J. Müller) Band 24, Mandelbachtal 1984

Sam, A., Hamm, M.: 24 STUNDENDIÄT. Zabert Sandmann, München 2013

Sam A., Hamm, M., Geisler, S.: Clean Your Life. Zabert Sandmann, München 2015

Saltin, B.: Aerobic work capacity and circulation at exercise in man. Acta Physiol. Scand (1964) 62: 230

Saris, W.H.M.: Nutrition and Top Sport. Intern. Journal of Sports Medicine. Supplement 1 (1989) 1–76

Schacky, v. C. et al.: Low Omega-3 Index in 106 German Elite Winter Endurance Athletes. A Pilot Study. Intern. Journal of Sport Nutrition and Exercise Metabolism (2014) 24: 559–564

Schek, A.: Grundlagen der Sportlerernährung. Ernährung (2008) 2: 196–204

Scholz, A., Hamm, M.: Bodyfood. Knaur, München 2005

Schubert, D.: Sehnen und Leistungsfähigkeit. Sportler profitieren von Nährstoffkombinationen. medicalsports network 07.2014, S. 48–49

Simopoulos, AP.: Omega-3 fatty acids and athletics. Curr. Sports Med. Rep. (2007) 6:230–236

Striegel, H.; Niess, A. M.: Sportgetränke. Deutsche Zeitschrift für Sportmedizin (2006) 57: 27–28

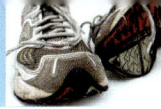

Trunz, E.; Hamm, M.: Style your body. Midena, München 2001

Wagner, G.; Schröder, U.: Der Fußball und die Ernährung. UEFA 2012

Wagner, G.: Praxisbeispiel Marathon. Optimierung des Fettstoffwechsels. medical-sports network 06.2014, S. 42–43

Wagner, G.; Schröder, U.: Essen Trinken Gewinnen. Praxishandbuch für die Sporternährung. pala-verlag, Darmstadt 2009

Williams, M. H.: Ernährung, Fitness und Sport. Ullstein, Berlin 1997

Haftungshinweis

Bildnachweis

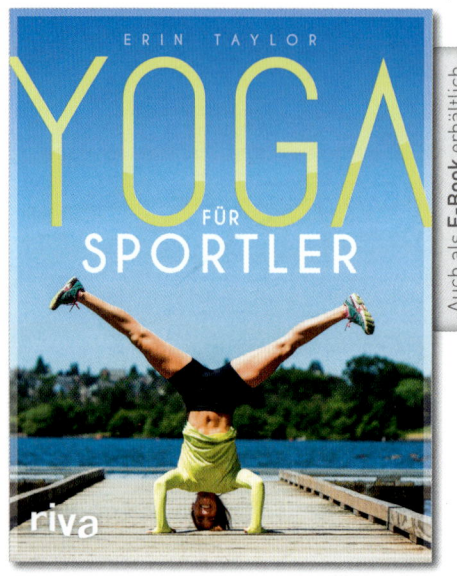

208 Seiten
19,99 € (D) / 20,60 € (A)
ISBN 978-3-86883-945-6

Erin Taylor
Yoga für Sportler

Im Training wie im Wettkampf kann ein Ungleichgewicht entstehen: Die einen Muskeln arbeiten zu viel, die anderen zu wenig. Der Körper kann Schwäche oder Steifigkeit von Muskeln und Gelenken eine Zeit lang kompensieren, aber irgendwann setzen ihn Stress oder eine Verletzung außer Gefecht. Dieses Buch bietet einfache Lösungen für alle gängigen Probleme, mit denen sich Sportler tagtäglich herumschlagen. Yogacoach Erin Taylor hilft, einseitige Belastungen zu erkennen und zu beseitigen. Ihr revolutionärer Ansatz fügt sich nahtlos in Vorbereitungs- und Regenerationsphasen ein. Richtig und achtsam ausgeführt, stellt Yoga das körperliche Gleichgewicht wieder her. Mit diesen Übungsprogrammen können Sie Verletzungen vorbeugen, die Regeneration beschleunigen und im Sport wie im Leben mehr erreichen.

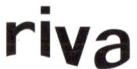